Langues et cultures en contact

STUDIEN ZUR TRANSLATION UND INTERKULTURELLEN KOMMUNIKATION IN DER ROMANIA

Herausgegeben von Nadine Rentel und Ramona Schröpf

BAND 8

Zu Qualitätssicherung und Peer Review der vorliegenden Publikation:

Die Qualität der in dieser Reihe erscheinenden Arbeiten wird vor der Publikation durch eine Herausgeberin der Reihe geprüft.

Notes on the quality assurance and peer review of this publication:

Prior to publication, the quality of the work published in this series is reviewed by one of the editors of the series.

Marc Lacheny / Nadine Rentel /
Stephanie Schwerter (dir.)

Langues et cultures en contact

Réflexions linguistiques et traductologiques

PETER LANG

Information bibliographique de la Deutsche Nationalbibliothek
La Deutsche Nationalbibliothek a répertorié cette publication dans la Deutsche Nationalbibliographie; les données bibliographiques détaillées peuvent être consultées sur Internet à l'adresse http://dnb.d-nb.de.

Les auteur.e.s adressent leurs chaleureux remerciements au laboratoire DeScripto (Université Polytechnique Hauts-de-France) et à l'Université franco-allemande pour le soutien financier apporté à la publication de cet ouvrage.

Illustration de couverture : © iStock.com/ivosar

ISSN 2195-710X
ISBN 978-3-631-83076-5 (Print)
E-ISBN 978-3-631-87425-7 (E-PDF)
E-ISBN 978-3-631-87426-4 (EPUB)
DOI 10.3726/b19498

Peter Lang – Berlin · Bern · Bruxelles · New York · Oxford · Warszawa · Wien

Il a été revu par des pairs avant sa publication.

www.peterlang.com

Sommaire

Jean-René Ladmiral
Préface 7

Marc Lacheny, Nadine Rentel et Stephanie Schwerter
Introduction 15

Approches sociologiques et sociolinguistiques

Gaël Vidal
Le tourisme, facteur essentiel du multilinguisme des paysages linguistiques. L'exemple de la Corse 23

Nadine Rentel
Le développement des compétences interculturelles et plurilingues tout au long de la vie. L'exemple d'une biographie linguistique plurilingue 41

Nada Kfouri Khoury
Multifacettes du multilinguisme libanais 63

Silvia Aulagnon
Multi-/plurilinguisme du Banat. De l'espace vécu à l'histoire de langues chez les Lorrains du Banat contemporain 79

Line Amselem
Un plurilinguisme séculaire ouvert à deux contextes multilingues. Itinéraire d'un défenseur de la langue judéo-espagnole du Maroc : Solly Lévy, de Tanger à Montréal 95

Dialogue interlinguistique dans les arts (film, spectacle, musique)

Mercedes Banegas Saorín
Le plurilinguisme et l'humour dans le cinéma. Le cas de *Bienvenue chez les Ch'tis* 113

Véronique Lagae et Stephanie Schwerter
Les enjeux de la traduction audiovisuelle. L'exemple de *Bienvenue chez les Ch'tis* de Dany Boon 129

Camille Noël
L'humour au Québec et son ancrage dans l'histoire de la Belle Province 147

Paul Grundy
Une poésie novatrice ? L'anglais dans la musique de Serge Gainsbourg 163

Philippe Desse
Penser autrement l'enseignement français des langues étrangères, changer son regard sur la langue de l'autre dans un contexte globalisé : l'apport de la musicologie 179

Jeux multi- et plurilingues dans la littérature

Brigitte Friant-Kessler
Mosaïque de lotte, Marmite et mascarpone. Le goût de l'autre dans *Gemma Bovery* de Posy Simmonds et sa traduction 197

Catherine Gravet
Tempo di Roma d'Alexis Curvers, un roman de l'immigration ? Entre inspiration et traduction 215

Juan Miguel Dothas
Le plurilinguisme dans la tétralogie de Marie de Jean-Philippe Toussaint, *M.M.M.M.* 233

Vincent Vivès
« Apollôn » et « Khirôn » : usages du plurilinguisme chez Leconte de Lisle 249

Mohammed Jadir
Traduire la diglossie. Homogénéisation et/ou hétérogénéisation ? 263

Laurence Chamlou
Salman Rushdie le jongleur. Plurilinguisme et plurivocalité dans un monde globalisé 285

Auteur.e.s 299

Jean-René Ladmiral

Préface

1.

À vue de nez, on pourrait dire que le multiculturalisme est *une nouveauté*. Ainsi, par exemple, une part importante des populations européennes a-t-elle pu chacune n'avoir recours qu'à une seule langue, dans le cadre d'entités stato-nationales. Et puis il y a aussi les configurations où une langue dominante a fini par araser le substrat des parlers locaux sur un vaste espace géographique et pour une population très nombreuse, comme c'est le cas pour l'arabe dans le Bassin méditerranéen (et au-delà), l'espagnol en Amérique du Sud et en Amérique centrale (et ailleurs), ou encore le chinois mandarin en Extrême-Orient, etc. (Meillet).

Mais, inversement, il est aussi des zones géographiques plus ou moins étendues où le multilinguisme est traditionnellement de règle en raison de la diversité ethnique et linguistique des populations (Lacheny *et al.*), comme en Afrique. Cela va souvent de pair avec l'usage d'une langue comme le français qui sert de langue commune, de *koinè* (Gourévitch 273–277). Au demeurant, cette dernière en vient à constituer en même temps un idiome de plus dans ce concert multilingue, où son appropriation débouche sur des productions langagières qu'on peut bien dire autochtones.

2.

Fondamentalement, la pluralité des langues fait figure de malédiction. C'est du moins la lecture qu'on est porté à faire, en première approche, du mythe de Babel. Le clivage des langues ne fait-il pas obstacle à la communication ? Et donc à l'entente entre les hommes, à la fraternité universelle, et tout le reste.

Quoi qu'il en soit du multilinguisme par ailleurs, cette idée négative participe *a contrario* de la naïveté d'un idéalisme de la transparence communicationnelle sans reste. S'entend-on si bien quand on parle la même langue ? Très souvent, non ! Il est à peine exagéré de dire que la communication est un cas particulier du malentendu (Ladmiral, *Aphorismes* 27).

Le comble du multilinguisme, c'est le fantasme du polyglotte parlant « toutes les langues », qui fascine les foules. Plus modestement, on s'accordera sur la nécessité d'une connaissance des langues étrangères. En espérant que « les langues vivantes » dont on prône l'enseignement ne se limitent pas au « tout-à-l'anglais », c'est-à-dire en fait au *globish* (Cassin, *Vocabulaire européen des philosophies* XVIII).

Faute de quoi, on risquerait de n'être que ce que j'ai appelé, d'une boutade, des « unijambistes du langage » (Ladmiral, Lipiansky 83). Pour conclure d'une formule générale (en forme de saillie dont on pourra lire le signifiant de deux façons) : il conviendrait que nous sussions qu'on ne saurait plus guère n'être qu'unilingues.

3.

Le multilinguisme appelle la traduction. Et inversement la traduction sous-tend le multilinguisme. S'agissant de la pluralité des langues, je propose de distinguer plusieurs concepts apparentés mais différents. Le multilinguisme est un concept « objectif », qui désigne un espace où coexistent *de facto* plusieurs langues (parallèlement, concurremment, alternativement, asymétriquement…). Le plurilinguisme est un concept plus « existentiel », qui concerne les individus pratiquant plusieurs langues, selon une polarité qui va du psycho-individuel au socio-politique. Le bilinguisme en est un cas remarquable, qui pourra servir de paradigme analytique dans le contexte qui nous occupe ici (Mackey).

La traduction met « en contact » deux langues : il lui revient de gérer une altérité linguistique dont les multiples aspects feront l'objet de nos analyses. Mais le multilinguisme de la traduction met en évidence aussi la surdétermination culturelle de la communication verbale, écrite et orale. En sorte que la traduction peut être pensée comme une forme cardinale de la communication interculturelle.

Le multilinguisme est non seulement au principe de la traduction comme pratique, mais il a aussi des incidences au niveau théorique de la traductologie. Selon la forme que prend le multilinguisme et la distance interlinguistique différentielle, la question se pose de savoir si la traductologie doit (et peut) être contrastiviste ou s'il ne convient pas plutôt de thématiser une théorie généraliste.

4.

Dans la logique de ce qui vient d'être exposé et pour y apporter le prolongement d'une précision complémentaire, j'entends faire ici œuvre de rigueur terminologique en thématisant deux couples de concepts : multilinguisme et monolinguisme qui désignent des objets, des situations, des dictionnaires, etc., alors que plurilinguisme et unilinguisme caractérisent l'expérience, le vécu existentiel de personnes individuelles ou collectives (Meisnitzer, Wocker). Encore que toute distinction conceptuelle, si précise et si fondée soit-elle, ne peut manquer d'être complétée à l'épreuve du réel.

Ainsi convient-il de faire une place à la diglossie, qui constitue une catégorie médiane entre le plurilinguisme et l'unilinguisme (Ferguson 325–330). Comme on sait, il s'agit en l'espèce de conjonctures où les locuteurs usent concurremment de deux variantes apparentées d'une « même » langue. On peut citer le *Schwyzertütsch* (variante de l'allemand pratiquée en Suisse) et le *Hochdeutsch* (forme officielle et littéraire de la langue en usage dans l'ensemble de l'espace germanophone), ou encore les nombreuses variantes régionales qui se réclament de « l'arabe » et diffèrent très sensiblement « du Golfe à l'Océan » (Hardane, Awaïss *et al.*).

On a là d'un côté ce que j'appelle « la haute langue » et de l'autre les diverses modalités dialectales, patoisantes et autres qui sont de la même famille. En principe, il y a intercompréhension entre ces différentes façons de communiquer verbalement. On pourrait presque parler d'un phénomène d'« unilinguisme-et-demi ».

Tout bien considéré, c'est un phénomène langagier beaucoup plus répandu qu'il n'y semble au premier abord, sinon universel. Ainsi, au sein d'un ensemble où les locuteurs parlent la même langue, c'est un fait très général et bien connu que la plupart de ces locuteurs « unilingues » font usage d'un double registre linguistique : ladite haute langue et parallèlement différentes formes d'un langage parlé qui s'écartent de la norme de la haute langue par des élisions et abréviations, des incorrections ou des hypercorrections, une grammaire rudimentaire, des éléments lexicaux particuliers ou aberrants, des expressions courantes plus ou moins dévoyées, des distorsions phonétiques et autres dérapages (Martinet 160–161). En sorte qu'il y a lieu d'élargir le concept de diglossie au-delà de son acception terminologiquement stricte. Au bout du compte, cela concerne quasiment tout un chacun.

À quoi il convient d'ajouter la vaste problématique sociolinguistique des termes composés en « -lectes » : dialectes, mais aussi sociolectes, technolectes, topolectes et bien d'autres (Peters 11–12). Sans parler des idiolectes, qui peuvent aller jusqu'à la paraphasie. Paradoxalement, on a en quelque sorte le multilinguisme dans la langue, dans une langue. C'est pourquoi le concept même de langue, ainsi que la pluralité des langues elles-mêmes se trouvent mis en cause à l'horizon d'une réflexion sur le multilinguisme.

5.

« Les langues imparfaites, en cela que plusieurs » : cette belle formule suggestive et un peu déconcertante de Mallarmé, marquée par la contention stylistique qu'on lui connaît, tend à matérialiser et à préciser le *topos* de la dite malédiction de Babel (Mallarmé 242). Elle y apporte le prolongement réel et concret d'une intuition fondamentale de la finitude linguistique de l'homme. Le grand poète était aussi un angliciste et, à ce double titre, il était bien placé pour éprouver le manque de chaque langue à rendre très exactement toutes les nuances d'une langue dans une autre langue, comme tous les traducteurs en font l'expérience.

Cependant, il y a une dialectique inhérente à cette logique babélienne du multilinguisme. Concurremment avec le versant pessimiste qui a été évoqué, on peut distinguer un versant positif de ces limitations et de cette finitude (de Launay 93). Les langues sont « comparables » : c'est notamment l'objet de la linguistique comparée (diachronique) et de la linguistique contrastive (synchronique), mais elles sont aussi « incomparables » dans la splendeur de leurs singularités. Je fais ici écho au joli titre d'un livre de Mario Wandruszka : *Sprachen vergleichbar und unvergleichlich*, dont j'ai rendu le jeu sur les mots de l'allemand par un effet d'écho lexical direct en français.

Chaque langue est singulière ; et c'est cette grande diversité inhérente au multilinguisme qui fait justement le charme propre à chaque langue. À l'origine de la séduction qu'exercent les langues et de l'intérêt que l'on ne peut pas ne pas leur porter, il y a les différents registres qui les constituent. Pêle-mêle, on pourra relever entre autres : leur corporalité phonétique, la fine intelligence de leurs grammaires respectives, la richesse et l'acuité des trésors sémantiques qu'elles recèlent, l'âme des enchantements littéraires et poétiques auxquels elles prêtent leurs corps – toutes choses dont le traducteur a tant de mal à opérer la dissociation d'une langue à l'autre. Il est clair que le multilinguisme y ajoute un foisonnement polyphonique qui vient multiplier ces particularités, du fait même de la distance interlinguistique.

Il y a un jeu linguistique propre au plurilinguisme, ne fût-ce que dans sa variante minimale de base qu'est le bilinguisme. Quel plaisir de se couler dans les rôles du théâtre attaché à l'oralité d'une autre langue ! Parler une autre langue, c'est jouer à être un autre soi-même. De surcroît, l'expérience plurilinguistique apporte comme un supplément d'intelligence – comme si on voyait en 3D ce que l'unilingue ne voit qu'en deux dimensions.

Plus profondément, le mythe de Babel appelle en lui-même une lecture fondamentalement positive, qui est d'ordre métaphysique. Le pluralisme des langues qu'il est censé instaurer est à l'origine d'une « dispersion » des hommes « sur toute la terre ». Et ce multilinguisme est le socle d'une diversité des peuples : de leurs représentations culturelles, de leurs pratiques sociales et des identités ethniques dont les langues sont à la fois le vecteur et le fondement.

Une langue est en effet comme un *biotope*, au sein duquel la vie peut naître et se développer. Par analogie, Nietzsche voit dans la nécessité d'un espace relativement fermé, c'est-à-dire protégé, la condition de la créativité culturelle et d'une vie humaine (Nietzsche 248). De même, la séparation des États, parfois conflictuelle, est pour Hegel une chance de liberté pour les individus qui y résident.

6.

Parallèlement, on peut dire que les langues constituent chacune un système (c'est le terme qu'emploie Ferdinand de Saussure), c'est-à-dire une « structure » d'ensemble, centrée sur elle-même, avec sa dynamique interne et ses propres critères de clôture (Saussure 43). C'est du moins le postulat du structuralisme. Dans cet esprit, le multilinguisme ne serait qu'une juxtaposition de ces totalités foncièrement séparées les unes des autres. Cependant, les réalités tangibles du multilinguisme viennent *de facto* ébrécher ce modèle et le compléter, à la marge.

Il convient en effet de prendre en compte le vaste champ d'études des langues en contact (Weinreich), dont les différents aspects tendent à constituer des sous-disciplines de la linguistique et de la Linguistique Appliquée (Bouton). Il y a d'abord *a minima* la thématique rebattue des emprunts d'une langue à l'autre. À cet égard, il n'est pas sûr que lesdits emprunts soient essentiellement exogènes. Là-contre, je défends la thèse que les emprunts sont assez largement endogènes (Ladmiral, *Sourcier ou cibliste* 26).

Mais il est en cette affaire deux domaines d'investigation importants qui prennent pour objet le fonctionnement psycholinguistique qu'induit le plurilinguisme d'une part et les conjonctures sociolinguistiques déterminées par le multilinguisme d'autre part. À quoi viennent s'ajouter deux domaines d'application tout aussi importants que constituent l'apprentissage des langues étrangères et bien sûr la traduction.

Encore une précision : le multilinguisme ne met pas en contact les langues elles-mêmes, en tant que telles ; le contact interlinguistique ne se fait que par la médiation concrète des locuteurs.

7.

Dans la logique des analyses qui précèdent, le multilinguisme débouche tout naturellement sur le multiculturalisme. Les langues sont en fait des

« langues-cultures ». Nombreux sont les items d'une langue qui renvoient à « une périlangue » culturelle et historique, ainsi qu'aux *realia* auxquels il est fait référence (Ladmiral, « De la traduction à la communication interculturelle » 58).

À quoi fait écho le « tournant culturel » mis en avant par une traductologie encore récente (Bassnett, Lefevere). Ainsi la traduction prolonge-t-elle le multilinguisme dans ce sens : on ne traduit pas tant d'une langue-source (Lo) vers une langue-cible (Lt) que d'une langue-culture (LCo) vers une autre langue-culture (LCt). Cette dimension foncièrement interculturelle du multilinguisme marque aussi ses limites à la traduction : tout n'est pas traduisible !

À vrai dire, c'est ce à quoi nous confronte déjà ponctuellement le multilinguisme en lui-même, au sens strict. Chaque langue recèle quelques figures sémantiques (ou logico-grammaticales) radicalement singulières, rares et sporadiques, qui sont « intraduisibles » à la lettre, mais qui sont aussi autant de « cadeaux » pour le linguiste (ainsi que pour le plurilingue).

Le multilinguisme et le pluralisme interculturel sous-tendent la thématique de la « diversité ». Mais le plurilinguisme et même seulement le bilinguisme ne sont vraiment profitables que pour autant qu'on « habite » (Heidegger 19–36) intimement et profondément l'une de ses langues – laquelle est porteuse de la fonction du langage en soi et fournit un tremplin sur lequel prendra appui l'apprentissage d'autres langues.

En écho à Umberto Eco, pour qui la langue de l'Europe est la traduction (Cassin, « La langue de l'Europe » 154), on peut considérer que la langue de l'Europe, c'est aussi et avant tout le multilinguisme.

Bibliographie

Bassnett, Susan ; Lefevere, André (dir.). *Translation, History and Culture.* Pinter, 1990.

Bouton, Charles. *La linguistique appliquée.* Presses Universitaires de France, 1993.

Cassin, Barbara. « La langue de l'Europe ». *Poésie*, n° 160–161, 2017, p. 154–159.

Cassin, Barbara (dir.). *Vocabulaire européen des philosophies : Dictionnaire des intraduisibles.* Le Robert & Seuil, 2004.

Ferguson, Charles. « Diglossia ». *Word*, n° 15, 1959, p. 41–50.

Gourévitch, Jean-Paul. *La France en Afrique (1520-2020).* L'Harmattan, 2020.

Hardane, Jerjura ; Awaïss, Henri *et al. Du Golfe à l'Océan.* Didier & Hatier, 1972.

Heidegger, Martin. *Vorträge und Aufsätze* Teil II. Neske, 1967.

Lacheny, Marc ; Rentel, Nadine ; Schwerter, Stephanie (dir.). *"It's All Greek to Me": Mehrsprachigkeit aus interdisziplinärer Sicht.* Ibidem, 2021.

Ladmiral, Jean-René. *Aphorismes.* Les Éditions du Hazard, 2011.

Ladmiral, Jean-René. « De la traduction à la communication interculturelle ». *Dialogues entre langues et cultures*, Gonnot, Anne-Catherine ; Rentel, Nadine ; Schwerter, Stephanie (dir.), Peter Lang, 2013, p. 53–64.

Ladmiral, Jean-René. *Sourcier ou cibliste : Les profondeurs de la traduction.* Les Belles Lettres, 2015.

Ladmiral, Jean-René ; Lipiansky, Edmond Marc. *La Communication interculturelle.* Les Belles Lettres, 2015.

Launay, Marc de. « Babel ». *Revue de Métaphysique et de Morale*, n° 1, 1989, p. 93–105.

Mackey, William. *Bilinguisme et contacts de langues.* Klincksieck, 1976.

Maillard, Pierre. *De Gaulle et l'Europe : entre la nation et Maastricht.* Taillandier, 1995.

Mallarmé, Stéphane. « Crise de vers ». *Divagations.* Eugène Fasquelle, 1997.

Martinet, André. *Éléments de linguistique générale.* Armand Colin, 1969.

Meillet, Antoine. *Les langues du monde.* Mollat, 1924.

Meisnitzer, Benjamin ; Wocker, Benedict. « Gelebte Mehrsprachigkeit. Der Fall *der països catalans* ». *"It's All Greek to Me": Mehrsprachigkeit aus interdisziplinärer Sicht*, Marc Lacheny ; Nadine Rentel ; Stephanie Schwerter (dir.), Ibidem, 2021, p. 25–53.

Nietzsche, Friedrich. *Unzeitgemäße Betrachtungen.* Walter de Gruyter, 1972.

Peters, Manfred. « Prolégomènes à une typologie des lectes ». *Les technolectes / Langues spécialisées en contexte plurilingue*, Leila Messaoudi, Pierre Lerat, Pierre à enlever (dir.), Kenitra Publications CNRST, 2014, p. 11–21.

Saussure, Ferdinand de. *Cours de linguistique générale.* Payot, 1972.

Wandruszka, Mario. *Sprachen vergleichbar und unvergleichlich.* Piper, 1969.

Weinreich, Uriel. *Languages in Contact.* Mouton, 1967.

Introduction

Dans un monde de plus en plus globalisé, le thème du contact entre langues et cultures prend une place toujours plus centrale. Plus de la moitié de la population mondiale utilise ainsi quotidiennement plusieurs langues ou dialectes (Grosjean 10). Le présent ouvrage, réunissant des chercheurs issus aussi bien d'aires culturelles (Allemagne, Autriche, Belgique, Espagne, France, Liban, Maroc) que de disciplines variées, se propose précisément d'aboutir à une définition des deux termes « multi- » et « plurilinguisme », souvent utilisés comme des synonymes, dans une perspective interdisciplinaire impliquant une « pluralité des approches » (Verdelhan-Bourgade) et un croisement des apports émanant de la sociologie, de la linguistique et de la sociolinguistique, des études cinématographiques, de la musicologie, de la traductologie ou encore de la littérature.

Face au flou notionnel régnant, il semble nécessaire de commencer par définir avec précision les notions de « pluri- » et de « multilinguisme » telles qu'elles seront employées dans cet ouvrage. Le CNRTL, qui définit le plurilinguisme comme l'« état d'un individu ou d'une communauté qui utilise concurremment plusieurs langues selon le type de communication ; situation qui en résulte », considère le multilinguisme comme un synonyme du plurilinguisme. Si l'on s'en tient d'abord à l'étymologie, le terme « plurilinguisme », issu du latin, signifie littéralement « plusieurs langues ». On parlera alors de plurilinguisme pour caractériser « une personne capable de communiquer dans plusieurs langues ou dialectes » (Oksaar 31), sans pour autant maîtriser ces langues ou dialectes couramment. Le terme de « multilinguisme » renvoie, quant à lui, à « la coexistence de plusieurs langues au sein d'un même groupe social ou d'un même territoire ou pays » (Afrique du Sud, Belgique, Canada, Inde, Luxembourg, Suisse par exemple). Une entreprise ou une école pourront donc être qualifiées de multilingues, mais une personne ne saurait être considérée comme multilingue. Autrement dit, on aura recours au terme « multilinguisme » pour décrire un pays, un lieu, un territoire ou une institution hébergeant plusieurs langues, et l'on réservera la notion de « plurilinguisme » à la description d'une personne ou d'un individu à même de s'exprimer et de communiquer dans plusieurs langues.

Cette nécessaire distinction terminologique liminaire mérite d'être affinée notamment par le recours au CECRL (Cadre européen commun de référence pour les langues), qui distingue à juste titre entre le « multilinguisme », conçu comme la connaissance d'un certain nombre de langues ou la coexistence de différentes langues au niveau social et individuel, et le « plurilinguisme », considéré comme le répertoire linguistique dynamique (Martinet) et évolutif d'un apprenant. Ce dernier terme désigne alors une compétence inégale et fluctuante en fonction des langues. Pourtant, le locuteur plurilingue sera en mesure de passer d'une langue (ou de variétés linguistiques) ou d'un dialecte (ou de variétés dialectales) à l'autre, de s'exprimer dans une langue et de comprendre une personne parlant une autre langue, de mobiliser les différentes langues qu'il connaît pour comprendre un texte écrit ou oral, etc.

En d'autres termes, le plurilinguisme dépasse le champ d'action du multilinguisme : au-delà du multilinguisme, qui peut être atteint en diversifiant l'offre de langues en contexte d'éducation et de formation ou en encourageant les apprenants à étudier plus d'une langue étrangère, le plurilinguisme vise la construction d'une compétence indissociablement communicative, inter- et pluriculturelle (Ladmiral, Lipiansky). On aura compris qu'une telle approche contribue d'une part à bouleverser l'enseignement global des langues, mais qu'elle tend d'autre aussi à développer chez les apprenants un répertoire langagier élargi dans lequel toutes les capacités linguistiques pourront trouver leur place. Elle ouvre ainsi la voie à une étude approfondie des situations de contact entre les langues (Weinreich) ou variétés de langues, notamment sous la forme d'études de terrain précises relevant par exemple de la sociolinguistique (Julliard).

Plus précisément, la linguistique entreprend une division du « multilingualism » (multilinguisme et plurilinguisme) en quatre grands domaines : individuel, social, territorial et institutionnel. Alors que dans le premier cas, celui du plurilinguisme, il s'agit de la maîtrise de plusieurs langues par une seule personne, le multilinguisme institutionnel insiste quant à lui sur le fait que des organisations publiques et la gestion de l'État possèdent un ancrage multilinguistique. Par « multilinguisme territorial », on entend le fait que plusieurs langues puissent exister simultanément sur un territoire donné. Par « multilinguisme social », on entendra en revanche la démonstration possible d'une interpénétration des communautés linguistiques. Tel est souvent le cas dans les zones frontalières ou situées non loin des frontières linguistiques où les individus utilisent plus d'une langue au quotidien en raison, précisément, de la superposition des langues. Nombreux sont les gens qui vivent dans des pays où plusieurs langues sont utilisées dans la vie publique, de sorte que le multilinguisme est une composante déjà ancrée dans l'image qu'ils se font d'eux-mêmes au niveau culturel.

La première partie du présent ouvrage propose des éclairages sociologiques et (socio)linguistiques sur les phénomènes de contact entre les langues. Gaël Vidal pose d'abord la question du multilinguisme dans l'espace public des zones touristiques de Corse où se croisent non sans heurts trois phénomènes : la politique linguistique menée au niveau régional, l'importance du tourisme international et l'immigration. Nadine Rentel vise ensuite à dresser le portrait d'une linguiste plurilingue et pluriculturelle qui se déplace aisément entre les cultures, l'objectif étant de décrire son parcours individuel d'apprentissage des langues et de révéler les différents contextes d'utilisation linguistique à travers une interview qualitative. Nada Kfouri Khoury examine les diverses facettes du multilinguisme libanais tant au niveau historique et sociologique que sur le plan personnel et identitaire. Puis, à l'exemple de Herta Müller, Richard Wagner et Daniela Török, Silvia Aulagnon propose une réflexion sociolinguistique sur les contacts des langues et des cultures chez les Lorrains du Banat. Enfin, Line Amselem nous offre une étude fouillée des liens entre multilinguisme et identité juive en s'appuyant entre autres sur l'artiste à multiples facettes Solly Lévy, défenseur du judéo-espagnol du Maroc du XXe siècle.

Au sein du dialogue interlinguistique dans les arts, objet de la deuxième partie de l'ouvrage, le thème du multilinguisme occupe une place tout aussi centrale. Cette partie s'ouvre sur deux contributions consacrées au film de Dany Boon *Bienvenue chez les Ch'tis* : d'une part, Mercedes Banegas Saorín analyse comment le contact entre le picard et le français est exploité (emprunts, imitation, déformation ludique de mots existants) dans les dialogues du film à des fins comiques, produisant plaisir et connivence chez le public monolingue ou bilingue ; d'autre part, Véronique Lagae et Stephanie Schwerter se proposent d'explorer le doublage et le sous-titrage de la version allemande du film (*Willkommen bei den Sch'tis*) ainsi que le sous-titrage de la version néerlandaise, montrant les choix de traduction effectués mais aussi les problèmes posés par une comédie dont les effets comiques reposent largement sur la variation linguistique. De façon complémentaire, Camille Noël se penche sur le cas du multilinguisme de l'humour au Québec, notamment à l'exemple du spectacle bilingue *You're gonna rire* de l'humoriste Sugar Sammy.

C'est enfin sur le terrain de la musique que se clôt cette deuxième partie : Paul Grundy étudie tout d'abord les différents usages, surtout hétérolinguistiques (Grutman ; Meylaerts 2006), de l'anglais dans la musique de Serge Gainsbourg, puis Philippe Desse aborde l'apport que peut représenter le recours à la musicologie pour « penser autrement » l'enseignement français des langues étrangères et changer son regard sur la langue de l'autre dans un contexte globalisé.

En littérature enfin, objet de la troisième et dernière partie de l'ouvrage, le contact des langues a toujours joué un rôle déterminant, et ce depuis l'Antiquité : des auteurs romains tels que Cicéron et César étaient ainsi connus pour écrire aussi bien en latin qu'en grec (Mackey 42). Au Moyen Âge, de nombreux auteurs et autrices, ainsi que de nombreux lecteurs et lectrices, étaient polyglottes – une tendance qui perdura jusqu'à la fin du XVIIe siècle (43). C'est au XIXe siècle, avec la création des États-nations, que le choix de la langue devint pour de nombreux auteurs et autrices un acte véritablement politique, ayant pour effet une mise à distance du plurilinguisme et du cosmopolitisme (44).

Ce n'est qu'à l'époque du postcolonialisme que l'écriture multilingue fut revalorisée (Meylaerts 2013, 538) et reconsidérée comme un moyen de lutte contre la langue imposée par les colonisateurs (Denti 524). De nos jours, le multilinguisme est un sujet particulièrement discuté dans le contexte de la littérature de la migration : le choix linguistique effectué par les auteurs émigrés pour rédiger leurs œuvres fournit de précieuses indications sur leur identification à leur culture ancienne et nouvelle.

Cette partie s'ouvre sur une contribution de Brigitte Friant-Kessler traitant du « goût de l'autre » dans *Gemma Bovery* (qui use largement de procédés humoristiques et satiriques) de Posy Simmonds et sa traduction. Puis Catherine Gravet, examinant *Tempo di Roma* (1958) du romancier belge francophone Alexis Curvers, aborde la question du multilinguisme du roman et de la restitution de ce multilinguisme en traduction. Juan Miguel Dothas étudie, pour sa part, les diverses modalités du multilinguisme dans la tétralogie de Marie de Jean-Philippe Toussaint, *M.M.M.M.* (2017).

Vincent Vivès interroge les usages du multilinguisme chez Leconte de l'Isle, dont il rappelle qu'il fut également un grand traducteur de la poésie latine et de la poésie grecque. Mohammed Jadir s'intéresse, dans sa contribution, au phénomène de la diglossie, c'est-à-dire à l'écart par rapport à la norme conventionnellement reconnue, et à la problématique de sa traduction en procédant par homogénéisation ou par hétérogénéisation. Pour finir, Laurence Chamlou analyse le « vertige culturel » dans les derniers romans de Salman Rushdie, en particulier dans *Quichotte*, roman pluridirectionnel et plurilingue où résonnent les bruissements des langues dans un débordement linguistique où se mêlent les jeux de collage et de fragmentation jusqu'à faire exploser les langues.

À l'aide des perspectives complémentaires ici proposées, le présent ouvrage interdisciplinaire éclaire et discute la thématique du multi- et du plurilinguisme.

Son objectif est de poser des bases méthodologiques et de susciter des recherches futures sur les sujets abordés. On pourrait ainsi examiner de plus près les liens entre multilinguisme et traduction au regard de la littérature de migration. Mais par-delà les questions soulevées par les diverses contributions qui le composent, cet ouvrage collectif constitue surtout une invitation à décloisonner les disciplines afin d'envisager une réflexion globale et croisée sur ce que l'anglais nomme *multilingualism* et l'allemand *Mehrsprachigkeit*, là où le français dispose des deux termes *multi-* et *plurilinguisme*. Cette divergence notionnelle ne constitue-t-elle point un exemple significatif, sous l'angle de la traduction cette fois, de la pertinence qu'il y a à se pencher sur ces questions d'une brûlante actualité ?

Marc Lacheny, Nadine Rentel, Stephanie Schwerter

Bibliographie

CECRL. *Cadre européen commun de référence pour les langues*. Paris, Didier, [2001] 2005.

Denti, Chiara. « L'hétérolinguisme ou penser autrement la traduction ». *Meta*, vol. 62, n° 3, 2017, p. 521–537.

Goullier, Francis. « *Le Cadre européen commun de référence pour les langues*, instrument de normalisation ou document instrumentalisé une normalisation de l'enseignement et de l'évaluation ? ». *Cahiers de l'APLIUT*, vol. XXVI, n° 2, 2007, p. 12–22.

Grosjean, François. *Life with Two Languages: An Introduction to Bilingualism*. Harvard University Press, 1982.

Grutman, Rainier. *Des langues qui Résonnent. l'hétérolinguisme au XIXe siècle québécois*. Fides, 1997.

Juillard, Caroline. « Le plurilinguisme, objet de la sociolinguistique descriptive ». *Langage et société* (Éditions de la Maison des Sciences de l'homme), n° 121–122, septembre-décembre 2007, p. 235–245.

Ladmiral, Jean-René ; Lipiansky, Edmond Marc. *La Communication interculturelle*. Les Belles Lettres, coll. « Traductologiques », 2015.

Mackey, William. « Literary Diglossia: Biculturalism and Cosmopolitanism in Literature ». *Visible Language*, vol. 21, n° 1–2, 1993, p. 40–66.

Martinet, André. « Bilinguisme et diglossie. Appel à une vision dynamique des faits ». *La linguistique*, vol. 1, n° 18, 1982, p. 5–16.

Meylaerts, Reine. « Multilingualism as a Challenge for Translation Studies ». In Carmen Millán ; Francesca Bartrina (dir.), *The Routledge Handbook of Translation Studies*. Routledge, 2013, p. 537–551.

Meylaerts, Reine. « Heterolingualism in/and Translation: How Legitimate are the Other and his/her Language? An Introduction ». *Target*, vol. 18, n° 1, 2006, p. 1–15.

Oksaar, Els. *Zweitspracherwerb. Wege zur Mehrsprachigkeit und zur interkulturellen Verständigung*. Kohlhammer, 2003.

Verdelhan-Bourgade, Michel. « Plurilinguisme : pluralité des problèmes, pluralité des approches ». *Tréma*, n° 28, 2007, p. 5–16.

Weinreich, Uriel. *Languages in Contact*. Mouton, 1953.

Approches sociologiques et sociolinguistiques

Gaël Vidal

Le tourisme, facteur essentiel du multilinguisme des paysages linguistiques. L'exemple de la Corse

Introduction

Jusqu'en 2019 avant la prise de mesures drastiques de réduction des déplacements humains sur l'ensemble de la planète suite à la diffusion de la Covid-19, l'activité touristique mondiale était à son apogée après une petite décennie de progression ininterrompue. En effet, l'Organisation Mondiale du Tourisme avait enregistré pour l'année 2018 1,4 milliard de touristes internationaux (toutes les statistiques sont issues de OMT 3). Cette année-là, leur nombre avait augmenté de 5,4 % par rapport à 2017. Le tourisme international croissait alors de manière ininterrompue depuis 2010 : en 2018, on comptait un demi-milliard de touristes internationaux en plus par rapport à 2010. Diverses raisons expliquaient la forte augmentation du tourisme : la situation économique mondiale favorable lors de la décennie 2010, la baisse du nombre d'États exigeant un visa pour entrer sur leur territoire, l'évolution des nouvelles technologies qui permettent de développer une offre touristique de plus en plus personnalisée ainsi que l'évolution du transport aérien, qui se fait de moins en moins cher tout en augmentant le nombre de liaisons directes à travers le monde (OMT 4).

On remarque ainsi comment tourisme et mondialisation vont de pair et forment un cercle, vicieux ou vertueux selon le point de vue retenu. Plus la planète se mondialise, c'est-à-dire favorise les échanges de biens, de personnes ou de services, plus le tourisme progresse. De même, plus le tourisme progresse, plus les États et les entreprises privées cherchent à en profiter en favorisant davantage les échanges internationaux. La crise planétaire induite par la pandémie de coronavirus l'a magistralement démontré : il a suffi que les États ferment leurs frontières et mettent par conséquent un frein momentané à la mondialisation pour que le tourisme s'effondre presque complètement. L'Organisation Mondiale du Tourisme annonce une baisse de 74 % du tourisme international entre 2019 et 2020, soit plus d'un milliard de touristes en moins (unwto.org/covid-19-and-tourism-2020).

Le tourisme international offre un cadre particulièrement intéressant pour la linguistique de contact. En effet, en contexte touristique, des locuteur·trice·s de nombreuses langues différentes peuvent entrer en contact au même endroit et au même moment. Bien que la durée de ce contact soit courte, il peut tout de même avoir des conséquences sociolinguistiques sur les populations concernées par une intense activité touristique en ayant une influence sur les langues utilisées à l'écrit comme à l'oral dans les zones touristiques, sur le répertoire linguistique des employé·e·s du secteur du tourisme ainsi que sur celui des touristes, sur leurs attitudes linguistiques ou sur les idéologies linguistiques des populations locales comme des touristes.

La progression constante du tourisme international a des conséquences sur le nombre et la diversité des langues avec lesquelles les touristes entrent en contact. En visite dans un pays étranger, la probabilité de se retrouver en contact avec des langues qu'on ne rencontre pas dans son environnement habituel est élevée. Il en va de même à l'intérieur de son propre pays si ce pays englobe plusieurs espaces linguistiques dont les territoires sont des régions touristiques prisées. En Catalogne par exemple, un·e touriste hispanophone d'une autre région d'Espagne entrera probablement en contact avec la langue catalane.

Le contact avec une autre langue ne se fait cependant pas forcément avec une langue historiquement présente sur le territoire en question. Des langues arrivées plus ou moins récemment peuvent aussi s'imposer dans certaines zones touristiques, voire contribuer à l'attractivité touristique de ces zones, comme le chinois, dont la visibilité importante dans certains quartiers (appelés « Chinatown ») de grandes villes d'Amérique du Nord joue un rôle important dans l'attractivité de ces quartiers.

Outre les langues parlées (et surtout écrites) par la population locale, le tourisme contribue à intensifier les contacts des visiteur·euse·s avec les grandes langues d'importance internationale. Pour permettre la communication avec des touristes venu·e·s du monde entier, les zones touristiques sont en général marquées par la forte présence d'un faible nombre de langues largement répandues dans le monde, au premier rang desquelles l'anglais (Bruyèl-Olmedo, Juan-Garau 389).

Le·la touriste, autant dans le cadre national qu'au niveau international, n'entre toutefois pas toujours en contact avec une langue étrangère. Quitter son environnement habituel peut mener à un contact avec une autre variété de sa propre langue, que ce soit un dialecte ou une variété régionale, voire nationale de la même langue (allemand de Suisse, français du Québec etc.).

En somme, le tourisme, en particulier le tourisme international encouragé par les progrès de la mondialisation, force les touristes à entrer en contact avec la diversité linguistique de la planète. Les touristes eux·elles-mêmes ne sont pas obligé·e·s de maîtriser la langue étrangère parlée sur leur lieu de vacances.

Ils·elles peuvent préférer une langue de communication internationale, voyager avec un·e accompagnateur·trice polyglotte ou utiliser un traducteur automatique pour communiquer avec les habitant·e·s. Ils·elles ne peuvent cependant que difficilement échapper à la présence visuelle de langues étrangères (ou dialectes et variétés) étant donné leur omniprésence dans l'espace public, soit dans ce qu'on appelle les « paysages linguistiques » (PL), définis comme suit :

> The language of public road signs, advertising billboards, street names, place names, commercial shop signs, and public signs on government buildings combine to form the linguistic landscape of a given territory, region or urban agglomeration. (Landry, Bourhis, « Linguistic landscape and ethnolinguistic vitality » 25)
>
> [La langue des panneaux indicateurs, des panneaux publicitaires, des plaques de rues, des toponymes, des enseignes commerciales et de l'affichage des bâtiments publics se mêlent pour former le paysage linguistique d'un territoire, d'une région ou d'une agglomération urbaine donnée[1].]

C'est précisément à ces PL marqués par le tourisme et constituant de parfaits exemples du multilinguisme dans un monde globalisé que s'intéresse la présente contribution. Elle cherche à démontrer comment le tourisme exerce une influence sur le multilinguisme des zones touristiques, d'abord en imposant l'anglais, et dans une moindre mesure d'autres langues internationales, puis en favorisant des langues régionales, minoritaires voire menacées. Des exemples concrets tirés entre autres d'une analyse de PL corses étayeront la démonstration[2]. En effet, la Corse connaît une activité touristique intense. Située au cœur de la Méditerranée occidentale qui comprend plusieurs des pays les plus visités au monde (Espagne, France, Italie, mais aussi Tunisie et Maroc), la Corse a enregistré près de 10,5 millions de nuitées en 2019 (INSEE.fr), chiffre à mettre en relation avec la population de l'île de 335.000 habitants. Cette région fortement marquée par le tourisme est riche d'une population multilingue dont le répertoire linguistique peut comprendre le français et le corse mais aussi des langues enseignées dans le système scolaire telles l'anglais ou l'espagnol ou encore des langues transmises au sein d'une cellule familiale issue de l'immigration telles l'arabe ou le portugais. La Corse présente par conséquent des PL particulièrement intéressants pour les *linguistic landscape studies*[3].

1 Les traductions sont de l'auteur de l'article.
2 Exemples tirés de la thèse de doctorat de l'auteur en cours de réalisation.
3 Cf. les nombreuses analyses de paysages linguistiques en Corse, en particulier celles de Blackwood.

1. Méthodologie

L'analyse des PL de zones touristiques de la Corse a été conduite en 2017–2018. Il s'est agi de relever sur une longueur comparable tous les signes visibles comprenant un texte, aussi court soit-il, dans certaines rues présélectionnées car représentatives de l'activité touristique sur l'île. Ont été choisies deux rues des centres historiques d'Ajaccio et de Corte comme exemples de tourisme culturel, deux rues longeant des plages de Calvi et d'Ajaccio pour représenter le tourisme balnéaire ainsi que deux rues à Calenzana et Vizzavona, localités de montagne marquées par le passage du sentier de grande randonnée GR20. Le corpus ainsi relevé compte au total 1127 signes.

Quantitativement, le multilinguisme des paysages analysés est en fait essentiellement un trilinguisme. En effet, si dans le corpus on relève neuf langues différentes (l'allemand, l'anglais, le basque, le chinois, le corse, l'espagnol, le français, l'italien et le latin), seuls l'anglais, le corse et le français jouent un rôle significatif. Le français, langue nationale et seule langue officielle, est la langue la plus présente dans le corpus et elle apparaît sur 91,6 % de tous signes. Le corse arrive en deuxième position avec 17,7 %[4] de visibilité et est suivi de l'anglais avec 13,5 %. Aucune autre langue ne dépasse les 2,5 % de présence. La Corse se trouve donc être un parfait exemple de cette double tendance du tourisme mondialisé et ses PL sont tiraillés entre la mondialisation et la localisation : entre l'anglais et le corse.

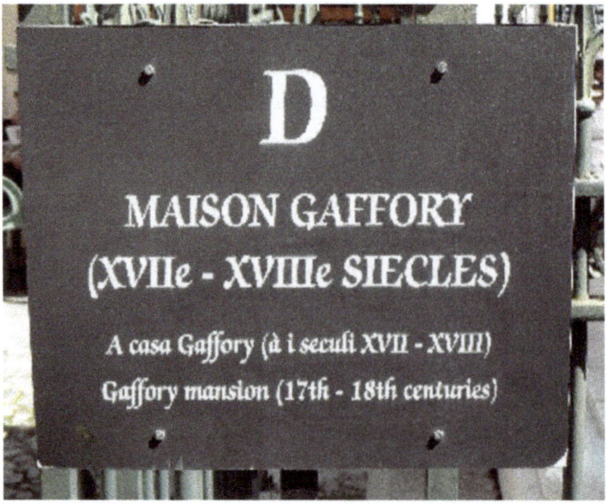

Fig. 1: Présentation trilingue des monuments historiques (centre de Corte)

4 Le total peut être supérieur à 100 % car un signe peut contenir plusieurs langues.

2. La formation d'un paysage linguistique multilingue

Les PL sont considérés comme un miroir du multilinguisme local mais ils interpellent car ils ne reflètent pas fidèlement le répertoire linguistique des habitant·e·s. Ainsi, par exemple, faisant remarquer que les Navajos utilisent à l'oral presque exclusivement le navajo tandis que les PL de leurs lieux d'habitation affichent presque exclusivement de l'anglais, Spolsky (7–8) considère qu'un PL reflète plus la littératie des habitants que leur répertoire. En fait, au-delà des compétences linguistiques orales ou écrites, bien d'autres facteurs entrent en jeu et contribuent à former un PL. Spolsky et Cooper (81–84) énoncent trois facteurs qui président au choix de la langue écrite dans l'espace public et qui, par conséquent, régissent le multilinguisme des PL.

1) Les compétences linguistiques de l'auteur·e du signe. On ne peut en effet écrire que dans une langue que l'on maîtrise. Les tentatives de rédaction à partir de traducteurs automatiques se révèlent bien souvent bancales. Au sein des sociétés fortement touchées par la mondialisation, les compétences linguistiques sont multiples : l'immigration venue de pays très divers mais aussi l'accès généralisé et encouragé aux cours de langues font que de nombreuses personnes sont en mesure de s'exprimer dans plusieurs langues et peuvent ainsi composer un PL multilingue. C'est d'autant plus vrai dans le secteur touristique que la maîtrise de langues étrangères y est pratiquement obligatoire.
2) Les compétences linguistiques supposées des lecteur·trice·s. On écrira en effet uniquement dans une langue dont on pense qu'elle pourra être lue. Ainsi les lieux touristiques qui accueillent une population venue du monde entier ont-ils tendance à afficher un fort multilinguisme. Toutefois, ce multilinguisme ne reflète pas fidèlement le multilinguisme des touristes. Il serait en effet impossible d'afficher toutes les informations dans la totalité des langues des touristes. On se contente en général de quelques langues de portée internationale, en particulier de l'anglais, et éventuellement des langues des principaux groupes de touristes.
3) La valeur attachée à la langue. L'anglais de la modernité, le français du luxe ou encore l'italien de la gastronomie permettent en peu de mots de promettre l'excellence aux clients et renforcent du même coup le multilinguisme des espaces publics. Le secteur touristique ajoute une dimension cruciale à ce multilinguisme symbolique, celle de l'authenticité. En effet, il est essentiel pour une entreprise du secteur touristique de se présenter comme authentique, typique, liée à son lieu d'implantation de manière à attirer des touristes en quête d'authenticité. Pour ce faire, il n'est pas rare

que les restaurants, les hôtels, les boutiques d'artisanat local ou de souvenirs aient recours à un affichage dans un dialecte ou une langue locale, en particulier si c'est une langue minoritaire et/ou menacée. En utilisant de manière symbolique une langue dont on sait qu'elle ne sera pas comprise par les touristes, on cherche à activer les idées communément associées à la langue, à s'y identifier et à répondre ainsi aux attentes des touristes (Soukup 59).

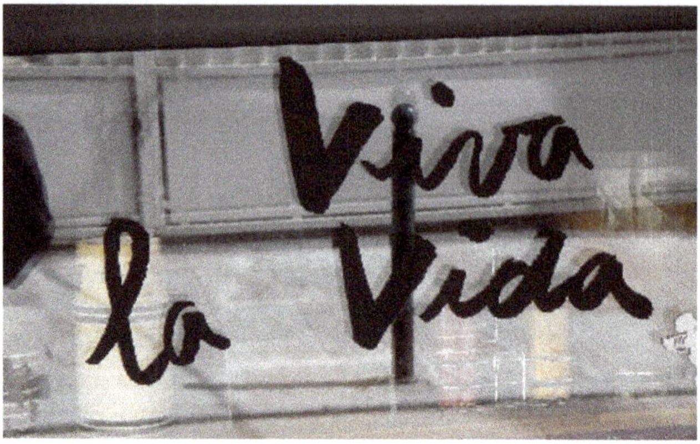

Fig. 2: Ce slogan est visible sur la vitrine d'un café spécialisé dans les produits sucrés, crêpes et glaces notamment. Il n'a pas d'autre but que d'évoquer les plaisirs de la vie, l'espagnol étant généralement associé au soleil et aux vacances.

Gorter et Cenoz (18) proposent un modèle qui explique la formation des PL et permet de prendre en compte d'autres facteurs qui contribuent aussi au multilinguisme des espaces publics. Ce que les gens voient, lisent, pensent et font a un impact sur les politiques linguistiques et sur la rédaction des signes. De ces politiques et de ces signes résulte le multilinguisme inégalitaire des PL qui, à son tour, a un impact sur ce que les gens voient, lisent, pensent et font. On serait donc en présence d'un cercle vertueux pour certaines langues, vicieux pour d'autres. Car, en effet, « languages are seen as fundamentally unequal because of how they are socially situated, of how they are displayed, and of how they are viewed by people that use them »[5] (Gorter, Cenoz 18).

5 « Les langues sont perçues comme fondamentalement inégales à cause de la manière dont elles sont situées socialement, dont elles sont exposées et dont elles sont considérées par celles et ceux qui les utilisent. »

Ainsi, une bonne opinion de la langue anglaise, induite notamment par sa présence dans l'espace public mais aussi par les pratiques quotidiennes des gens (consommation de musique, de films, de séries, d'aliments et de boissons, etc.), a un impact sur les politiques linguistiques des entreprises[6] qui choisiront l'anglais pour le nom et le slogan de leurs produits ainsi que sur la réalisation des signes exposés dans l'espace public, en particulier des panneaux publicitaires. Il en résultera une forte présence de l'anglais dans l'espace public par rapport aux autres langues, ce qui confortera la bonne opinion qu'ont les gens de l'anglais. À l'inverse, la mauvaise opinion que les gens ont par exemple de la langue arabe en Corse (Géa 231–232) est bien souvent induite par le fait que sa présence est circonscrite aux seules communautés des immigré·e·s locuteur·trice·s de cette langue, voire à certains lieux considérés, à tort ou à raison, comme réservés aux immigré·e·s (boucheries halal, salles de prière, locaux d'associations culturelles, etc.). Ceci aura un impact sur les politiques linguistiques et la fabrication des signes du PL : même en présence d'une communauté de locuteur·trice·s avérée, on hésitera à afficher de l'arabe si l'on ne souhaite pas cibler uniquement ces communautés. Ainsi la présence de cette langue reste minime et d'autant plus circonscrite à ses communautés, ce qui renforce l'opinion générale de la population vis-à-vis de cette langue.

En contexte touristique, ce cercle vertueux se vérifie essentiellement au profit de l'anglais qui sort renforcé du processus de formation des PL. Diverses études de cas vont dans ce sens : en Irlande, la population du village traditionnel de Dingle s'est opposée au remplacement du nom bilingue anglais-irlandais par sa seule version irlandaise pour ne pas risquer de désorienter les touristes (Moriarty 472). À Macao, les touristes chinois·es plébiscitent les plaques de rue sous leur forme trilingue chinois-portugais-anglais plutôt que bilingue sans l'anglais alors qu'ils·elles n'ont pas besoin de la version anglaise pour comprendre les plaques (Libo, Younghee 440). Au Québec, l'affichage unilingue français est jugé nuisible à la réputation du Québec au Canada et à l'étranger par environ un tiers des Québécois·es interrogé·e·s. (Landry, Bourhis, *La loi 101* 115). Dans tous les cas, on voit bien se mettre en place la mécanique du modèle de Cenoz et Gorter qui, s'il mène à une inégalité dans la visibilité des langues en laissant peu de place à d'autres langues que l'anglais, impose néanmoins à

6 À l'inverse, la politique linguistique des autorités peut, en cas de trop forte présence d'une langue, chercher à limiter la visibilité de cette langue, ou au moins à maintenir la domination visuelle de la langue officielle. La loi Toubon adoptée en France en 1994 en est l'illustration (Blackwood, Tufi 33–37).

tous ces lieux un multilinguisme qui serait bien plus faible, voire n'aurait pas lieu d'être, sans la présence des touristes.

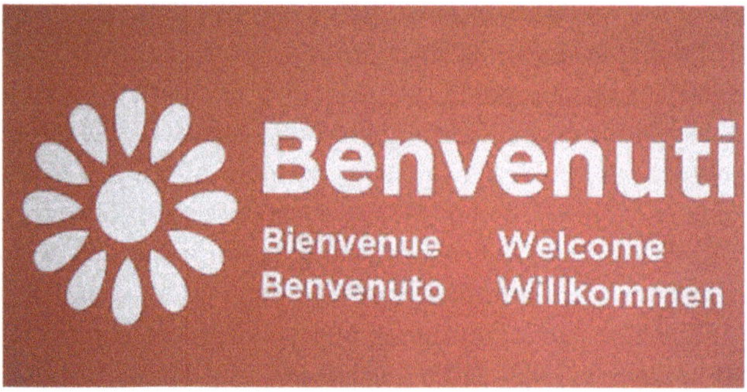

Fig. 3: Sans une présence significative de touristes, ce supermarché du centre de l'Île-Rousse saluerait-il les clients en anglais, en italien et en allemand ?

3. Les paysages linguistiques du tourisme

3.1 L'anglais (et les langues internationales)

À la lumière des derniers exemples, on comprend aisément comment, dans ces tours de Babel que sont les lieux touristiques, l'anglais tire son épingle du jeu. De manière purement pragmatique, l'anglais étant la langue étrangère la plus apprise dans le monde, c'est elle qui permet de communiquer avec le plus de monde possible sans avoir recours à d'autres traductions. De plus, on l'a vu, l'anglais n'est pas seulement pratique, il est aussi souhaité et attendu.

À Majorque, les touristes étrangers qui, dans leur écrasante majorité, maîtrisent l'anglais mais beaucoup moins les autres langues, sont 40 % à s'attendre à trouver de l'anglais fréquemment voire partout, en particulier dans les lieux qui leur sont dédiés comme les hôtels ou les restaurants (Bruyèl-Olmedo, Juan-Garrau 394–395). La qualité de l'anglais a par ailleurs un impact sur le degré de satisfaction des touristes. Près d'un touriste sur deux a repéré des fautes dans l'anglais du PL et une proportion similaire seulement juge cet anglais bon ou très bon. Ils sont un quart à déclarer que la qualité de l'anglais contribue sensiblement ou de manière significative à leur satisfaction vis-à-vis de leur séjour (Bruyèl-Olmedo, Juan-Garrau 395–397). Il semble qu'un anglais de piètre qualité fasse baisser l'estime qu'ont les touristes de leur lieu de vacances. En somme, les touristes n'attendent pas seulement de pouvoir communiquer avec les professionnels locaux du tourisme, ils souhaitent aussi une communication de qualité.

L'importance de l'anglais dans le paysage des zones touristiques se confirme d'étude en étude. De très nombreuses analyses de paysages montrent une forte présence de l'anglais qui parfois supplante même la langue nationale, à l'instar d'une station balnéaire de l'Algarve largement dominée par la clientèle britannique où le portugais est faiblement présent face à l'anglais dominant (Torkington e-journal). Dans le PL d'une station balnéaire de Majorque, on compte 61,8 % de présence de l'anglais contre 49,46 % d'espagnol et 19,08 % de catalan (Bruyèl-Olmedo, Juan-Garrau 398). Dans le centre historique de Tirana, il est visible sur 60,3 % des signes contre 37,8 % pour l'albanais (Skënder-Rakipllari 219). Enfin, notre étude compte 13,5 % d'anglais dans les différentes localités touristiques corses analysées contre 17,7 % de corse. Il est à noter cependant que les différences de méthodologie, parfois importantes, ne permettent pas de comparaisons entre ces études. À titre d'exemple, l'étude de Skënderi-Rakipllari réalisée dans le centre de Tirana ne prend en compte que les écrits sur les bâtiments à visée touristique, laissant de côté entre autres les écoles et les bâtiments administratifs. À l'inverse, dans notre étude réalisée en Corse, nous avons choisi d'analyser l'entièreté du PL pour rester fidèle au regard du touriste qui, s'il ne fait pas usage d'un bâtiment scolaire, l'a tout de même dans son champ de vision.

L'anglais dans le PL touristique répond à deux besoins du secteur touristique : afficher son identification aux valeurs attachées à l'anglais (modernité, internationalisation, qualité, etc.) et communiquer avec la clientèle étrangère. L'identité mondialisée du secteur du tourisme se note essentiellement à travers les noms d'hôtels, de bars, de restaurants ou de tout autre lieu destiné aux touristes. Le nom étant le reflet de l'identité, le choix de la langue pour nommer son entreprise en dit donc long sur l'identité que l'on veut présenter aux visiteurs. Ainsi, à Calvi on trouve un restaurant de plage nommé « Sun Beach », une laverie automatique appelée « Calvi clean » ou un restaurant de restauration rapide nommé « Calvi Burger ». Cependant, cet usage de l'anglais reste minoritaire. Seuls 52 signes du corpus analysé en Corse utilisent la langue anglaise pour nommer un lieu ou un produit. C'est trois fois moins que le corse (149 signes) et près de cinq fois moins que le français (237 signes).

En Corse donc, la mondialisation qui favorise l'anglais semble ajouter une troisième identité à certains lieux, une identité internationale qui vient se greffer aux identités régionale et nationale.

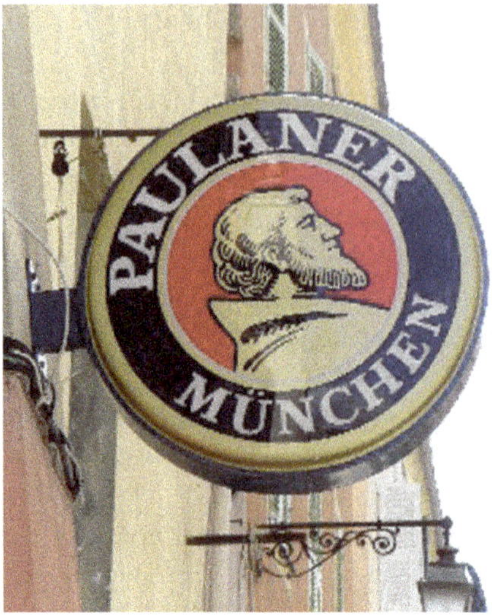

Fig. 4: L'importation d'une marque de bière allemande permet à l'allemand de trouver une place dans le PL du centre d'Ajaccio.

Cette identité internationale favorise le multilinguisme du PL par la diffusion de l'anglais mais aussi de manière plus marginale, par la diffusion d'autres langues. En effet, la mondialisation permet l'importation de produits venus d'horizons très divers et dont le nom, repris en version originale, impose alors une langue supplémentaire dans l'espace public. Ainsi, par exemple, le corpus de signes analysés contient trois exemplaires d'une enseigne de la marque de bière allemande « Paulaner ». Cette enseigne permet aux débits de boissons de se lier à l'Allemagne dont la qualité des bières est largement reconnue. Elle a aussi pour effet secondaire d'afficher de l'allemand dans l'espace public et par conséquent d'œuvrer au multilinguisme du paysage.

C'est toutefois l'usage communicatif qui détermine le choix de l'anglais, et plus généralement des grandes langues du tourisme. En effet, dans le corpus analysé, plus de 38 % des signes utilisant de l'anglais ont pour but de livrer des informations, quelles qu'elles soient (menus de restaurant, horaires d'ouverture, descriptif historique de monument, etc.), auxquels il faut ajouter près de 18 % de signes à visée commerciale, c'est-à-dire essentiellement les publicités. La même tendance se retrouve pour les langues des deux principaux groupes de touristes, l'allemand et l'italien, utilisées majoritairement dans un but informatif ou commercial.

La mondialisation du tourisme a provoqué, on l'a vu, une ouverture de nombreux pays aux touristes étrangers grâce notamment à la facilitation des conditions d'entrée sur le territoire. Ces arrivées de visiteurs venus de pays plus variés qu'auparavant a eu pour conséquence d'imposer l'anglais dans le PL de territoires dans lesquels il était absent, ne jouant pas le rôle de *lingua franca* du tourisme. On voit ainsi de plus en plus l'anglais s'imposer dans le PL à côté, voire en lieu et place, d'autres grandes langues de communication touristique. L'anglais remplace progressivement le russe comme langue du tourisme des pays baltes, mais si les PL sont déjà dominés par l'anglais, l'importance de la clientèle russophone permet au russe de continuer à jouer un rôle non négligeable dans la communication orale du secteur touristique (Marten *et al.* 305–306). De même, à Macao, l'anglais remplace progressivement le portugais comme langue de communication internationale. Si le portugais joue encore un rôle (symbolique) dans le tourisme patrimonial, étant la langue du colonisateur qui a donné à la ville son patrimoine architectural, il a été supplanté par l'anglais dans le domaine des casinos où les clients venus de pays lusophones sont ultra-minoritaires (xi 212).

Si la mondialisation a généralisé l'usage de l'anglais dans les PL des lieux touristiques de la planète, il convient de préciser que cela concerne au premier chef les régions marquées par un tourisme de masse. En effet, là où l'activité touristique est centrée sur la découverte de la nature, des traditions et du terroir, l'anglais, plutôt symbole de mondialisation, d'urbanité et de modernité, se fait nettement plus discret. Dans diverses localités germanophones des Alpes italiennes, il est presque totalement absent (Dal Negro 214). Notre enquête va dans le même sens : l'anglais est sensiblement moins visible dans les zones d'activité touristique montagnardes (10,73 %) que dans les zones balnéaires marquées par un tourisme de masse (16,91 %).

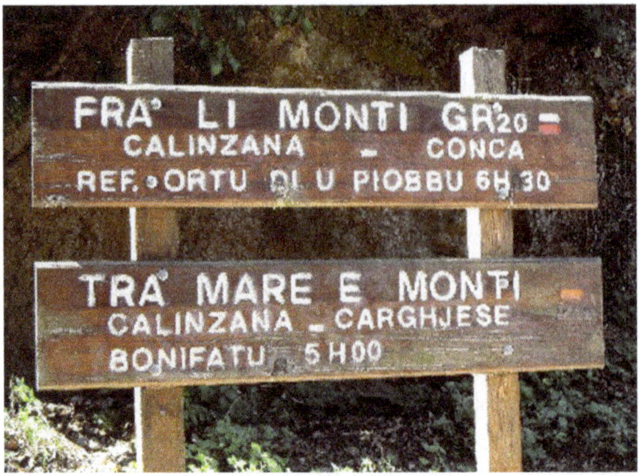

Fig. 5: En montagne, les chemins de randonnées sont le plus souvent indiqués en langue corse, parfois en français. L'anglais est totalement absent de cet affichage qui se veut enraciné dans le terroir local, dans l'environnement naturel.

3.2 Les langues régionales ou minoritaires

Alors que le secteur touristique, porté par la mondialisation, tend à s'uniformiser et par conséquent à accorder un rôle de plus en plus important à l'anglais, il connaît une tendance contradictoire qui fait apparaître une tension entre les langues, tension visible dans le PL. En effet, de nombreuses régions du monde mettent en avant dans leurs PL une langue locale minoritaire, s'obligeant du même coup à trouver un équilibre entre cette langue jugée essentielle à l'expression de leur identité, la langue nationale généralement langue de communication de la population locale et l'anglais nécessaire aux touristes.

Dans un secteur où la concurrence est rude entre les différentes régions du monde pour attirer les touristes et leur argent, il est nécessaire de se distinguer, de se différencier des autres régions et de proposer quelque chose d'unique pour pouvoir sortir du lot. Nombreuses sont les régions sous-développées qui bâtissent leur économie sur un tourisme basé sur leur spécificité ethnique, quitte à la mettre en scène de manière totalement artificielle (Comaroff, Comaroff 10–11). Un tel phénomène se répand aussi dans certaines régions des pays riches comme la Bretagne, la Catalogne, la Sardaigne, etc. où les spécificités de chaque région sont vendues aux touristes à grand renfort de symboles visuels : drapeaux, couleurs, costumes traditionnels, éléments architecturaux et aussi langues.

Le tourisme s'est en effet démocratisé avec le passage des pays occidentaux à une économie de services, économie dans laquelle la sémiotique joue un rôle central (publicité, marketing, design, etc.) ; c'est alors toute l'expérience touristique qui devient une expérience visuelle. Des publicités, brochures et guides (désormais essentiellement en ligne) consultés pour préparer un séjour jusqu'aux photos et souvenirs qui prolongeront le séjour en passant par la visite sur place et son lot de monuments, d'œuvres d'art, de paysages mais aussi de plats, de vêtements ou de fêtes traditionnelles, tout est consommé avant tout avec les yeux (Thurlow, Jaworski 7–8). Ainsi les régions qui veulent se vendre comme un produit unique auprès des touristes peuvent-elles miser, entre autres symboles identitaires visuels, sur l'affichage de leur langue dans l'espace public.

La diffusion faible voire inexistante d'une langue régionale ou minoritaire en dehors de son territoire d'origine fait qu'elle ne peut jouer aucun rôle communicatif entre les locuteur·trice·s et les touristes. Son usage est essentiellement symbolique, ayant avant tout pour but d'affirmer une identité propre. Au sein d'un État, une langue régionale permet à son territoire de se distinguer, sa présence visuelle dans l'espace public permettant aux visiteurs de faire la différence entre la région et le reste du pays et de prendre conscience de l'identité et des spécificités du terroir. Indépendamment de son usage social dans la communication quotidienne entre les habitants, la présence visuelle du breton dans l'espace public, à côté d'autres symboles, permet aux touristes de faire la distinction entre la Bretagne et le reste de la France, de même pour la présence du gallois qui différencie le Pays de Galles du Royaume-Uni, etc.

Au-delà de la volonté de se distinguer au sein de l'État, la présence d'une langue régionale ou minoritaire dans le PL permet aussi simplement d'affirmer l'existence d'un groupe ethnique ou culturel dominé (Landry, Bourhis, *Linguistic Landscape and Ethnolinguistic Vitality* 28–29). La présence d'une langue dans le paysage est en effet un signe que le groupe de locuteurs est démographiquement assez dynamique pour maintenir une certaine visibilité et qu'il possède une influence suffisamment importante dans différents domaines (économie, politique, culture, médias, etc.) pour pouvoir s'imposer. Il est donc essentiel pour la survie sociale d'un groupe linguistique mineur de trouver sa place dans l'espace public. La tâche est cependant ardue et la concurrence déjà rude a été démultipliée par la mondialisation.

Une langue régionale ou minoritaire autochtone se voit non seulement concurrencée par la langue nationale hégémonique mais désormais aussi par les langues des groupes de populations immigrées et, dans les régions touristiques, par les grandes langues internationales. Il n'est alors pas étonnant que la quête de visibilité dans l'espace public dérape parfois et se fasse dans la violence : graffitis et autocollants revendicateurs, noircissement de l'affichage dans la langue dominante, arrachage des panneaux dans la langue concurrente voire tirs au fusil sur ces mêmes panneaux sont autant d'expressions d'un conflit linguistique dont le champ de bataille se situe dans le PL[7].

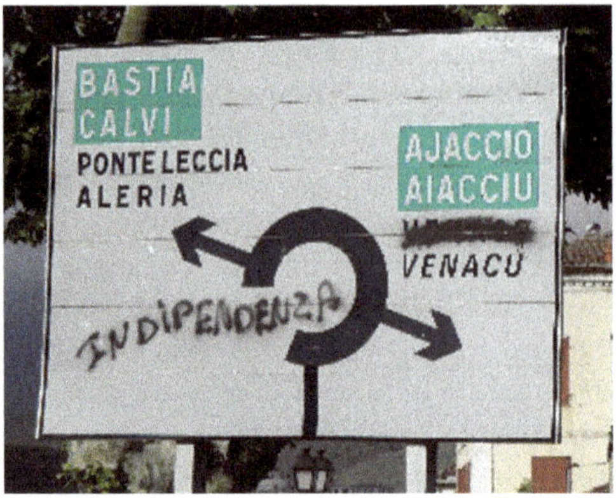

Fig. 6: Pour rappeler l'identité corse de l'île et nier son identité française, les panneaux routiers bilingues de la Corse sont régulièrement noircis pour ne plus laisser voir que la version corse des toponymes (Venaco vs. Venacu). Ici s'ajoute une revendication d'indépendance, logiquement exprimée en langue corse.

Lorsque la langue minoritaire est en danger, sa présence dans le PL est un trompe-l'œil. Elle apparaît aux yeux des passant·e·s comme une langue dynamique assurant encore une fonction sociale alors qu'elle est plutôt le signe d'une « Musealisierung »[8] (Tacke 204) de la culture qu'elle porte. En effet, si une langue réussit à s'imposer dans le paysage alors qu'elle n'est quasiment plus utilisée au sein de la population locale, les signes du PL deviennent les témoins, les dernières traces de cette langue en voie d'extinction. Par conséquent, même si l'usage de la langue se limite à quelques inscriptions dans l'espace public, il permet de marquer le territoire comme culturellement unique, comme appartenant à une aire linguistique spécifique, et de le présenter comme authentique

7 De nombreux pays ont pu être confrontés à de tels phénomènes régionaux comme le Canada, la France ou l'Autriche. Pour un exemple précis, on se reportera à l'analyse de la minorité finlandaise à Stockholm par Virosola (297–325).

8 Muséification.

alors qu'il a été assimilé depuis longtemps à la culture nationale dominante, voire à une culture mondialisée qui tend vers l'uniformisation.

La recherche d'authenticité, c'est-à-dire de traces d'une culture, même falsifiées mais produites localement et à destination des autochtones, donc sans risque d'uniformisation et sans liens avec le marché capitaliste mondial, est centrale dans la pratique moderne du tourisme (Cassely 147–149). On comprend alors aisément que les langues régionales ou minoritaires, quelle que soit leur vitalité, ont un rôle crucial à jouer. Elles permettent aux touristes de repérer du premier coup d'œil ce qui est authentique. Sans comprendre le texte, la devanture d'un restaurant ou l'emballage d'un produit artisanal rédigés dans la langue locale sont automatiquement considérés comme authentiques car seule une personne véritablement originaire du lieu en question sait écrire dans cette langue. L'analyse des occurrences de la langue régionale ou minoritaire révèle son usage essentiellement touristique. Il s'agit d'un côté d'affirmer une identité locale à travers les plaques de rue et les toponymes sur les panneaux d'entrées de villes, etc. et de l'autre d'affirmer l'authenticité de l'offre touristique. Dans les villages touristiques de Frise orientale, le bas-allemand est fortement utilisé dans le nom des restaurants ou salons de thé typiques (Reershemius 40–41). Ces noms n'ont pas besoin d'être compris par les visiteurs ; le simple fait qu'ils soient en bas-allemand plutôt qu'en allemand standard ou en anglais suffit à marquer l'authenticité et à aiguiller le visiteur curieux de découvrir la gastronomie régionale. Les autorités peuvent elles aussi jouer de ce marqueur visuel d'authenticité que représente la langue locale pour les visiteurs extérieurs à la région. La Collectivité Territoriale de Corse encourage par exemple fortement l'étiquetage en langue corse des produits locaux de manière à leur offrir une plus grande attractivité sur le marché et à flécher les dépenses des touristes vers les produits corses plutôt que vers les produits venus d'ailleurs (CTC 64).

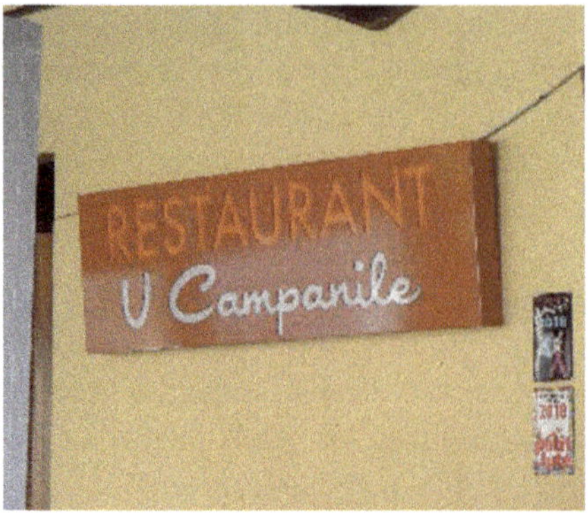

Fig. 7: En Corse, de nombreux restaurants typiques portent un nom corse qui accentue leur identité locale et l'authenticité de leur cuisine. En général, le nom est le seul élément corsophone du paysage. Ici, la description « restaurant » est en français. Le menu est quadrilingue français, anglais, allemand et italien.

Conclusion

La mondialisation, en massifiant et en internationalisant le tourisme, a donc eu deux conséquences contradictoires sur le multilinguisme des régions touristiques : l'imposition et l'enracinement de quelques grandes langues internationales, en particulier de l'anglais, pour permettre une communication rapide, sûre et efficace avec les touristes désireux de rencontrer le moins de difficultés possibles durant leur séjour, mais aussi le regain de visibilité de langues régionales ou minoritaires presque disparues pour, là aussi, satisfaire les touristes en quête de l'unique et de l'authentique symbolisés par ces langues qu'on ne rencontre nulle part ailleurs. Ainsi, alors que ces paysages étaient appelés à se cristalliser dans le monolinguisme de la seule langue nationale qui domine, voire combat les autres langues minoritaires ou dialectes, le tourisme a bouleversé la donne et fait apparaître des langues qu'on n'attendait pas, soit qu'elles étaient en perte de vitesse voire en voie de disparition, soit qu'elles n'avaient historiquement et géographiquement aucun lien avec le territoire. Comme l'ont montré les différents exemples, la Corse voit fleurir dans son paysage la langue corse qu'on disait à bout de souffle mais aussi l'anglais et dans une moindre mesure l'allemand, l'italien ou même l'espagnol et le chinois.

Si les événements sanitaires, climatiques, économiques ou même politiques ne permettent pas de faire des prévisions sur l'avenir du multilinguisme dans le tourisme, que ce soit dans les PL ou de manière plus générale, l'évolution du secteur du tourisme rebattra les cartes d'une manière ou d'une autre et donnera un visage neuf aux PL des zones concernées, modifiant du même coup l'équilibre du multilinguisme. À titre d'exemple récent, en 2019, l'aéroport de Paris-Charles de Gaulle a substitué à son affichage bilingue français/anglais un affichage trilingue incluant le chinois en prévision d'une forte croissance des arrivées de touristes en provenance de Chine, bouleversant ainsi le multilinguisme du PL de tout l'aéroport.

Bibliographie

Blackwood, Robert ; Tufi, Stefania. *The Linguistic Landscape of the Mediterranean. French and Italian Coastal Cities.* Palgrave Macmillan, 2015.

Bruyèl-Olmedo, Antonio ; Juan-Garrau, Maria. « English as a Lingua Franca in the Linguistic Landscape of the Multilingual Resort of S'Arenal in Mallorca ». *International Journal of Multilingualism*, vol. 6, n° 4, 2009, p. 386–411.

Cassely Jean-Laurent, *No fake : contre-histoire de notre quête d'authenticité.* Arkhê, 2019.

Collectivité Territoriale de Corse, *Planification Lingua 2020.* CTC, 2014.

Comaroff, John ; Comaroff, Jean, *Ethnicity Inc.* University of Chicago Press, 2009.

Dal Negro, Silvia. « Local Policy Modeling the Linguistic Landscape ». *Linguistic Landscape: Expanding the Scenery.* Gorter, Shohamy (dir.), Routledge, 2009, p. 206–218.

Géa, Jean-Michel. « Sens et enjeux des héritages et des pratiques langagières chez les populations immigrées ». *La langue corse dans le système éducatif.* Pascal Ottavi (dir.), Albiana, 2012, p. 215–234.

Gorter, Durk ; Cenoz, Jasone. « Theoretical Development of LL Studies ». *Linguistic Landscape: an International Journal*, 2020, vol. 6, n° 1, p. 16–22.

INSEE. *Bilan économique 2019 – Corse*, https://www.insee.fr/fr/statistiques/4475790?sommaire=4475962, consulté le 28/07/2021.

Landry, Rodrigue ; Bourhis, Richard. « Linguistic Landscape and Ethnolinguistic Vitality: an Empirical Study ». *Journal of Language and Social Psychology.* 1997, vol. 16, n° 1, p. 23–49.

Landry, Rodrigue ; Bourhis, Richard. « La loi 101 et l'aménagement du paysage linguistique au Québec ». *Revue d'aménagement linguistique.* 2002, p. 107–131.

Libo, Yann ; Maria-Younghee, Lee. « Tourist Perceptions of the Multi-linguistic Landscape in Macau ». *Journal of China Tourism Research.* 2014, vol. 10, n° 4, p. 432–447.

Marten, Heiko. « Between Old and New Killer Languages? Linguistic Transformation, Linguae Francae and Languages of Tourism in the Baltic States ». *Linguistic Landscapes, Multilingualism and Social Change.* Christine Hélot *et al.* (dir.), Peter Lang, 2012, p. 289–308.

Moriarty, Máiréad. « Contesting Language Ideologies in the Linguistic Landscape of an Irish Tourist Town ». *International Journal of Bilingualism.* 2014, vol. 18, n° 5, p. 464–477.

Organisation Mondiale du Tourisme. *Faits saillants du tourisme international.* OMT, 2019.

Organisation Mondiale du Tourisme. *2020: A Year in a Review*, www.unwto.org/covid-19-andtourism-2020, consulté le 28/07/2021.

Reershemius, Gertrud. « Reconstructing the Past? Low German and the Creating of Regional Identity in Public Language Display ». *Journal of Multilingual and Multicultural Development.* 2011, vol. 32, n° 1, p. 33–54.

Skënderi-Rakipllari, Elsa. « Linguistic Landscape of Touristic Tirana ». *Naming, Identity and Tourism.* Luisa Caiazzo *et al.* (dir.), Cambridge Scholars Publishing, 2020, p. 213–224.

Soukup, Barbara. « Survey Area Selection in Variationist Linguistic Landscape Study (VaLLS). A Report from Vienna, Austria ». *Linguistic Landscape: an International Journal*, 2020, vol. 6, n° 1, p. 52–79.

Spolsky, Bernard. « Linguistic Landscape: the Semiotics of Public Signage ». *Linguistic Landscape: an International Journal,* 2020, vol. 6, n° 1, p. 2–15.

Spolsky, Bernard ; Cooper, Robert. *The Languages of Jerusalem.* Clarendon Press, 1991.

Tacke, Felix. « Minderheitensprachen und Öffentlichkeit ». *Europäisches Journal für Minderheitenfragen*, 2017, vol. 3, n° 4, p. 190–207.

Thurlow, Crispin ; Jaworski, Adam. *Tourism Discourse. Language and Global Mobility.* Palgrave Macmillan, 2010.

Torkington, Kate, « Tourism-related Mobilities and Discursive Landscaping in the Algarve ». *Dos Algarves: a Multidisciplinary E-journal.* 2014.

Virosola, Lasse. « Minority Positioning in Physical and Online Spaces ». *Linguistic Landscape: an International Journal*, 2020, vol. 6, n° 3, p. 297–325.

Xi, Yan. « A Study of Language Choices in the Linguistic Landscape of Macao's Heritage and Gaming Tourism ». *Journal of Multilingual and Multicultural Development*, 2019, vol. 40, n° 3, p. 198–217.

Nadine Rentel

Le développement des compétences interculturelles et plurilingues tout au long de la vie. L'exemple d'une biographie linguistique plurilingue[1]

Introduction

Dans un monde globalisé, le phénomène du plurilinguisme joue un rôle toujours plus pertinent. Selon Grosjean (1982), plus de la moitié de la population mondiale communique dans plus d'une langue chaque jour. Il n'est donc pas étonnant qu'un nombre croissant d'individus grandisse et vive dans un contexte bilingue, voire plurilingue, et nous pouvons même aller jusqu'à dire que le fait d'être bilingue ou plurilingue peut être considéré, de nos jours, comme la normalité. À la base de cette constatation se trouve la conviction que chaque individu qui utilise plus d'une langue dans sa vie quotidienne fait partie de la communauté des locuteurs plurilingues, quel que soit le contexte d'acquisition de ses compétences plurilingues, et peu importe le niveau de compétences dans les différentes langues. Tandis que, si l'on suit une approche plus restreinte de la notion de plurilinguisme individuel, seuls les locuteurs ayant appris une deuxième ou troisième langue dès leur tendre enfance et ayant le même niveau de compétences dans chaque langue sont considérés comme bilingues ou plurilingues; une approche définitoire plus inclusive prend également en compte les individus qui ont appris des langues autres que leur langue maternelle plus tard dans leur vie, et ce dans différents contextes.

Avec Grosjean (10), nous entendons par plurilinguisme (ou par multilinguisme, que nous employons comme synonymes) l'usage régulier de plusieurs langues ou dialectes dans la vie quotidienne. Le terme de bilinguisme est, en revanche, réservé aux locuteurs qui parlent deux langues. Les locuteurs plurilingues se servent de deux, voire plusieurs langues ou dialectes pour atteindre leurs objectifs de communication. Dans ce contexte, l'exactitude lexicale ou grammaticale apparaît secondaire. Au regard de la situation et des exigences

1 Le présent article a déjà été publié, en langue allemande, dans un ouvrage collectif (Rentel).

précises, les locuteurs sont capables de choisir le code linguistique qui leur semble le plus approprié pour y parvenir (Oksaar 31). Cette alternance codique, qui peut d'ailleurs se réaliser à plusieurs endroits dans l'énoncé et qui peut remplir différentes fonctions, fait l'objet d'études se focalisant sur le phénomène du *code switching* (Bullock, Toribio ; MacSwan ; Yow *et al.*)

Les chercheurs dans le domaine du plurilinguisme soulignent que le fait de maîtriser plus d'une langue peut avoir une influence positive sur les capacités intellectuelles d'un individu ; dans ce contexte, ils mettent avant tout en relief une meilleure compétence dans la résolution des problèmes. Mais les effets concernent également, et ce de manière générale, la personnalité des locuteurs[2].

Le phénomène du plurilinguisme individuel a fait l'objet de nombreuses études empiriques. De telles études se focalisent sur des aspects ciblés du plurilinguisme individuel, comme le contexte d'acquisition linguistique, les attitudes différentes envers d'autres langues ou encore les compétences dans les différentes langues (Hnízdo, Murrmann). De plus, la recherche portant sur le plurilinguisme a pour objectif de répondre à la question de savoir par quelles stratégies didactiques on pourrait promouvoir le plurilinguisme individuel dans un cadre institutionnalisé, et quels sont les défis de l'enseignement plurilingue (Kelly, Chen ; Yan-Zhen, Hélot).

Le présent chapitre vise à dresser le portrait linguistique d'une linguiste plurilingue (et pluriculturelle) qui se déplace aisément entre les cultures. L'objectif de l'étude est de décrire son parcours individuel d'apprentissage des langues et de révéler les différents contextes d'utilisation linguistique à travers une interview qualitative. L'analyse s'intéresse également à son autoévaluation par rapport aux niveaux de compétences et à son attitude envers les langues qu'elle parle. Quant au choix méthodologique, la locutrice a été interviewée en mai 2019, une interview basée sur une enquête qualitative et semi-structurée. Dans les sous-chapitres qui suivent, après quelques réflexions relatives au choix méthodologique et à la description du cadre général de l'interview, seront présentés et discutés les résultats de cette interview.

2 Cf. par exemple Leikin, qui dans son étude soulève la question des effets du plurilinguisme sur la créativité d'une personne ; voir également l'étude de Mepham & Martinovic qui explorent le lien entre plurilinguisme d'un côté et comportement social de l'autre.

1. Le contexte de la recherche

L'interview qui fait l'objet de cette étude a été réalisée en mai 2019, dans le cadre d'un séminaire sur le plurilinguisme s'intégrant dans le programme d'études au niveau Master Gestion de Projets Régionaux et Internationaux à l'Université des Sciences Appliquées de Zwickau. Les étudiants inscrits dans ce programme, subventionné par l'Université franco-allemande (UFA – DFH), viennent de France, d'Allemagne et de République tchèque. Dans le cadre de leurs études d'une durée de quatre semestres, ils passent un semestre dans l'une des universités partenaires. Le programme commence au semestre d'hiver à l'Université de Bretagne Sud (Lorient), pour être poursuivi au semestre d'été à Zwickau. Les cours du semestre 3 sont dispensés à l'Université de Budweis en République tchèque, avant que les étudiants puissent choisir l'endroit où ils souhaitent faire leur stage. Le cours de multilinguisme, dans lequel s'inscrit l'interview, est prodigué en anglais et en français.

Le choix des langues ne suit pas un schéma fixe, mais est négocié avec flexibilité, relativement aux sujets abordés, à la situation de communication et en fonction des préférences du groupe. Dans un esprit plurilingue, les langues peuvent alterner à tout moment du cours. Dans le module, les étudiants se consacrent aux aspects théoriques du plurilinguisme individuel et institutionnel, mais ils mettent également ces acquis en pratique. L'examen de fin de semestre se compose d'une épreuve orale et d'une épreuve écrite. Tandis que les étudiants doivent présenter en classe un article de recherche portant sur le plurilinguisme et reposant sur une analyse critique en langue anglaise, ils sont tenus de rédiger un mémoire ayant pour sujet un aspect ciblé du plurilinguisme individuel pour la fin du semestre. Dans le cadre de cette épreuve, ils effectuent leur propre analyse empirique portant sur le plurilinguisme individuel, en se fondant sur la recherche qualitative. C'est pourquoi les enseignants mettent à la disposition des étudiants les bases méthodologiques nécessaires à la recherche qualitative et empirique en sociologie. Comme la majorité des participants ne dispose pas d'une grande expérience au niveau de la conception d'une interview qualitative, on discute et on met en pratique différentes techniques d'interview ainsi que des stratégies de transcription et d'annotation des données.

La méthode qualitative d'une interview semi-structurée nous a semblé la plus pertinente et la plus adéquate pour répertorier et décrire les divers aspects du plurilinguisme individuel (sur l'interview semi-structurée, voir Misoch). D'un côté, la liste de questions formulées garantit que les thématiques-clés de l'analyse seront abordées lors de l'interview, laissant en même temps un degré élevé de souplesse dans la narration d'expériences éventuelles dépassant le cadre initialement prévu.

Au semestre d'été 2019, l'enseignante du module cité plus haut avait programmé quelques séances dont l'objectif était l'échange avec des individus plurilingues qui avaient accepté de partager leurs expériences avec le groupe d'étudiants. Pour des raisons budgétaires, les interviews ont été réalisées via la plate-forme de communication Skype. Les étudiants devaient, 15 jours avant la date de l'interview, préparer un catalogue de questions qu'on a ensuite discuté et, le cas échéant, modifié en classe. Le jour de l'interview, un/e étudiant/e était responsable du bon déroulement de l'entretien.

Pour pratiquer les techniques de la transcription, les étudiants étaient ensuite chargés de transcrire les passages les plus pertinents de l'interview (en fonction de la question de recherche). Cet exercice avait également pour objectif de connaître différents systèmes de transcription pour, ensuite, savoir évaluer leurs avantages et leurs inconvénients. L'interview qui se trouve à la base de cet article a été transcrite avec un accent mis sur son contenu, la transcription ne se focalisant pas sur la forme exacte de la production linguistique (par exemple Drehsing, Pehl). Cela signifie que des caractéristiques de la langue parlée tels que les phénomènes d'hésitation, les auto-corrections, les interruptions, etc. n'ont pas été pris en compte. Cette démarche contribue à une meilleure lisibilité de la transcription, mais elle présente le désavantage de ne pas inclure la relation entre les émotions ressenties par les interviewés face aux contenus et à la forme linguistique des énoncés et la forme linguistique permettant de mieux interpréter l'intention communicative dans quelques situations.

Après la transcription, nous avons appliqué la méthode de l'analyse qualitative focalisée sur le contenu (« qualitative Inhaltsanalyse » ; Mayring) à nos données, afin d'identifier des catégories. L'interview, en langue allemande, a une durée de 33:55 minutes. Même si l'interviewée se sert de l'anglais lors des colloques, on a choisi de réaliser l'entretien en allemand puisque cette langue est la première langue étrangère qu'elle a acquise. Donc, comme c'est dans la seconde langue (L2) qu'elle se sent le plus à l'aise, nous avons accepté sa préférence langagière. Les étudiants dont l'allemand est la langue maternelle étaient chargés de traduire les passages les plus pertinents à leurs camarades (dont le niveau d'allemand était, pour la plupart d'entre eux, maximum A2) pendant l'interview, donc de faire l'interprétation en anglais ou en français afin qu'ils puissent mieux suivre l'entretien.

L'interviewée, âgée de 47 ans, venait de Bulgarie. Le jour de l'interview, elle se trouvait dans son appartement de Sofia où elle est titulaire d'un poste d'assistante post-doc à l'institut d'études germaniques (Kliment-Ohridski-Universität).

Pour des raisons privées, elle fait la navette entre Sofia et Athènes et parfois l'Allemagne où elle entretient des contacts professionnels. Il n'y a pas eu de problèmes techniques lors de l'interview, l'ambiance était décontractée et conviviale.

2. Discussion des résultats

2.1 La motivation pour l'acquisition de l'allemand

La motivation spécifique pour apprendre une langue peut avoir des effets à long terme sur la progression dans l'apprentissage, donc sur la réussite d'un tel projet et sur la persévérance des apprenants. Elle joue également un rôle dans des situations difficiles et peut permettre d'éviter d'abandonner. Cette motivation peut se baser sur des expériences personnelles et parfois très émotionnelles, par exemple sur le fait d'écouter une langue étrangère lors d'un séjour dans un autre pays ou d'apprécier des chansons dans une certaine langue. Ces exemples montrent combien l'apprentissage d'une langue est lié au contexte culturel et social, ce qui fait du processus d'apprentissage un événement social (Dörnyei). Dans ce contexte, nous souhaitons faire référence au concept *intégratif* développé par Gardner en 1985. L'auteur souligne que la motivation d'un individu dépend de son attitude (positive ou négative) envers la culture à laquelle une langue est liée :

> In broad terms, an "integrative" motivational orientation concerns a positive interpersonal /affective disposition toward the L2 group and the desire to interact with and even become similar to valued members of that community. It implies an openness to, and respect for, other cultural groups and ways of life; in the extreme, it might involve complete identification with the community (and possibly even withdrawal from one's original group). (cité dans Dörnyei 5)

> [De manière générale, une orientation motivationnelle intégrative va de pair avec une disposition interpersonnelle/ affective positive envers les interlocuteurs de la L2. S'y ajoute le désir d'interagir avec les membres de cette communauté linguistique et même de devenir membre du groupe. Cela implique une ouverture et du respect pour les membres d'un groupe appartenant à une autre culture et leur manière de vivre. Parfois, les individus souhaitent même une identification totale avec cette communauté linguistique (et éventuellement même le retrait de leur communauté culturelle d'origine)[3].]

---

3 Toutes les traductions des citations figurant dans la présente contribution sont nôtres.

Une attitude positive envers la communauté linguistique peut donc être favorable en vue de l'apprentissage d'une langue étrangère. Une telle ouverture aux valeurs culturelles de cette communauté linguistique peut même aller jusqu'à une identification totale avec la nouvelle culture.

À part cette motivation intrinsèque, l'acquisition d'une langue peut également être le résultat des circonstances extérieures, comme un déménagement dans un autre pays, les exigences du travail ou tout simplement la conception du système éducatif propre à un pays. Quand nous prenons en compte les exigences des professeurs de la langue d'enseignement, nous faisons référence à la théorie orientée vers les objectifs (« goal-oriented approach » ; McClelland).

Au début de l'interview, les étudiants voulaient savoir pourquoi l'interviewée avait appris l'allemand et s'il y avait une motivation spécifique dans le choix de cette langue. Puis ils ont demandé si l'acquisition de l'allemand avait, plus tard, influencé sa carrière professionnelle[4]. Après avoir informé l'interviewée sur le déroulement de l'interview, demandé le consentement de l'interviewée pour enregistrer l'entretien et exploiter les données anonymisées pour des objectifs de recherche, l'étudiante a signalé qu'on allait pouvoir commencer[5] :

S1 : Genau, dann starten wir. [D'accord, alors on commence.]

IP : Okay. [D'accord.]

S1 : Wir haben gehört, dass Sie Deutsch an der Universität unterrichten, und wie kam es denn dazu, dass Sie ausgerechnet Deutsch so intensiv gelernt haben und dann auch noch Linguistik studiert?

[Nous avons entendu dire que vous enseigniez l'allemand à l'université. Comment se fait-il que vous ayez appris cette langue avec une telle intensité et que vous ayez de plus fait des études de linguistique ?]

Concernant la motivation principale pour l'apprentissage de l'allemand, l'interviewée fait référence au désir que sa mère plaçait en elle d'atteindre des objectifs pédagogiques précis et de se distinguer positivement des apprenants d'autres

---

4 L'abréviation S1 se réfère à l'étudiante qui était en charge d'organiser l'interview, IP désigne l'interviewée [Interviewpartnerin] ; L1 se réfère à l'enseignante du cours, qui était présente lors de l'interview et qui a posé elle-même quelques questions spontanées à l'interviewée.

5 Pour une meilleure lisibilité, et comme notre analyse est centrée autour du contenu et non de la forme des réponses, les caractéristiques de la langue parlée, comme les répétitions, les interruptions, etc. ont été supprimées. L'auteure du présent article propose une traduction approximative en français des passages les plus pertinents de l'interview.

langues étrangères, l'allemand étant considéré comme difficile et donc réservé aux élèves dotés de bonnes capacités intellectuelles dans le système éducatif bulgare. S'y ajoute le fait que dans l'éducation nationale bulgare de l'époque, l'apprentissage d'une langue étrangère n'était pas obligatoire ; la décision de se consacrer à l'acquisition des compétences langagières était donc synonyme d'assiduité et de discipline. En raison de ces facteurs, et vu le jeune âge de l'interviewée, ses propres intérêts et préférences concernant le choix d'une L2 n'ont joué aucun rôle. Ce qui était décisif pour elle, c'était l'opinion de ses parents et la stratégie consistant à considérer l'apprentissage de l'allemand comme un facteur de distinction sociale, ouvrant peut-être de meilleures perspectives professionnelles pour la suite de sa vie. Cependant, on se demande en quoi consiste exactement la plus-value de l'allemand – hormis le fait que très peu d'élèves à l'époque apprenaient cette langue :

IP : [lacht] Also, ich hab angefangen, Deutsch zu lernen bereits in der ersten Klasse, und als ich in die erste Klasse ging, war eigentlich eine Fremdsprache an den Schulen überhaupt nicht vorgesehen. Meine Mutter hat allerdings darauf bestanden, dass ich Deutsch lerne, weil alle anderen eine andere Fremdsprache gelernt haben, zu meiner Zeit Englisch, Französisch und auch Russisch, aber eben nicht Deutsch. [...] Und wie gesagt, ich hab sehr früh damit angefangen, aber richtig intensiv dann ab der 8. Klasse, als ich aufgenommen wurde in ein deutsches Sprachgymnasium.

[(rit) Alors, j'ai commencé à apprendre l'allemand en entrant à l'école élémentaire. À cette époque, il n'était pas obligatoire d'apprendre une langue étrangère, mais ma mère a quand même insisté pour que j'apprenne une langue parce que tous mes camarades en apprenaient une, le plus souvent l'anglais, le français ou le russe, mais rarement l'allemand. [...] Alors, comme j'ai déjà dit, j'ai commencé très tôt, et j'ai intensifié mes efforts quand j'ai été acceptée dans un lycée allemand.]

La réponse de l'interviewée montre clairement son attitude stratégique, pragmatique et utilitariste concernant son choix linguistique.

2.2 Les motivations pour faire des études de germanistique

Après ce passage portant sur la décision précoce d'apprendre l'allemand, les étudiants voulaient savoir pourquoi l'interviewée avait approfondi, plus tard, ses compétences en allemand et poursuivi son intérêt scientifique pour la langue et la culture allemande, en entamant des études de germanistique :

S1 : Und wie haben Sie – und warum haben Sie sich dazu entschieden, Linguistik zu studieren, wie ging's dann quasi auf dem sprachlichen Weg weiter?

[Et pourquoi avez-vous pris la décision de faire des études de germanistique ?]

Concernant cette question, l'interviewée souligne son talent et son intérêt général pour l'apprentissage des langues, et met également en relief son objectif professionnel qui, à l'époque, était de devenir traductrice et interprète. Cet objectif a été motivé par les cours suivis au lycée allemand à Sofia. Mais c'est juste après avoir commencé ses études de germanistique à l'Université de la Sarre qu'elle a compris que la germanistique comme discipline universitaire et les domaines de la traduction et de l'interprétariat se distinguent en termes d'objectifs et d'approches méthodologiques, la germanistique couvrant un champ plus vaste et plus théorique. Cette nouvelle perspective eut pour conséquence un changement dans les intérêts de l'interviewée, qui se tourna vers des questions linguistiques d'ordre plus général. Son projet de devenir traductrice ou interprète était alors devenu obsolète :

IP : Also, ich hab irgendwann gemerkt, dass mir Sprachenlernen gar nicht so schwerfällt, und wir hatten mal bereits im Gymnasium ein paar Übersetzungsübungen, und ursprünglich wollte ich eigentlich Dolmetscherin und Übersetzerin werden. Und dann kam ich an die Uni und da hat sich herausgestellt, also, dass Germanistik nicht so sehr mit Übersetzen und Dolmetschen zu tun hat. Ja, und da hab ich Interesse eben an linguistischen Fragestellungen entwickelt und hab dann mich mit Übersetzen bzw. mit dieser Idee, Übersetzerin und Dolmetscherin zu werden, überhaupt nicht mehr beschäftigt.

[Alors, un beau jour, j'ai remarqué qu'apprendre une langue étrangère ne me posait pas grand problème. Au lycée, on avait quelques exercices de traduction, et mon idée au début était de devenir interprète ou traductrice. Mais plus tard, à l'université, je me suis rendue compte que la germanistique n'avait rien à voir avec la traduction et l'interprétariat. Et c'est à cette époque-là que s'est éveillé mon intérêt pour les questions linguistiques. Par conséquent, je n'ai plus consacré beaucoup de temps à ces activités.]

2.3 L'attitude de l'interviewée envers les langues qu'elle maîtrise

Conformément au parcours international de l'interviewée, les étudiants voulaient savoir combien de langues elle maîtrisait :

S1 : Also, Sie kommen aus Sofia, Sie waren in Saarbrücken, und leben jetzt in Athen. Wie viele Sprachen sprechen Sie da ?

[Donc vous venez de Sofia, vous êtes restée longtemps à Sarrebruck, et vous vivez maintenant à Athènes. Vous parlez donc combien de langues ?]

Dans la recherche sur le plurilinguisme individuel et sociétal, les attitudes des locuteurs face aux langues parlées dans une société ou bien envers les langues qu'ils maîtrisent jouent un rôle central. Dans des sociétés plurilingues, les attitudes linguistiques peuvent créer des conflits et donc avoir des conséquences politiques, tandis que dans un contexte de plurilinguisme individuel les conséquences d'une attitude spécifique face à une langue sont évidemment moins graves et concernent avant tout la motivation d'apprendre et d'utiliser une certaine langue (pour une lecture plus détaillée concernant les attitudes linguistiques en contexte plurilingue, voir Edwards).

Même si les étudiants n'abordent pas explicitement la question des attitudes de l'interviewée envers les langues qu'elle parle, cette dernière y fait référence en formulant des préférences claires pour l'utilisation de certaines langues :

IP : Also, ich spreche nur [lacht] Deutsch, Griechisch, und Bulgarisch, also jetzt, wie soll ich sagen, tagtäglich, zur Not Englisch, zur Not auch Russisch.

[Donc je ne parle qu'allemand, grec et bulgare, au besoin aussi anglais et russe.]

On constate ici une certaine gradation dans sa réponse, au sujet de ses préférences pour utiliser telle ou telle langue. Dans ce contexte, il est clair qu'à côté de sa langue maternelle (le bulgare) dominent l'allemand comme L2 et le grec comme L3, tandis que l'anglais et le russe sont activés seulement « au besoin », dans des contextes de communication qui ne permettent pas l'usage d'une de ses langues de prédilection. Les étudiants se montrent très impressionnés par la compétence plurilingue de l'interviewée et aimeraient savoir si elle change de langue au quotidien, et quels facteurs motiveraient une éventuelle alternance codique :

S1 : Das ist viel [lacht]. Passiert es Ihnen dann oft am Tag, dass Sie zwischen Sprachen wechseln müssen?

[C'est beaucoup (rit). Est-ce qu'il vous arrive souvent de changer de langue au cours de la journée ?]

Pour répondre à cette question, l'interviewée souligne que l'alternance codique était un phénomène quotidien, tout à fait normal pour elle, mais qui dépendait fortement d'une situation de communication concrète et donc également de la compétence linguistique de ses partenaires de communication. Elle fait aussi la différence entre une situation de communication privée d'un côté et une situation de communication publique de l'autre. Comme nous allons aborder la thématique du *code switching* au chapitre 2.4 (Contextes d'utilisation linguistique), nous ne souhaitons pas anticiper ici sur l'extrait de la transcription.

Ensuite, l'enseignante aimerait savoir quelles émotions l'interviewée ressent envers les langues qu'elle parle. L'interviewée dépeint les émotions qu'elle relie aux différentes langues, et elle souligne que ses émotions sont étroitement liées à la compétence d'expression dans une langue. On peut déduire de cette réponse que les langues étrangères lui servent avant tout d'outil :

L1 : Meine Herzenssprache ist ja das Französische. Hast Du auch eine Sprache, mit der Du die meisten positiven Emotionen verbindest? Ist es dann das Deutsche, oder eher nicht?

[Ma langue de cœur, c'est bien le francais. As-tu également une langue à laquelle tu associes la plupart de tes émotions positives ? Est-ce alors l'allemand, ou plutôt pas ?]

IP : Also ich würde sagen, dass ich mittlerweile sowohl das Deutsche als auch das Griechische genauso lieb hab, also ich hab schon Deutsch immer sehr gemocht, das muss ich ehrlich sagen, denn sonst hätte ich mich nicht damit beschäftigt, und als ich angefangen habe, irgendwie Griechisch zu sprechen, da war ich irgendwie oft frustriert und dachte, das gibt's doch gar nicht, also ich kann auf Griechisch gar nichts sagen, im Deutschen klingt das viel besser, und so weiter, aber je mehr Kompetenzen Du erwirbst, desto mehr lernst Du auch die Sprache kennen und siehst, dass eben das Griechische andere Möglichkeiten hat, die es wiederum im Deutschen nicht gibt. Also ich würde jetzt wirklich nicht sagen, dass ich die eine Sprache mehr mag als die andere, sondern ich würde wirklich mittlerweile sagen, dass ich die beiden genauso wie meine Muttersprache sehe, also gar keinen Unterschied. Ich finde auch, das hab ich ja am Anfang gesagt, dass ich, wenn ich mit meinem Mann spreche, alle drei Sprachen verwende, und das zeigt ja nur, dass ich zwischen diesen drei Sprachen doch nicht unterscheide.

[Donc je dirais que j'aime autant l'allemand que le grec. J'ai toujours aimé la langue allemande, sinon je n'aurais pas fait tellement d'efforts pour l'apprendre. Quand j'ai commencé à parler grec, j'étais très souvent frustrée, et je me suis dit, tiens, ce n'est pas possible, tu n'arrives pas du tout à t'exprimer dans cette langue, ça sonne beaucoup mieux en allemand. Mais plus tu acquiers de compétences, plus tu commences à connaître une langue, et tu remarques que le grec offre d'autres possibilités qui n'existent pas en allemand. Aujourd'hui, je ne dirais pas que je préfère l'une des deux langues, mais que je les considère comme ma langue maternelle. Et je trouve aussi, comme j'ai dit au début, que le fait que je parle les trois langues avec mon mari montre que je ne fais pas de différence entre elles.]

Il faut constater que l'interviewée fait référence à une vaste gamme d'émotions (positives et négatives) liées, selon elle, au processus d'acquisition d'une langue ainsi qu'à son usage. Premièrement, concernant l'allemand, elle met en avant son affection pour une langue qu'elle a apprise avec persévérance (« J'ai toujours aimé la langue allemande, sinon je n'aurais pas fait tellement d'efforts pour l'apprendre. »). Puis, pour ce qui est du grec, elle partage ses moments de frustration au début de sa carrière linguistique, liés à son incapacité initiale à s'exprimer dans cette langue.

2.4 Contextes d'utilisation linguistique

Comme évoqué plus haut, le phénomène du *code switching* est considéré comme normal par l'interviewée parce qu'il s'agit d'un comportement linguistique auquel elle doit faire face chaque jour et dont elle a pris l'habitude. Cependant, elle tient à différencier l'alternance codique liée à la situation de communication en soulignant que, dans le cadre de la communication informelle avec son mari, elle utilise trois langues à la fois, avec l'allemand dans le rôle principal. Selon elle, cela s'explique par un contexte historique commun car elle a fait la connaissance de son mari en Allemagne. Ils y ont vécu ensemble pendant quelques années, cette expérience partagée influant aujourd'hui encore sur le choix de la langue qui domine leur communication. Vu la situation actuelle de l'interviewée résidant à Athènes, il aurait toutefois été possible que le grec joue le rôle central dans leur vie :

IP : Es passiert mir mindestens einmal am Tag, also wenn ich mit meinem Ehemann rede, dann reden wir die drei Sprachen gemischt, also immer, wobei Deutsch immer die Hauptsprache ist, weil wir uns in Deutschland kennengelernt haben. Aber es passiert mir auch an der Uni, wenn ich unterrichte, weil bei uns sind eigentlich alle Veranstaltungen auf Deutsch, nur auf Deutsch, aber wenn ich jetzt merke, dass die Studierenden mich nicht verstehen, dann rede ich ein bisschen Bulgarisch, um das zu erklären, so ich switche da schon oft zwischen Sprachen auch.

[Il m'arrive au moins une fois par jour, surtout quand je parle à mon mari, de changer de langue. Quand nous nous parlons, nous alternons entre les trois langues, avec l'allemand qui domine puisque nous avons fait connaissance en Allemagne. Mais cela m'arrive également à l'université, dans mes cours. Chez nous, presque tous les cours sont dispensés en allemand, mais quand je remarque que les étudiants ne me comprennent pas, je leur parle un peu en bulgare pour mieux leur expliquer.]

Contrairement à l'alternance codique permanente entre le grec et l'allemand dans la communication privée et informelle avec son mari, qui ne semble pas dépendre du lieu de communication, l'allemand domine dans le contexte professionnel de l'interviewée car l'allemand a le statut de langue officielle d'enseignement au sein de la faculté de germanistique de l'Université de Sofia. Selon une directive institutionnelle, les cours de germanistique sont dispensés en allemand. Ce n'est que dans des situations où il y a des problèmes de communication que l'interviewée a recours à sa langue maternelle, le bulgare, pour mieux se faire comprendre ou pour expliquer un point précis à ses étudiants.

2.5 Contextes d'apprentissage de langues

Comme nous l'avons déjà mentionné dans notre introduction, les contextes d'acquisition de langues peuvent varier, en fonction, par exemple, de l'âge des apprenants, de la place d'une langue dans le portefeuille linguistique d'un interlocuteur ou du degré d'institutionnalisation de l'acquisition d'une langue. Nous avons ici affaire à la différence entre l'acquisition non-dirigée d'une langue et celle dirigée dans un cadre institutionnalisé. Pour connaître un peu mieux la biographie linguistique de l'interviewée, les étudiants ont voulu savoir de quelle manière l'interviewée avait appris les langues qu'elle parle aujourd'hui et si elle a ressenti une différence par rapport au degré de difficulté de chaque langue. Ils lui demandent, par exemple, si l'apprentissage du grec était plus difficile que celui de l'allemand parce qu'elle a entamé ce projet plus tard dans sa vie :

S1 : Eine Frage kam noch auf, und zwar, als Sie Griechisch gelernt haben, im Vergleich zu Deutsch – war es schwierig? Oder schwieriger?

[Alors, quand vous avez appris le grec, était-ce difficile, plus difficile que l'allemand ?]

IP : Es war unheimlich schwierig also ich muss sagen … Aber dazu muss ich sagen, dass ich Griechisch ganz anders gelernt habe als Deutsch. Deutsch habe ich natürlich angefangen, gesteuert zu lernen, und Griechisch hab ich ungesteuert gelernt, das heißt ganz genau umgekehrt, ich hab wirklich zunächst nur zugehört, und dann irgendwann hab ich angefangen, mich in den Gesprächen einzumischen, bisschen was zu sagen, und erst dann viel später hab ich angefangen, mir selbst was beizubringen, wie heutzutage beispielsweise auch.

[Oui, c'était très difficile, mais j'avoue que mon approche didactique des deux langues était complètement différente. Alors que j'ai appris l'allemand dans un contexte institutionnalisé, j'ai appris le grec dans un contexte non-dirigé. Au début, je ne faisais qu'écouter les gens parler, puis j'ai commencé doucement à participer un peu aux entretiens, et c'est beaucoup plus tard que j'ai ajouté une dimension structurée au processus.]

L'interview fait ressortir les différences concernant ses expériences au niveau du processus d'apprentissage d'une langue dirigée *versus* non-dirigée. Comme nous l'avons vu plus haut, elle a, très tôt dans sa vie, commencé à apprendre l'allemand, et ce exclusivement dans un contexte institutionnalisé. En revanche, le grec n'a joué un rôle que plus tard dans sa vie, et le processus d'apprentissage d'abord non-dirigé et plus tard dirigé s'étend à une période plus longue. Dans ce contexte, elle décrit un processus chronologique d'apprentissage linguistique : tandis qu'elle se concentrait, dans la première phase, sur l'écoute des gens pour acquérir des compétences réceptives, elle s'est mise, dans une deuxième phase, à participer activement à des situations de communication sélectionnées. La troisième et dernière phase se caractérise par des efforts autodidactiques ayant pour objectif de systématiser l'apprentissage du grec.

Il est intéressant de noter qu'au début l'interviewée n'avait aucune motivation particulière pour apprendre le grec. En raison des bonnes connaissances en allemand de son mari, l'interviewée ne voyait aucune nécessité d'apprendre cette langue. Il n'est donc pas étonnant que d'autres motifs, comme un intérêt général pour la langue grecque, ne soient pas mentionnés ici. Le moment déclencheur ayant poussé l'interviewée à prendre la décision d'apprendre le grec fut une situation dans laquelle la langue s'avéra essentielle pour la communication avec la famille de son mari car personne ne parlait la moindre langue étrangère, comme l'anglais, qui aurait pu servir de *lingua franca* :

IP : Das hat sehr lange gedauert, ich hatte eigentlich so zu Beginn nicht so richtig vor, Griechisch zu lernen, weil mein Mann [...] eigentlich sehr gut Deutsch spricht, also es bestand überhaupt kein Bedürfnis jetzt, mit ihm Griechisch zu reden. Aber ich weiß, wann ich zum ersten Mal angefangen habe, richtig zu reden, es war in einer gezwungenen Kommunikationssituation, und zwar hat mich mein Mann gelassen bei lauter griechischen Verwandten, und er hatte den Raum verlassen. Und ich hatte gar keine andere Wahl, als Griechisch zu reden, weil die Verwandten waren damals alle über 60 und die konnten gar keine Fremdsprache. Ja, und da habe ich angefangen zu sprechen. Aber, wie gesagt, ich kann's nicht so abschätzen, weil ich hab's nur sporadisch davor gelernt.

[Cela a pris beaucoup de temps car, au début, je n'avais pas vraiment l'intention d'apprendre le grec. Mon mari parle très bien allemand [...], donc je n'avais absolument pas besoin de parler grec avec lui. Mais je me souviens très bien du moment où j'ai commencé à vraiment parler grec. C'était une situation un peu forcée car mon mari m'avait laissée seule avec sa famille lors d'une fête de famille, et il avait quitté la salle. Je n'avais pas d'autre choix que de parler grec parce que les gens autour de moi avaient tous plus de 60 ans et ne parlaient aucune langue étrangère.]

2.6 L'autoévaluation des compétences langagières par l'interviewée

Pour les locuteurs plurilingues, l'on peut, de manière générale, constater des différences au niveau des compétences linguistiques concernant les langues qu'ils maîtrisent. Non seulement les locuteurs sont conscients du fait qu'ils ne maîtrisent pas toutes les langues de la même manière, mais même concernant une langue spécifique, l'on peut prioriser les choses en fonction des compétences productives (parler et écrire) et réceptives (comprendre et lire). Cette description du niveau de compétences peut résulter de l'observation du comportement communicatif des locuteurs ou se baser sur l'auto-évaluation des individus plurilingues. L'enseignante pose donc la question de savoir si l'interviewée juge ses compétences en grec équivalentes, concernant les domaines de compétences différents :

L1 : Aber würdest Du denn sagen, dass Deine Kompetenzen im Griechischen in allen Bereichen gleich sind, also produktiv, rezeptiv, mündlich, schriftlich, oder …?

[Mais est-ce que tu dirais que tes compétences en grec sont équivalentes dans tous les domaines, c'est-à-dire en termes de production, de réception, d'oral, d'écrit ?]

Dans sa réponse, l'interviewée propose une différenciation en fonction des domaines de communication (privé – public) et des compétences (production – réception). Concernant le défi de se faire comprendre dans la communication quotidienne, pouvant aller jusqu'à la communication administrative, l'interviewée s'attribue une compétence très élevée en faisant référence au niveau C2 du Cadre Européen de Référence. En revanche, pour ce qui est de sa compétence à lire des textes en grec, elle juge ses compétences moins élevées. Pour finir, concernant sa compétence écrite dans cette langue étrangère, elle se focalise sur ses mails privés rédigés avec le soutien de son mari. Cette production écrite en langue grecque se limite strictement à des situations qui impliquent une nécessité absolue d'utiliser cette langue car ses interlocuteurs ne sont pas en mesure de communiquer en allemand :

IP : Nein, würde ich nicht sagen. Also ich hab sicherlich ein C2-Niveau in alltäglicher Kommunikation, da hab ich überhaupt keine Probleme, ich kann auch zu Behörden gehen und mich verständlich machen, auch gar kein Problem. Beim Lesen ist es so, dass es, also es kommt einfach darauf an, also ich würde mich da irgendwie beim zwischen B1 und C1 einschätzen, und schriftlich kann ich nicht ganz genau beantworten, weil ich eigentlich sehr, sehr selten Griechisch schreibe und wenn, dann in der Regel private E-Mails, also an Freunde, die Griechen sind, und nicht so gut Deutsch verstehen. Und ansonsten hilft mir mein Mann, insofern ist meine schriftliche Kompetenz noch nicht ganz gut, aber ich habe vor, sie zu entwickeln.

[Non, certainement pas. Je dirais que j'ai le niveau C2 dans la communication quotidienne, là, je n'ai absolument aucun problème, j'arrive à me faire comprendre même dans un contexte administratif, pas de problème. En ce qui concerne la lecture, là, ça dépend un peu, je me situe quelque part entre B1 et C1. En revanche, pour ce qui est de la compétence écrite, je n'écris pas très souvent en grec, sauf des mails privés à des amis grecs qui ne comprennent pas l'allemand. Et par ailleurs mon mari m'aide à développer cette compétence.]

En ce qui concerne la question de savoir si elle pense dans toutes les langues (bulgare, allemand, grec), elle souligne que ses langues L2 et L3 sont aujourd'hui au même niveau que sa langue maternelle. Dans sa vie quotidienne et avec son mari, elle argumente en s'appuyant de manière équilibrée sur ses trois langues. De plus, elle rêve en allemand et en grec, ce qui, selon elle, renforce encore l'idée d'une équivalence cognitive entre ses langues :

IP : Mein Mann sagt, ich spreche im Schlaf, und wenn ich im Schlaf rede, dann spreche ich Deutsch, sagt er. Meine Mutter hat erzählt, dass ich, da ich ja öfter in Sofia bin, dass ich manchmal im Schlaf Griechisch rede, also ich weiß es nicht. Also ich denke normalerweise entweder in Deutsch oder in Griechisch, glaube ich. Wie gesagt, das kommt irgendwann, und irgendwann ist man in allen drei Sprachen zu Hause, wie gesagt, man unterscheidet das gar nicht, aber es gibt etwas, was ich auf Bulgarisch nicht kann: ich kann auf Bulgarisch nicht schimpfen. Ich kann auf Bulgarisch auch nicht [...], dass ich vulgäre Ausdrücke tagtäglich verwende, aber ich könnte die auch nicht verwenden. Also es gibt da schon eine gewisse Barriere. Wahrscheinlich zeigt das doch, dass das Bulgarische doch irgendwie emotional näher ist, weiß ich nicht. Auf Griechisch und auf Deutsch habe ich kein Problem, sowas zu sagen, aber auf Bulgarisch kann ich das nicht, nein.

[Mon mari dit que quand je parle dans mon sommeil, c'est en allemand. Quand je rends visite à mes parents à Sofia, ma mère raconte que je parle parfois grec dans mon sommeil – donc je ne sais pas. Je crois que je pense soit en allemand, soit en grec. Un beau jour, on se sent chez soi dans les trois langues qu'on parle, et on ne fait plus de différence. Mais il y a une chose dont je suis incapable en bulgare [...] : je ne peux pas jurer en bulgare. Il y a là comme une barrière, et cela montre probablement que le bulgare m'est quand même plus proche au niveau affectif. Je n'ai aucun problème à jurer en grec et en allemand, mais en bulgare, non, impossible.]

L'interviewée raconte qu'elle ne se sent pas en mesure de jurer dans sa langue maternelle, tandis que cela ne lui pose aucun problème dans ses langues 2 et 3. Elle émet l'hypothèse que cela pourrait s'expliquer par une plus grande proximité émotionnelle envers sa langue maternelle, voire par une distance affective plus marquée par rapport à l'usage de sa L2 et de sa L3. Par conséquent, la rupture des tabous qui résulterait du fait de jurer dans sa langue maternelle serait, selon elle, plus prononcée du fait que les locuteurs courent le risque de faire face à des sanctions sociales ou de perdre la face :

> Indeed, as Dewaele has demonstrated, many multilinguals choose to swear in their second, third, fourth, etc., language, as they feel distanced from its taboo and unencumbered by the connotations and social repercussions of employing it. Conversely, however, some multilinguals experience linguistic and expressive liberation through swearing in a newly acquired language; it enables them to express their emotions by harnessing the kind of taboo expressions they would feel uncomfortable using otherwise. (Horan 290)
>
> [Comme Dewaele l'a montré, beaucoup d'individus plurilingues choisissent de jurer dans leur deuxième, troisième, quatrième, etc. langue car ils ressentent une certaine

distance par rapport au tabou et aux connotations ainsi qu'aux éventuelles sanctions sociales que cela pourrait entraîner. D'un autre côté, quelques locuteurs plurilingues se sentent plus libres et plus capables de s'exprimer en jurant dans une langue étrangère. Cela leur permet d'exprimer de fortes émotions sans courir le risque d'être sanctionnés.]

Cette réponse souligne la relation qui existe entre langue et émotions (sur la fonction de jurer, voir, par exemple, Schramm, Wüstenhagen) et concerne également la dimension identitaire des individus plurilingues. De plus, on peut en déduire que l'interviewée maîtrise bien le répertoire linguistique des jurons en allemand et en grec, ce qui constitue un autre indice de son niveau de compétence élevé. Cette constatation va de pair avec la revendication émise par les didacticiens des langues d'intégrer les injures et les gros mots dans l'enseignement des langues (sur ce point voir, par exemple, Horan).

S1 : Sprechen Sie dann vor allem mit Ihrer Familie Bulgarisch? Oder auch bei der Arbeit?

[Et en famille, est-ce que vous parlez surtout bulgare ? Ou au travail ?]

IP : Mit meinen Eltern spreche ich ausschließlich Bulgarisch. Mit meiner Schwiegermutter spreche ich ausschließlich Griechisch, mit meinem Schwager zwei Drittel Griechisch und bisschen Deutsch, weil der bisschen Deutsch kann, also er versteht schon, aber ist jetzt nicht perfekt, also Familie ist ja auch nicht so, was man mit den Sprachen da spricht. Meine Mutter kann eigentlich Deutsch, aber ich würde nie auf die Idee kommen, mit ihr Deutsch zu reden.

[Avec mes parents, je ne parle que bulgare. Avec ma belle-mère, je parle uniquement grec, avec mon beau-frère deux tiers grec et un peu allemand car il parle un peu allemand : il comprend mais ne parle pas parfaitement. Ma mère comprend certes bien l'allemand, mais je n'aurais jamais l'idée de lui parler allemand.]

2.7 Des différences culturelles au niveau des traditions universitaires en Allemagne et en Bulgarie

À part les questions posées relativement aux compétences langagières et aux choix linguistiques, les étudiants étaient intéressés par d'éventuelles différences au niveau des traditions d'enseignement en Allemagne et en Bulgarie auxquelles l'interviewée a pu être confrontée :

S1 : Da Sie jetzt insgesamt an drei Unis waren, haben Sie deutliche Unterschiede in der akademischen Kultur kennengelernt, in Sofia jetzt, in Saarbrücken und in Griechenland, in Athen?

[Comme vous avez fait des expériences au sein de trois universités, est-que vous êtes d'avis qu'il existe des différences au niveau des traditions universitaires ?]

Dans ce contexte, l'interviewée relate le premier « choc culturel » qu'elle a vécu après son arrivée en Allemagne pour faire ses études à l'université de la Sarre. Confrontée à la liberté totale de choisir ses cours, elle se sentait complètement dépassée car, dans le système d'éducation bulgare, le curriculum est plus au moins prédéfini. Dans l'interview, il est également question de formes d'examen différentes et de méthodes d'apprentissage et d'enseignement elles aussi différentes :

IP : Ja, es gibt auf jeden Fall kulturelle Unterschiede, das beginnt bei der Art und Weise, wie man unterrichtet. Ich kann mich ganz genau erinnern, wie geschockt ich war, als ich nach Saarbrücken ging, und auf einmal hieß es, ja, Frau XXX, Sie dürfen sich alle Lehrveranstaltungen aussuchen. Ja, also, an sowas war ich überhaupt nicht gewöhnt, hier in Sofia ist es immer noch so, dass vor allem Pflichtveranstaltungen überwiegen [...]. [...] und natürlich hat das Ganze auch später dann Auswirkungen, beispielsweise bei uns gibt es zum größten Teil mündliche Prüfungen und nicht so sehr Klausuren. Also ich persönlich mache immer alles schriftlich, aber wie gesagt, das, was überwiegt, sind mündliche Prüfungen. Es gibt dann natürlich Unterschiede, was das selbstständige Arbeiten der Studierenden betrifft, es gibt dann weniger Referate. Ich wünschte mir, dass es anders wäre, das ist aber nicht der Fall. Und es gibt auch natürlich Unterschiede dann, wenn man die Studierendenseite guckt, dann in Bezug auf Lernstile und so weiter und so fort.

[Oui, de toute façon, il y a des différences culturelles. Cela commence par les méthodes d'enseignement. Je me suis souvenue de mon choc au début de mes études à Sarrebruck où on m'a dit : oui, Mme X, vous pouvez choisir les cours qui vous intéressent. Je n'avais pas l'habitude d'une telle liberté car ici à Sofia, ce sont les cours obligatoires qui dominent. Et bien sûr que cela a des conséquences au niveau des examens où ces différences se manifestent également. La plupart des examens à Sofia sont des épreuves orales, il n'y a pas beaucoup d'épreuves écrites. Moi, personnellement, je préfère des examens écrits, mais comme j'ai déjà dit, ce sont les épreuves orales qui dominent. Et, bien sûr, j'ai noté des différences concernant les styles d'apprentissage et la volonté de prendre ses responsabilités pour ce processus d'apprentissage de la part des étudiants.]

D'après l'interviewée, les différences perçues au niveau des traditions universitaires en Bulgarie et en Allemagne concernent avant tout un degré différent d'autonomie et de responsabilité de la part des étudiants. Ces compétences sont, selon elle, plus demandées et donc plus développées dans le contexte universitaire allemand.

2.8 La prise de position culturelle de l'interviewée

Ensuite, les étudiants souhaitèrent obtenir plus d'informations sur la prise de position culturelle de l'interviewée, liée à son contexte plurilingue et pluriculturel. Concrètement, il s'agit de savoir si elle se situe plutôt dans un contexte national spécifique ou si elle s'attribue une identité transculturelle :

S1 : Ja, ach so, hatten dann diese drei Kulturen, die Sie kennengelernt haben, viel Einfluss auf Ihr Verständnis von sich selbst, also sehen Sie sich als Bulgarin vor allem oder auch als Europäerin oder Weltbürgerin oder auch bisschen als Griechin oder Deutsche?

[Alors, est-ce que les trois cultures qui dominent votre vie ont une forte influence sur l'image que vous vous faites de vous-même ? Est-ce que vous vous voyez plutôt comme Bulgare ou aussi comme Européenne ou Citoyenne du Monde ou bien un peu comme Grecque ou comme Allemande ?]

IP : Also, wie bereits gesagt, ich fühle mich irgendwie in allen drei Kulturen mittlerweile zu Hause, [...]. Klar, gleichzeitig aber gibt es so was wie „in allen Kulturen zu Hause und in allen wiederum auch fremd", denn es gibt irgendwie Situationen, wo man doch, also ich gehör da nicht richtig dazu. Also ich fliege sehr oft, und wenn ich nach Athen fliege, dann identifizieren mich die Flugbegleiterinnen sofort vom Aussehen her als Nicht-Griechin, und die sprechen mich dann entsprechend auf Englisch an. So, daraufhin also spreche ich dann Griechisch, absichtlich, und verlange nach einer Zeitung. Diese Zeitung ist eine Qualitätszeitung, die, ich würde sagen, 50 Prozent der Griechen nicht verstehen, weil sie so kompliziert geschrieben worden ist, und daraufhin gibt es ein Staunen über die Zeitung und dann auf einmal spürt man, ich bin doch Griechin, ja. Also, wenn ich diese Zeitung lesen kann, denken die, und das sieht man dann direkt, dann bin ich doch Griechin. Aber mir ist auch passiert, es ist nicht mal fünf Tage her, dass man mich am Sofioter Flughafen ebenfalls auf Englisch anspricht, und sich wundert, also ich wär Bulgarin.

[Alors, comme je l'ai déjà dit, je me sens aujourd'hui chez moi dans chacune des trois cultures. Bien sûr, il y a des situations où l'on ne se sent nulle part, et on se demande si on fait vraiment partie d'une des cultures. Pour des raisons professionnelles, je prends souvent l'avion, et quand je me rends à Athènes, le personnel de bord m'identifie immédiatement, à cause de mon apparence, comme non-Grecque, et ils me parlent anglais. Alors je fais exprès et je leur réponds en grec, et je leur demande un journal de qualité grec que, je dirais, 50% des Grecs ne sont pas capables de comprendre parce que les articles sont rédigés dans un style élevé, ce qui les rend difficiles à comprendre. Puis c'est le moment du grand étonnement, et tout d'un coup, je suis Grecque aux yeux du personnel. Alors, si elle est capable de comprendre les textes dans ce journal, elle ne peut qu'être Grecque. Mais il y a cinq jours, on m'a parlé anglais à l'aéroport de Sofia, et le personnel était très étonné que je sois Bulgare.]

Dans la réponse de l'interviewée se reflète la complexité de son identité culturelle. Elle souligne que son appartenance à une culture spécifique peut dépendre du lieu de séjour et que, malgré sa bonne connaissance des cultures en question, elle se sent parfois extérieure à la communauté culturelle en question. Il est intéressant de noter que dans la deuxième partie du passage de l'interview elle décrit une stratégie consistant à signaler aux tiers son appartenance culturelle par le biais de ses compétences linguistiques (la capacité intellectuelle à lire et comprendre la presse de qualité grecque).

3. Conclusion et perspectives

L'analyse des données montre que l'interviewée semble avoir une attitude plutôt utilitariste en matière d'apprentissage d'autres langues. La raison principale de l'apprentissage de l'allemand au cours de son enfance était la volonté d'un tiers, plus précisément de la mère de l'interviewée, qui souhaitait que sa fille se distingue de la masse des apprenants d'autres langues étrangères en choisissant une langue « exotique ». Tout au long de la vie de l'interviewée, l'apprentissage d'une langue s'est toujours caractérisé par des besoins de communication et non pas par un intérêt marqué pour une langue et une culture. Elle décrit néanmoins des préférences relatives à l'usage des différentes langues dans la mesure où elle semble préférer parler certaines langues qu'elle maîtrise par rapport à d'autres. Elle souligne également la difficulté d'utiliser un registre « sous-standard » dans sa langue maternelle. Elle explique l'impossibilité pour elle de jurer en bulgare par la plus grande proximité émotionnelle qu'elle entretient avec sa langue maternelle, tandis que la distance affective caractérisant le rapport avec ses L2 et L3 lui permet d'éviter une rupture des tabous et des sanctions sociales.

Le phénomène de l'alternance codique est considéré par l'interviewée comme un phénomène habituel de sa vie quotidienne plurilingue, lorsqu'elle distingue entre des situations de communication privées et professionnelles. En ce qui concerne l'acquisition de langues étrangères à différents moments de sa vie, elle insiste sur la différence entre un processus d'apprentissage dirigé et un processus d'apprentissage non-dirigé. Pour compléter leurs questions linguistiques, les étudiants ont discuté des particularités des systèmes d'éducation universitaire avec l'interviewée : dans ce contexte, cette dernière met en avant des différences au niveau de la liberté du choix des cours ainsi que du degré d'autonomie des étudiants en Bulgarie et en Allemagne. Il s'est également avéré intéressant de discuter la prise de position culturelle de l'interviewée. D'un côté, celle-ci souligne son identité transculturelle, de l'autre elle raconte des situations dans lesquelles elle ne se sent chez elle nulle part. Étant régulièrement confrontée à des attributions culturelles externes en contradiction avec son image d'elle-même, elle a construit une stratégie consistant à signaler son appartenance culturelle favorite au niveau linguistique. La présente étude ne saurait être considérée comme représentative de la description des biographies plurilingues individuelles, mais elle peut servir de source d'inspiration pour de futures recherches à orientation qualitative portant sur le plurilinguisme individuel.

Bibliographie

Bullock, Barbara ; Toribio, Almeida. *The Cambridge Handbook of Linguistic Codeswitching*. Cambridge University Press, 2012.

Chen, Yan-Zhen ; Hélot, Christine. « The Notion of Plurilingual and Pluricultural Competence in the Teaching of Foreign Languages in France ». *Language Education and Multilingualism*, vol. 1, 2018, p. 168–187.

Dörnyei, Zoltán. « Attitudes, Orientations, and Motivations in Language Learning: Advances in Theory, Research, and Applications ». (texte en ligne, consulté le 14 avril 2021)

Dresing, Thorsten ; Pehl, Thorsten. *Praxisbuch Interview, Transkription & Analyse. Anleitungen und Regelsysteme für qualitativ Forschende*. Marburg, 8e édition, 2018.

Edwards, John. « Language Attitudes in Multilingual Settings: a General Assessment ». *Journal of Multilingual and Multicultural Development*, vol. 4, n° 2&3, p. 225–236.

Gardner, Robert C. *Social Psychology and Second Language Learning: The Role of Attitudes and Motivation*. Arnold, 1985.

Grosjean, François. *Life with Two Languages: An Introduction to Bilingualism*. Harvard University Press, 1982.

Hnízdo, Bořivoj. « State Language Policies and Language Behaviour of the Czechs in the 20th Century ». *Central European Papers*, vol 4, n° 1, 2016, p. 20–31.

Horan, Geraldine. « "You Taught me Language ; and My Profit on't/Is, I Know How to Curse": Cursing and Swearing in Foreign Language Learning ». *Language & Intercultural Communication*, vol. 13, n° 3, 2013, p. 283–297.

Kelly, Michael. « Challenges to Multilingual Language Teaching: Towards a Transnational Approach. » *European Journal of Language Policy*, 2015. (DOI: 10.3828/ejlp.2015.5, consulté le 1er juillet 2019)

Leikin, Mark. « The Effect of Bilingualism on Creativity: Developmental and Educational Perspectives ». *International Journal of Bilingualism*, vol. 17, n° 4, 2012, p. 431–447.

MacSwan, Jeff. *Grammatical Theory and Bilingual Codeswitching.* MIT Press, 2014.

Mayring, Philipp. *Qualitative Inhaltsanalyse. Grundlagen und Techniken.* Beltz Pädagogik. 11, 2010.

McClelland, Neil (2000). « Goal Orientations in Japanese College Students Learning EFL ». *Individual Differences in Foreign Language Learning: Effects of Aptitude, Intelligence, and Motivation*, Steve Cornwell ; Peter Robinson (dir.), Japanese Association for Language Teaching, 2000, p. 99–115.

Mepham, Kieran Douglas ; Martinovic, Borja. « Multilingualism and Outgoup-acceptance: The Mediating Roles of Cognitive Flexibility and Deprovincialization ». *Journal of Language and Social Psychology*, vol. 37, n° 1, 2018, p. 51–73.

Misoch, Sabina. *Qualitative Interviews.* De Gruyter, 2e édition, 2019.

Murrmann, Julia M. « Exploring Aspects of Raising Multilingual First-born and Later-born Siblings from Parents' Perspective ». *Socjolingwistyka*, vol. 32, 2018. (http://dx.doi.org/10.17651/SOCJOLING.32.16, consulté le 1er juillet 2019)

Oksaar, Els. *Zweitspracherwerb. Wege zur Mehrsprachigkeit und zur interkulturellen Verständigung.* Kohlhammer, 2003.

Rentel, Nadine. « Eine sprachwissenschaftliche akademische Laufbahn mehrsprachig und plurikulturell leben – dargestellt am Beispiel einer individuellen Sprachbiographie ». *Die Menschen verstehen. Grenzüberschreitende Kommunikation in Theorie und Praxis. Festschrift für Albert Raasch zum 90. Geburtstag*, Thomas Tinnefeld ; Bärbel Kühn (dir.), Narr, 2020, p. 179–196.

Schramm, Stefanie ; Wüstenhagen, Claudia. *Das Alphabet des Denkens: Wie Sprache unsere Gedanken und Gefühle prägt.* Rowohlt, 2014.

Schütze, Fritz. « Biographieforschung und narratives Interview ». *Neue Praxis*, vol. 13, n° 3, 1983, p. 283–293.

Yow, W. Qin ; Tan, Jessica S. H.; Flynn, Suzanne. « Code-switching as a Marker of Linguistic Competence in Bilingual Children. Bilingualism: Language and Cognition ». *FirstView*, 2017, p. 1–16. Doi : 10.1017/ S1366728917000335.

Nada Kfouri Khoury

Multifacettes du multilinguisme libanais

S'il est vrai que la mondialisation pousse les hommes et les femmes d'un grand nombre de pays à devenir bilingues, trilingues et même plus, il n'en demeure pas moins que pour un grand nombre de sociétés, le multilinguisme est un vrai défi. Une réflexion sur le plurilinguisme dans un monde globalisé s'impose, Bien avant la mondialisation et le monde sans frontières de l'Internet que nous vivons à l'heure actuelle, le peuple libanais, traditionnellement commerçant, ouvert aux quatre vents depuis le temps des phéniciens, est habitué à jongler avec les langues pour faciliter la communication lors de ses transactions. Les compétences linguistiques des locuteurs libanais seront étudiées tant du point de vue basique de communication que du point de vue approfondi de la langue véhicule d'échanges culturels. De ces considérations à l'origine pragmatiques ont émergé les multifacettes du multilinguisme libanais.

Dans cet article j'esquisserai d'abord l'évolution du multilinguisme libanais à travers son approche historique et sociologique et je m'arrêterai ensuite sur son apport au niveau identitaire et individuel à travers les nombreuses stratégies employées par des Libanais bilingues pour manier les langues. La fluidité et l'adaptabilité caractérise l'identité des Libanais, le plurilinguisme en fait partie. L'intégration, avec plus ou moins de maîtrise, de plusieurs langues fait partie de la richesse de leur construction identitaire.

1. Approches historique et sociologique

Les deux approches historique et sociologique sont étroitement liées et nous les aborderons conjointement comme les deux faces d'une même médaille, Ces deux facettes font partie intégrante de la construction identitaire des Libanais.

1.1 Bref aperçu de l'histoire des langues au Liban

Le Liban a été occupé, dominé, placé sous mandat par différents pays. Cela a contribué à une grande diversité linguistique avec des dominantes de certaines langues en fonction des conjonctures et des aléas politiques et missionnaires. Un très bref aperçu historique pour commencer peut donner le ton de la vocation du Liban au multilinguisme. Sous l'Empire grec (IVe siècle avant J.-C.), le grec était la langue de l'administration et de l'élite lettrées et l'araméen la langue du peuple qui coexistait avec le syriaque (Asmar 32–33). Avec l'Empire romain (Ier siècle avant J.-C.), le latin s'ajoute au grec. Il est intéressant de constater que les Romains, contrairement aux Grecs, n'ont jamais imposé leur langue comme langue officielle des régions conquises, et ce pour des raisons pragmatiques, à savoir le désir de se faire comprendre par les gens des pays conquis (Corm 27–28). Leur langue s'est donc ajoutée à celles en usage dans les pays conquis sans s'y substituer.

C'est au VIIe siècle que la langue arabe a connu une très large expansion et les langues araméenne et syriaque une longue agonie. L'Empire ottoman au XVe siècle a mis un terme à l'expansion de l'arabe. Le turc ottoman devint la langue officielle, mais l'arabe est resté très présent dans les administrations locales et aux niveaux religieux et culturel (Naaman 13–16). À partir du XVIIe siècle, les langues européennes commencèrent à être pratiquées au Liban, l'italien au XVIIe siècle, le français et l'anglais à partir du XIXe siècle, par le biais des missionnaires tant catholiques que protestants, respectivement francophones et anglophones (Corm 27–28). Ils multiplièrent écoles et universités à Beyrouth et dans la montagne.

Une vraie rivalité s'installa entre les jésuites catholiques français et les protestants américains. En voici un exemple concret : en 1866, le missionnaire américain Daniel Bliss a posé la première pierre de l'actuelle université américaine de Beyrouth (Kassir 235). Appelée au moment de sa fondation Syrian Protestant College, c'est en 1920 qu'elle prit son nom actuel d'American University of Beirut ou A.U.B. À cette occasion, Daniel Bliss a fait une anecdote prémonitoire. Il a dit : « Je pose la première pierre de deux universités, une université américaine et une université des jésuites », insinuant que les jésuites n'allaient pas tarder à imiter les Américains et à fonder une autre université francophone. C'est ce qui s'est passé en moins de 10 ans. En 1875, ce que Daniel Bliss avait prévu s'est bel et bien réalisé : l'Université Saint-Joseph de Beyrouth ou U.S.J., fondée par les pères jésuites, a vu le jour (Kassir 235).

Puis vint la période du mandat français. Durant le mandat français au Liban, de 1920 à 1943, le Liban avait deux langues officielles : l'arabe et le français. La Constitution libanaise de 1926 a été rédigée en langue française, largement inspirée de la Constitution française de 1875, sauf en ce qui concerne le régime confessionnel propre au Liban et le besoin d'équilibre entre les différentes communautés religieuses. Durant le mandat français, la langue française est surtout utilisée dans les administrations et les juridictions, et l'arabe est le plus souvent un simple calque du français. Avec l'indépendance du Liban en 1943 c'est la langue arabe qui a pris tout naturellement la première place (Asmar 54–55). La diglossie, en l'occurrence la cohabitation entre l'arabe formel ou littéraire et l'arabe dialectal ou parlé, est présente : l'arabe formel ou littéraire est employé dans les documents officiels, les discours, les cours de justice, alors que l'arabe dialectal est la langue parlée commune à tous les Libanais. Concurrence et complémentarité : concurrence entre le français et l'arabe durant le mandat français et complémentarité entre l'arabe littéraire et dialectal avec l'indépendance du Liban (Naaman 13–18).

Avec l'indépendance du Liban en 1943, les nouveaux dirigeants proclament la langue arabe seule langue officielle de l'Administration, à savoir que le Liban est un des fondateurs de la Ligue Arabe créée en 1945 dont l'un des objectifs est de prôner la langue comme facteur d'unité entre tous les pays arabes, du Golfe à l'Océan (Iskandar). Lorsqu'un pays est admis membre de la ligue, il lui est fait l'obligation d'adopter l'arabe comme langue officielle (Naaman 8).

1.2 L'état actuel du plurilinguisme libanais

Le français et l'anglais sont, à l'heure actuelle, les langues les plus répandues au sein de la population libanaise, à côté de l'arabe bien sûr. Par ailleurs, il existe au Liban une grande communauté arménienne qui continue de pratiquer sa langue maternelle (Asmar 88). De plus, dans la plupart des écoles privées libanaises, ces langues sont très souvent des langues d'enseignement de nombreuses disciplines, comme les mathématiques, les sciences, etc., alors que, dans les écoles publiques, ces disciplines sont le plus souvent enseignées en langue arabe. Le milieu social est aussi déterminant en la matière. Les plus pauvres sont moins favorisés pour l'apprentissage et la maîtrise des langues étrangères. À l'origine, le bilinguisme arabe/français était le plus courant, mais l'anglais gagne de plus en plus de terrain au Liban, notamment chez les jeunes et grâce à son importance pratique et sa diffusion internationale (Farid).

Pour résumer, la situation actuelle des langues présentes au Liban est la suivante : l'arabe est la langue nationale officielle du Liban indépendant et la langue maternelle des Libanais (Makki 161–167). Mais ce n'est pas si simple, car à côté de l'arabe littéraire classique, parlé dans tout le monde arabe, il y a l'arabe dialectal libanais avec des accents différents en fonction des régions : l'accent des Beyrouthins, des gens du Nord ou du Sud. Ces accents locaux sont facilement reconnaissables. De plus, l'arabe dialectal libanais est enrichi de mots d'origines diverses : grecque, comme « phalsafa » [philosophie], « physia » [physique] ; turque, comme « chakouche » [marteau] ou « beik » (titre qui marque le respect) ; italienne, comme « bravo » ou « fatoura » [facture] ; française, comme « télévision », « moteur » ; et anglaise, comme « sandwich », « sorry » (*Lexilogos*), etc. Ces mots parsèment le dialecte libanais et lui donnent une mosaïque de couleurs et de saveurs sans pareil. Le français se porte bien, il est surtout parlé dans le milieu bourgeois, mais il subit l'invasion de l'anglais surtout dans le domaine des affaires.

Les universités du Liban sont un exemple vivant de pluralisme linguistique mais aussi communautaire, reflet de la mosaïque religieuse libanaise. Parler des écoles et des universités au Liban n'est pas anodin, car elles sont étroitement liées aux appartenances confessionnelles. Cet aspect sociologique est bien ancré dans les mœurs des Libanais, et ce depuis très longtemps. En guise d'exemple, les Libanais catholiques sont plutôt francophones, car ils ont été influencés par les missionnaires catholiques francophones et des affinités se sont créées entre eux (Asmar 110–111).

En guise de preuve de cette relation étroite entre religion, langue et enseignement universitaire, voici quelques exemples des plus importantes universités libanaises et de leur dominante tant religieuse que linguistique : l'Université Américaine de Beyrouth, fondée en 1866, est à l'origine d'appartenance protestante. L'Université Saint-Joseph, fondée en 1875, est dirigée par la Compagnie de Jésus qui est d'appartenance catholique (Asmar 110). L'Université libanaise, fondée en 1951, est la seule université libanaise publique qui est financée par l'État libanais et qui est laïque. L'Université Haigazian, fondée en 1955, est dirigée par l'Église arménienne anglicane. L'Université Arabe de Beyrouth, fondée en 1960, est affiliée à l'Université d'Alexandrie en Égypte, donc rattachée aux sunnites. L'Université du Saint-Esprit de Kaslik, fondée en 1962, est dirigée par les moines maronites. L'Université de Balamand, fondée en 1988, est dirigée par les prêtres orthodoxes. L'Université Islamique, fondée en 1996, est rattachée au conseil islamique chiite supérieur (*Direction générale de l'enseignement supérieur*)

Il est intéressant de constater que les appartenances religieuses sont liées à des affinités et à des dominantes linguistiques, et ce dans un pays comme le Liban où la religion joue un grand rôle et où il y a 18 statuts personnels différents relatifs aux 18 communautés religieuses du pays (Naijar 286–287). Les catholiques jésuites et les moines maronites sont tournés vers le français ; les missionnaires protestants sont tournés vers l'anglais ainsi que les orthodoxes qui préfèrent l'anglais à défaut de russe ; quant aux musulmans sunnites et chiites, ils privilégient l'arabe, sans oublier les Arméniens, nombreux au Liban, qui tiennent à leur langue maternelle. Cela n'exclut en aucune manière le multilinguisme inhérent à la culture libanaise.

En effet, un grand nombre d'universités libanaises, malgré la place de choix accordée à une langue, dispensent des enseignements en plusieurs langues.

Leurs étudiants sont généralement trilingues. Nous prendrons l'exemple de l'Université Saint-Joseph de Beyrouth (U.S.J.). L'U.S.J., depuis sa fondation en 1875, a choisi le français comme langue d'enseignement. Une des stratégies de l'U.S.J. a toujours été de s'ouvrir au plurilinguisme en se projetant constamment dans le monde globalisé de l'avenir. Dans cette perspective, tous les recteurs qui se sont succédé à l'U.S.J. ont accordé aux langues une place prépondérante. En bref, pour être admis à l'U.S.J., un bon niveau en langue française est requis ; pour être diplômé de l'U.S.J., il faut un bon niveau en anglais tout en gardant un bon niveau en arabe. Un des défis de l'U.S.J. est de former des hommes et des femmes qui intègrent leurs identités multiples et qui luttent contre toute forme d'intégrisme et de rejet de l'autre, et ce en partie grâce au multilinguisme et à l'ouverture aux différentes cultures par le biais des langues (Daccache 7).

Cette culture du multilinguisme n'est pas l'apanage du Liban, elle est prônée par le Conseil de l'Europe (Orban 43–58). En effet, à l'ère de la globalisation, c'est dans un monde plurilingue qu'il faut désormais apprendre à communiquer. Le Liban fait partie de ces « sociétés du Levant qui sont pluriculturelles, pluricommunautaires et manient plusieurs langues : turc, arabe, français, italien, anglais, grec, arménien, etc. Les villes – Istanbul, le Caire et plus tard Beyrouth – sont cosmopolites » (Khoury 128).

Cette volonté de se servir de la langue comme moyen de connaissance et de reconnaissance de l'autre s'inscrit en harmonie avec les politiques linguistiques européennes. Capucho, dans son article sur les politiques linguistiques européennes, explique que :

> Les politiques linguistiques définies par le Conseil Européen et la Commission Européenne depuis la Déclaration de Lisbonne, en 2000, visent ouvertement le développement du plurilinguisme des citoyens et le multilinguisme des États. Ces politiques souhaitent contrecarrer l'indéniable imposition économique et sociale de l'anglais, vu comme lingua franca pour toute communication internationale, menaçant la diversité linguistique et culturelle de l'UE. (53)

Le plurilinguisme de tout citoyen du monde en général et du citoyen libanais en particulier s'inscrit dans une volonté d'ouverture à l'autre à travers sa langue et ses identités complexes et multiples. La volonté de s'ouvrir à l'autre à tous les points de vue – tant social, culturel qu'économique – est présente chez la majorité des Libanais. Dans un petit pays comme le Liban, elle constitue en quelque sorte une nécessité vitale. Preuve en est, il y a plus d'émigrés libanais partout dans le monde qu'il y a de Libanais résidant au Liban (Asmar 90–91).

2. Aspects identitaire et individuel

2.1 Plurilinguisme et identité

Nous arrivons ainsi au volet identitaire du plurilinguisme et à son rôle bénéfique qui permet de nuancer les identités uniques, souvent « meurtrières », comme le dit si bien notre Académicien d'origine libanaise, Amin Maalouf, dans son ouvrage intitulé justement *Les Identités meurtrières*. Amin Maalouf évoque par ailleurs le « mythe pervers de l'homogénéité – religieuse, ethnique, linguistique, raciale ou autre – par lequel tant de sociétés humaines se laissent leurrer » (Maalouf, *Le naufrage des civilisations* 52). L'identité est un tissu complexe qui comprend les différentes dimensions constitutives d'une personne, les multiples facettes de sa personnalité. La langue, et partant le plurilinguisme, sont une facette de cette identité. Un arabophone, par exemple, ne considère pas que l'arabe littéraire, commun à tout le monde arabe, fait partie de son identité, alors que l'arabe dialectal en fait partie intégrante. Le plurilinguisme est donc un enjeu de taille pour toute personne de bonne volonté qui cherche à construire des ponts et à briser les barrières entre les peuples, tant il est vrai que la langue fait partie intégrante de l'identité ; Gautier emploie l'expression révélatrice d'« identité linguistique ».

Si pour Derrida, la langue, même maternelle, ne m'appartient pas : « Oui, je n'ai qu'une langue, or ce n'est pas la mienne » (15), et s'il remet en cause le monolinguisme absolu, il n'en demeure pas moins que la langue révèle une certaine identité, même si celle-ci n'est pas totalitaire ou idéologique. Nul ne peut s'approprier une langue, mais chacun peut y trouver quelque peu son compte et l'intégrer à sa manière comme une part, même infime, de son identité. Chaque langue que nous apprenons, quel que soit le niveau qu'on atteint, nous procure un nouvel éclairage sur le monde et ajoute sa petite pièce à la mosaïque de notre identité : une chanson, une citation, une recette de cuisine, une musique, etc., tout peut y contribuer.

L'une des formes du pluralisme est, sans aucun doute, le rapprochement avec l'autre à travers les langues afin de former des créateurs de liens, des intermédiaires, des passeurs de cultures, etc. S'enrichir de ce métissage linguistique, c'est élargir les frontières de son identité, c'est s'ouvrir à d'autres cultures, d'autres façons de voir le monde. Pour Glissant, le plus important dans le multilinguisme, ce n'est pas la maîtrise, qu'il juge illusoire, de plusieurs langues, mais l'ouverture à la richesse et la sensibilité des langues et des cultures multiples. Il évoque ainsi les rapports complexes entre les langues : « Les rapports de langues ainsi constitués peuvent être de différents types : rapports de domination, de fascination, de multiplicité ou de contagion, de complaisance ou de dérision, de tangence, de subversion ou d'intolérance » (Glissant 118). Parmi ceux-ci, relevons le rapport de domination.

Cela s'applique au Liban, où la langue de la domination ottomane et plus tard celle du mandat français ont été considérées comme des langues dominantes. L'attitude par rapport au français est très mitigée au Liban. Pour certains, la langue française est celle du colonisateur, mais pour d'autres, le français est passé, soit avec une franche volonté, soit de manière insidieuse, d'une langue de dominé à une langue d'ouverture, de modernisation et d'enseignement (Gauthier). Un clivage des plus percutants ! Glissant évoque cette « attitude collective vis-à-vis de la langue utilisée » (481), une attitude collective à intensités variables. Et Makki nous donne dans ce sens un éclairage intéressant :

> Pour les élites politiques chrétiennes, notamment maronites, la langue française était la langue de la spécificité culturelle d'une exception libanaise et celle de la France, mère patrie et protectrice des chrétiens du pays du Cèdre. Pour les nationalistes arabes, majoritairement sunnites, et pour leur alliée, la gauche libanaise, multiconfessionnelle et laïque, la langue française était le fer de lance de la politique occidentale, impérialiste et néocolonialiste, ennemie des masses arabes. (161)

Par ailleurs, si le plurilinguisme est sans aucun doute une ouverture à l'autre et aux autres, il faut cependant se méfier de l'hégémonie linguistique et du risque de la pensée unique :

> Face à une histoire universelle jalonnée de guerres et de conflits sans fin, l'ouverture à l'autre à travers sa langue est une nécessité. À l'heure de la mondialisation, la tendance à l'hégémonie de la langue anglaise se présente comme une menace ; il faudrait agir pour dissiper cette épée de Damoclès ! [...] Le vrai danger réside dans le risque de la pensée unique. Les États-Unis, qui ont le contrôle des médias, vont ainsi s'infiltrer dans la pensée de tous les anglophones et, insidieusement, les pousser à voir le monde à leur façon. Il est vrai qu'on ne pense pas de la même façon en arabe, en français ou en anglais et qu'à l'heure de la globalisation, il est impératif de faire preuve de discernement et de sagesse pour éviter le risque de devenir des robots pensants. La mondialisation, telle qu'elle devrait être, n'est pas la soumission à l'hégémonie de l'anglais, mais la *phronesis* des Grecs qui signifie la sagesse pratique, l'habileté qui permet d'atteindre le but qu'on s'est fixé. Un polyglotte averti, en ces temps de globalisation, devrait cultiver cette forme d'intelligence pour mieux comprendre le monde et se servir de la langue, non pas comme arme de puissance et d'hégémonie, mais comme voie de connaissance, de reconnaissance et de médiation, cette voie unique d'inculturation qui permet de s'ouvrir à l'autre tout en connaissant sa propre culture (Khoury 74).

Dans le paysage linguistique libanais, la toile de fond s'étale du bilinguisme au plurilinguisme ; de plus, la langue arabe, au Liban comme dans tous les pays arabes, est marquée par un phénomène de diglossie (Sélim 883)[1], tous les arabophones parlant deux langues arabes : la langue classique commune et leur langue dialectale spécifique avec parfois de grandes différences entre les deux !

Beaucoup de Libanais ont en quelque sorte deux langues maternelles car, comme le décrit la sociolinguiste finlandaise Skutnabb-Kangas, les deux langues qu'ils apprennent simultanément s'inscrivent dans les quatre registres qui caractérisent la langue maternelle, à savoir : « l'origine (langue que l'on apprend en premier), l'identification (interne, la langue à laquelle on s'identifie ou externe, la langue à laquelle on est identifié par les autres comme un locuteur natif), la compétence (langue qu'on connaît le mieux), la fonction (langue la plus utilisée) » (Rezzouk *et al.* 42). Il s'agit d'une description à plusieurs variables qui s'inscrit dans une perspective identitaire de définition de la langue maternelle. Dans certains milieux socioculturels libanais, la langue première à l'aide de laquelle certaines mères libanaises communiquent avec leurs enfants n'est pas l'arabe, mais le français ou l'anglais. Parfois, l'arabe vient au deuxième plan et d'autres fois, les deux langues sont simultanées. En effet, un grand nombre de Libanais issus de milieux socio-économiques favorisés apprennent à leurs enfants deux langues de manière simultanée et spontanée. Suivant le schéma décrit par la sociolinguiste finlandaise Skutnabb-Kangas, ces enfants s'identifient à ces deux langues, sont identifiés par les autres comme des locuteurs natifs, les maîtrisent et les utilisent (Rezzouk *et al.* 42). Parfois, une langue est préférée à l'autre et son locuteur s'identifie davantage à l'une de ces langues, souvent le français ou l'anglais. Un exemple frappant est celui d'Amin Maalouf, dont tous les ouvrages sont publiés en langue française.

En résumé, au Liban, beaucoup d'enfants évoluent dans un contexte bilingue dès leur naissance, leurs parents leur parlent en même temps deux langues, l'arabe et le français ou l'arabe et l'anglais ; pour certains, la langue première est le français ou l'anglais, qui passent alors avant l'arabe (*Liban. Jumhuriyah al Lubnaniy*). En revanche, ceux qui sont issus de milieux défavorisés vont majoritairement dans les écoles publiques où le niveau de l'enseignement des langues étrangères est très basique.

Les langues représentent une ouverture d'esprit sur les autres pays et les autres cultures, un décloisonnement humain doublé d'un décloisonnement national.

---

1 En linguistique, la diglossie désigne la cohabitation de deux langues au sein d'une même population, l'une d'elle étant formelle et l'autre impropre à l'usage formel. Dans le cas du Liban, la première est l'arabe littéraire et la seconde l'arabe dialectal (Abou 833).

Plurilinguisme et culture sont étroitement liés. Pour s'enrichir de la langue et de la culture de l'autre, il faut, pour certains, savoir dépasser son chauvinisme linguistique et s'ouvrir à l'autre. Pour le peuple libanais, peuple commerçant issu d'un petit pays toujours ouvert aux autres à travers des interactions de toutes sortes, le chauvinisme linguistique n'est pas de mise et l'ouverture à l'autre a toujours été une de ses caractéristiques.

2.2 Plurilinguisme et communication

Mais si les langues sont, sans aucun doute, une ouverture à la culture de l'autre, elles sont aussi et avant tout un moyen de communication. Cela m'amène à évoquer quelques paramètres qui me semblent importants : pour parvenir à communiquer, nous ne devons pas oublier d'exploiter le mime, les gestes, l'intercompréhension entre langues parentes[2] et la traduction au besoin, en bref tout l'arsenal paralinguistique qui pourrait nous aider à faire passer le message dans une langue que nous ne maîtrisons pas. Bien sûr, le but ultime est de maîtriser la langue qu'on désire apprendre et, partant, de s'enrichir de la culture qu'elle véhicule, mais la communication demeure le premier pas à faire. Il s'agit de poser les bonnes questions concernant ce qui peut aider l'apprenant à assimiler une langue étrangère. Il ne s'agit pas de proclamer de manière catégorique : « Nous devons enseigner une langue en ayant recours obligatoirement à la traduction ou à l'intercompréhension », ce à quoi la réponse sera forcément « Non », mais de poser les questions suivantes : « Avons-nous intérêt à nous aider de la traduction et de l'intercompréhension entre langues parentes pour motiver l'apprenant et lui permettre d'apprendre avec un peu plus d'aisance une langue étrangère avec ses nuances ? », ce à quoi la réponse sera très probablement « Oui ». Les Libanais ont toujours émigré aux quatre coins du monde (Asmar 90–91). Les membres de la diaspora libanaise au Brésil, par exemple, ont sans difficulté appris le portugais grâce à leur maîtrise de la langue française acquise avant leur départ du Liban.

L'enfant qui est confronté à deux langues dès son plus jeune âge les intègre avec beaucoup plus d'aisance et parvient à communiquer de manière spontanée

2 Selon Louise Dabène, qu'on peut considérer comme l'une des fondatrices des travaux sur l'intercompréhension, et ce dès les années 90, il faut tirer au maximum profit de la parenté linguistique en matière de didactique de l'enseignement des langues étrangères, notamment pour l'enseignement des langues romanes. Ce concept d'intercompréhension consiste à tenir compte de l'ensemble des ressources linguistiques des apprenants pour apprendre une langue (Billiez 405–410).

dans ces différentes langues, il n'a nullement besoin des béquilles dont se sert l'adulte pour communiquer ; le plus souvent, il intègre ces langues de manière naturelle et implicite :

> L'acquisition de la langue maternelle orale est couramment présentée comme le modèle de l'apprentissage implicite. L'enfant parvient à maîtriser un objet très complexe sans aborder cet objet de manière analytique. Cet apprentissage est non intentionnel, difficilement accessible à la conscience, effectué sans difficulté, de manière automatique à travers l'usage et difficilement verbalisable. On peut dire que les très jeunes enfants ont une compréhension implicite de la grammaire, mais n'ont pas la connaissance explicite de ses règles. L'efficacité de l'apprentissage implicite résulte de l'exposition intensive à la ou les langue(s) cible(s). Ainsi, dans l'acquisition simultanée des langues, il s'agit bien d'apprentissage implicite. (Kail 33)

Il est de plus en plus courant d'être bilingue ou trilingue dès l'enfance, cependant cela ne sied pas à tous. En effet, certains enfants présentent des troubles spécifiques du langage qui sont dus parfois à l'interférence de plusieurs langues (Zébib). Citons, à titre d'exemples, les cas de deux enfants de deux ans et demi environ dont les parents s'adressent à eux en deux langues de manière concomitante, l'arabe et le français : l'un a bégayé et l'autre ne parlait pas du tout. Il n'a commencé à parler que quand ses parents ont décidé, suite à la consultation d'un orthophoniste, de ne lui parler qu'une seule langue. Une étude menée à l'Institut supérieur d'orthophonie de l'Université Saint-Joseph de Beyrouth analyse ce phénomène (Zébib). Si le bilinguisme précoce peut, dans certains cas, provoquer des troubles du langage, certaines recherches ont permis de réfuter cette hypothèse notamment en ce qui concerne les enfants d'âge préscolaire. En l'occurrence, il s'agit de recherches sur l'influence des neurosciences dans l'enseignement/acquisition des langues secondes et étrangères. Par ailleurs, une approche neurolinguistique (ANL), conçue au Canada, repose en grande partie sur les recherches de Michel Paradis de l'Université McGill (Montréal).

Les tenants de cette approche estiment que ce sont en général des difficultés passagères qui se résorbent rapidement. La prudence est donc de mise dans ces cas particuliers, il n'en demeure pas moins que le plus grand nombre d'enfants naviguent sans problèmes entre différentes langues qu'ils acquièrent dès leur plus jeune âge. Être bilingue ou trilingue est une grande richesse et présente de nombreux avantages tant au niveau social, cognitif que culturel avec tout son éventail comme la musique, la gastronomie, la littérature, le cinéma, etc.

En conclusion, il n'y a pas d'évolution et de description uniforme d'un bilingue type : chaque bilingue est unique. Beaucoup de variantes entrent en jeu au sein d'une même population. Au Liban, en l'occurrence, les variantes socioculturelle et socioéconomique jouent un rôle majeur en la matière. Pour Michel

Paradis, il n'existe pas de population homogène en matière de bilinguisme. En effet, quand on s'efforce de comprendre le mécanisme cérébral des bilingues, on est confronté à des incertitudes et à des variantes : chaque bilingue a sa propre histoire, son vécu, son bagage culturel et intellectuel, etc. Il est cependant acquis que, par-delà toutes ces incertitudes, par-delà toutes ces variantes en fonction des uns et des autres, le bilinguisme et le plurilinguisme constituent de vraies assises dans un monde de plus en plus globalisé (393–419).

2.3 Attitudes langagières du bilingue libanais

Nous arrivons à l'aspect le plus divertissant de notre voyage linguistique avec les attitudes langagières du bilingue libanais – nous avons choisi la combinaison arabe-français –, et ce dans ses multiples aspects : vocabulaire, syntaxe, « franbanais », libanismes, prononciation, etc. Mais, comme nous l'avons déjà signalé, le Libanais bilingue est en quelque sorte trilingue, vu la diglossie de la langue arabe, littéraire d'un côté et dialectale de l'autre.

Un grand nombre de Libanais bilingues « pratiquent le code switching (ou mélange de codes) au sein d'un même énoncé ou d'un énoncé à l'autre » (Kouba-Hreich *et al.* 19). Ce mélange de langues, en l'occurrence le français et l'arabe, les Libanais l'appellent avec humour le « franbanais ». Mais ce « franbanais » est surtout pratiqué dans les familles bourgeoises qui envoient leurs enfants dans les écoles francophones, en particulier dans les grandes villes.

Selon Gardner-Chloros (127), ce phénomène a été longtemps sous-estimé, bien que la majorité des hommes passent leur temps à naviguer d'une langue à l'autre :

> L'histoire de l'étude du code-switching (CS) est singulière, parmi les faits de langue d'usage ordinaire considérés du point de vue des locuteurs et de leur contextualisation, car ce phénomène a été longuement sous-estimé, signe probable de ce que les linguistes n'aiment pas penser « outside the box » (*passim*) ; ce qu'un objet aussi rétif que le CS les oblige à faire. Ils préfèrent regarder les langues comme des objets d'évidence, homogènes et autonomes, bien délimités et sans mélange. [...]. Il a fallu attendre les années 60 et le sociolinguiste et ethnographe John Gumperz pour que démarre vraiment l'étude du CS. Plus tard, plusieurs linguistes reconnus ont associé leur nom à ce phénomène, des chercheurs qui dans leur diversité ont fait du CS un champ reconnu de plein droit. (127)

Pour les Libanais, le code-switching est une ressource qui a une fonctionnalité pragmatique et parfois aussi sociolinguistique. Le Libanais qui mélange les langues révèle, pour certaines personnes, son incompétence dans chacune des langues et, pour d'autres, sa compétence en la matière. Il s'agit d'une situation complexe mais révélatrice de la plasticité du code-switching. Dans la conversation courante des Libanais, le code-switching est inconscient et vient naturellement, alors que dans le débat intellectuel le code-switching est conscient. Dans les conversations courantes, souvent par paresse intellectuelle, le locuteur dit le premier mot qui lui vient à l'esprit dans l'une des deux langues, alors qu'il connaît parfaitement le mot dans l'autre langue. En revanche, dans le cadre académique, le code-switching n'est utilisé que lorsque le locuteur a du mal à exprimer un concept dans l'une des deux langues.

Passons aux libanismes, très courants chez la majorité des Libanais, c'est-à-dire les transpositions en langue française de tournures et d'expressions employées en langue arabe et qu'un natif français aurait du mal à comprendre. Ces libanismes mènent souvent à des confusions de sens pour les non-Libanais.

Dans ce lexique personnel et propre aux Libanais, on trouve des traductions littérales de l'arabe qui font sourire les Français quand bien même ils arrivent à les comprendre, comme : « un jour oui un jour non » au lieu de « un jour sur deux » ; « il rit sur lui » pour « il se moque de lui » ; « il crie sur lui » pour « il le gronde » ; « 3 heures et demi cinq » pour « 3 heures 35 » ou « trois heures et demi moins cinq » pour « 3 heures 25 » ; « je dois faire mes cheveux » pour « je dois aller chez le coiffeur » ; « il a apporté 18/20 en maths » pour « il a eu 18/20 » ; « l'avant midi » pour « la matinée » ; « tu vois comment ? » pour « tu comprends ? » ; « il a allumé la télé » pour « il a mis la télé », etc.

Le « franbanais » et les « libanismes » font partie intégrante de l'identité libanaise, et même si certains puristes montent sur leurs grands chevaux et brandissent l'offense à la langue française, il n'en demeure pas moins qu'ils lui donnent une note exotique ; l'essentiel est de communiquer et de se faire comprendre. Mais s'il faut être indulgent au niveau de l'oral, au niveau de l'écrit ce type d'erreurs est inadmissible.

Passons, pour terminer, à quelques erreurs courantes de prononciation de certains mots de la langue française chez les Libanais. Commençons par la liaison du « H » dans l'expression « en haut » qu'il faut prononcer « en o » vu que le « H » est muet en français et qu'en arabe il est fortement aspiré. Cet usage erroné est si répandu que la prononciation correcte sonne faux et fait même sourire la majorité des Libanais ! Signalons aussi les lettres « t » et « l » qui sont prononcées par les Libanais à la fin de certains mots alors qu'elles sont muettes et qu'il ne faut pas les prononcer, comme à la fin des mots « août », « persil », « sourcil », « fusil », etc. Enfin, le débit des Libanais est assez balancé et traînant, tout en étant bien articulé. Gérard de Nerval l'avait déjà constaté au XIXe siècle dans son ouvrage *Voyage en Orient* lorsqu'il évoquait « l'accent guttural » de la voix des Libanais et leur « mélopée traînante » (Nerval 10).

Pour terminer cette partie sur les attitudes langagières du bilingue libanais, il est intéressant d'attirer l'attention sur le tutoiement qui domine chez les Libanais car il est de rigueur en arabe. Dans la culture arabe, cette distinction entre le « tu » et le « vous » n'existe pas et un Libanais emploie spontanément et sans arrière-pensée le « tu » au risque d'offenser un Français qui le jugera le plus souvent familier et irrespectueux.

Conclusion

Par-delà la richesse de l'histoire des langues au Liban et de son impact sociologique, par-delà les aspects identitaire et individuel qui mettent en relief certaines variantes du plurilinguisme et du bilinguisme libanais avec ses forces et ses limites, il reste que le Liban est un des pionniers en matière d'ouverture à l'autre et de plurilinguisme.

Le plurilinguisme constitue un grand enrichissement et il marque un tournant important à l'ère de la globalisation de la planète terre. Ce qui caractérise notre époque, à savoir la globalisation, les réseaux sociaux qui font de notre monde un grand village, l'accès de tous à l'information en un clic de souris, la possibilité ouverte à tous ou presque de communiquer à l'échelle planétaire, s'inscrit moins dans la tendance au monolinguisme que dans une ouverture de plus en plus grande à l'autre, aux autres, à travers le plurilinguisme. Celui-ci est un enjeu majeur, un plus dont on peut se prévaloir tant au niveau de la communication que de la connaissance et de la compétitivité. La mondialisation n'est pas la soumission à une langue unique qui domine les autres et les relègue au second plan, la mondialisation n'est pas la mise en place d'un monde uniforme, lisse et plat. La mondialisation, c'est l'unité dans la diversité, la diversité linguistique, culturelle, identitaire. Multilinguisme et plurilinguisme : des défis à relever pour un monde globalisé réussi.

Bibliographie

Abou, Sélim. « Le problème de la diglossie ». *Cahiers d'Histoire Mondiale*, vol. 14, n° 1, 1972, p. 833–843.

Aractingi, Farid. « Identité, langues, géographie et plus si affinités ». *Orient-Le Jour*, 20 octobre 2021. https://www.lorientlejour.com/article/1278547/identite-langues-geographie-et-plussi-affinites.html, consulté le 21 octobre 2021.

Asmar, Fady *et al. Atlas du Liban*. Presses de l'université Saint-Joseph, 2006.

Capucho, Filomena. « Les politiques linguistiques européennes ». *Carnets : revue électronique d'études françaises*. Série II, n° 82016, p. 53–69.

Corm, Georges. *Histoire du Moyen-Orient. De l'Antiquité à nos jours.* La Découverte, 2007.

Daccache, Sélim. *L'un n'est jamais sans l'autre.* USJ, 2013.

Derrida, Jacques. *Le monolinguisme de l'autre ou la prothèse d'origine.* Galilée, 1996.

Direction générale de l'enseignement supérieur. Décret numéro 9278 du 5/10/1996. http://www.higher-edu.gov.lb/demo/french/university/BIU.asp, consulté le 21 octobre 2021.

Gardner-Chloros, Penelope. *Code-switching.* Cambridge University Press, 2009.

Gauthier, Maxime. « Le Liban est le pays qui accueille le plus d'établissements d'enseignement français homologués par le ministère de l'Éducation nationale pour la rentrée 2020, le pays des Cèdres comptait 35 lycées, 43 collèges 55 écoles. » 1.9.2021. fr.statista.com.

Kara, Iskandar « La ligue arabe, de sa fondation à nos jours. » 20 octobre 2021, https://www.histoire-pour-tous.fr/dossiers/2458-naissance-de-la-ligue-arabe-22-mars1945.html, consulté le 21 octobre 2021.

Kassir, Samir. *Histoire de Beyrouth.* Fayard, 2003.

Khoury, Gérard. « Schéhadé ou l'enchanteur des mots ». *Travaux et Jours*, n° 65, Université Saint-Joseph de Beyrouth, 2000, p. 115–131.

Kouba-Hreich, Édith ; Messara, Camille. « Bilinguisme et troubles du langage. Zoom sur le cas du Liban ». Racha Zébib *et al.* (dir.), *Plurilinguisme et troubles spécifiques du langage au Liban*, 2020, p. 11–27.

Lexilogos, https://www.lexilogos.com/, consulté le 21 octobre 2021.

Liban. Jumhuriyah al Lubnanyi. https://www.axl.cefan.ulaval.ca/asie/liban.htm, consulté le 21 octobre 2021.

Maalouf, Amin. *Le naufrage des civilisations.* Grasset, 2019.

Maalouf, Amin. *Les identités meurtrières.* Grasset, 1998.

Makki, Mona. « La langue française au Liban : langue de division, langue de consensus ? ». *Hérodote*, vol. 3, n° 3, 2007, p. 161–167.

Naaman, Abdallah. *Le français au Liban, Essai socio-linguistique.* Éditions Naaman, 1979.

Najjar, Ibrahim. « Droit laïc et pesanteurs confessionnelles (contribution à l'étude du droit de la famille dans la jurisprudence libanaise) », *Revue internationale de droit comparé*, vol. 31, n° 2, avril–juin 1979, p. 286–287.

Orban, Léonard, « La question des langues de la traduction au cœur des politiques de l'Union Européenne ». Michaël Oustinoff (dir.), *Traduction et mondialisation*, 2011, p. 43–58.

Paradis, Michel. « Neurolinguistic Aspects of Implicit and Explicit Memory: Implications for Bilingualism », Nick Ellis (dir.), *Implicit and Explicit Learning of Second Languages*. Academic Press, 1994, p. 393–419.

Rezzog, Dalila *et al.* « Langue maternelle en migration : les ingrédients d'un métissage harmonieux ». *Enfances et Psy*, n° 2, 2020, p. 42–52.

Zebib, Racha ; Prévost, Philippe ; Tuller, Laurice ; Henry, Guillemette. *Plurilinguisme et troubles spécifiques du langage au Liban*. Éditions de l'Université Saint-Joseph, Institut supérieur d'orthophonie, 2020.

Silvia Aulagnon

Multi-/plurilinguisme du Banat. De l'espace vécu à l'histoire de langues chez les Lorrains du Banat contemporain

Cet article se propose d'explorer l'incidence de l'espace sur les choix linguistiques et culturels identitaires[1] des Lorrains du Banat[2] roumain contemporain. En partant d'une réalité manifeste, le multilinguisme du Banat roumain (post) colonial, nous posons comme hypothèse que ce territoire est habité par des locuteurs plurilingues et pluriculturels.

Aussi nous proposons-nous de définir de quelle manière l'espace banatais, tel qu'il est vécu au quotidien, infléchit les choix et les constructions identitaires, le plus souvent plurilingues et pluriculturels, des agents humains qu'il abrite, et d'explorer le rapport évolutif, en devenir, de ces derniers à ces langues et cultures sociétales.

1. Problématiques et concepts d'appui

1.1 Problématiques

Pour ce faire, nous nous proposons de partir de trois problématiques :

a. Quel est le poids des représentations comme l'espace vécu et l'histoire de langues dans la construction identitaire de ces acteurs sociaux banatais, tels

---

1 La langue étant, du point de vue sociolinguistique, un marqueur identitaire fort (Billiez), le but de cette contribution est de montrer la spécificité des acteurs sociaux banatais, capables de s'orienter préférentiellement vers certains choix linguistiques, déterminants dans leur construction identitaire.

2 Le Banat est une région de l'Europe sud-orientale d'environ 30 000 km², située à la confluence de trois États distincts : la Serbie Voïvodine, la Roumanie et la Hongrie. Autrefois une région d'un seul tenant, elle connut à travers les siècles plusieurs destins géopolitiques et fut tour à tour intégrée à différents empires : l'empire romain (Antiquité), angevin, ottoman (Moyen Âge), austro-hongrois (Lumières), le royaume puis la République socialiste de Roumanie (XXe siècle) ; lors de la disparition de l'empire austro-hongrois (1916), la région fut divisée et répartie entre les trois pays frontaliers. Le territoire intégré à l'État roumain compte une superficie d'environ 19 000 km² (Bled).

qu'ils apparaissent dans l'imaginaire socio-discursif révélé par leurs interventions médiatiques dans l'espace public contemporain ?
b. Quel est le rapport entretenu par ces représentations, et quelle est sa nature ? D'autres facteurs interviennent-ils dans ces choix identitaires ?
c. Quelles sont les valences de ces deux types de représentation dans le processus de construction identitaire des Lorrains du Banat ?

Nous ferons pour commencer la distinction entre les notions de multilinguisme et de plurilinguisme, telles qu'elles apparaissent dans la définition du CECRL (Cadre européen commun de référence pour les langues) de 2001, mais aussi dans les développements proposés par les sociolinguistes (Beacco, Byram, Zarate). Nous nous appuierons dans notre étude sur la notion d'espace vécu (Fremont), empruntée au champ de la géographie humaine et sociale, ainsi que sur celle d'histoire de langues (Deprez, Breteignier), issue des recherches en sociolinguistique. Le corpus de travail choisi repose sur trois extraits tirés de trois articles de la presse roumaine contemporaine publiés dans les hebdomadaires *22*, *România literară* et *Viitorul României*, sélectionnés sur le critère de la richesse des informations apportées corrélatives aux problématiques qui nous occupent.

À ce corpus sera appliquée une analyse de contenu (Adam), dans une approche sociolinguistique, sur la base des notions évoquées précédemment, pour tenter de dégager de quelle manière ces acteurs sociaux d'ascendance lorraine se représentent le réel par rapport à l'espace dans lequel ils vivent et aux langues qu'ils pratiquent au quotidien, et quelle est la part du plurilinguisme et du pluriculturalisme dans ces représentations. Trois personnalités banataises contemporaines emblématiques ont retenu notre attention pour cette étude : la romancière Herta Müller, l'écrivain et essayiste Richard Wagner, ainsi que Daniela Török, comédienne au Théâtre d'État Allemand de Timişoara. Herta Müller est une célèbre écrivaine d'expression allemande née à Nitzkydorf en 1953, dans la communauté des Souabes/Lorrains du Banat. Elle a entrepris des études de littérature allemande et roumaine, de 1973 à 1976. Pour refus de collaborer avec les services secrets de la *Securitate*, elle subit un régime permanent de surveillance policière à domicile et un constant harcèlement psychologique. C'est en 1987 qu'elle gagne l'Allemagne fédérale, au titre d'exilée et de dissidente du régime dictatorial de Ceauşescu. De nos jours, elle vit à Berlin et elle est, depuis 1995, membre de l'Académie allemande de langue et littérature

[Deutsche Akademie für Sprache und Dichtung]. Elle a été lauréate du Prix Nobel de littérature en 2009[3].

Richard Wagner, né au Banat en 1952 dans le village de Lovrin fondé par des colons lorrains au XVIIIe siècle, est co-fondateur du Cénacle littéraire AktionsGruppeBanat, actif entre 1972 et 1975 au Banat, à Timişoara (Sterbling). Ce groupement se distinguait par un positionnement avant-gardiste, démystificateur et déconstructeur, en rupture totale avec les valeurs traditionalistes et germano-centrées, tant au niveau des thématiques que de l'esthétique véhiculées (Sebaux). AktionsGruppeBanat promeut, quant à lui, un « socialisme à visage humain » inspiré de l'idéologie de l'école de Francfort et d'Adorno, ainsi qu'une écriture hermétique qui intriguera les services secrets roumains de la Securitate. Infiltrés par la police politique, ses membres se verront interdire et disperser aux quatre coins du pays, assignés à résidence (Sterbling), voire contraints au « rapatriement » forcé en Allemagne (Michalon). Richard Wagner, quant à lui, opta pour l'exil en Allemagne fédérale en 1987.

Daniela Török, comédienne et metteure en scène aux origines métissées, est née le 14 mai 1978 ; c'est une ancienne élève du lycée allemand Nikolaus Lenau de Timişoara, diplômée en 2000 du département Art théâtral en langue allemande de la Faculté de Musique de l'Université de l'Ouest de Timişoara. Affectée au Théâtre d'État Allemand de Timişoara, elle y a interprété de multiples rôles relevant d'un répertoire riche et varié, classique et contemporain, allant de Schiller et Lessing à Beaumarchais et Beckett, en passant par Wilde, Wedekind et Horváth[4].

1.2 Concepts d'appui

Cette étude se propose de distinguer multilinguisme et plurilinguisme, selon la définition formulée en 2001 par le CECRL qui désigne par multilinguisme la présence de langues différentes sur un territoire donné et par plurilinguisme la capacité des locuteurs d'un territoire donné à utiliser plus d'une langue (CECRL). On déplace ainsi, dans cette nouvelle vision, le curseur sur les locuteurs plutôt que sur les langues, comme on le fait communément pour qualifier un État monolingue ou multilingue (Beacco, Byram). Partant du profil linguistique des colons arrivés au Banat tout au long du XVIIIe siècle,

3 Artus Hubert. www.nouvelobs.com/rue89/rue89-cabinet-de-lecture/20091008.RUE8510/herta-muller-prix-nobel-de-litterature. 24.01.2017, consulté le 5 février 2017.

4 www.teatrulgerman.ro/en/personal/daniela-török, consulté le 5 février 2017.

nous posons l'hypothèse que les locuteurs du Banat roumain contemporain, multilingue et multiculturel, possèdent une compétence plurilingue et pluriculturelle, à entendre comme la capacité d'un locuteur à communiquer langagièrement et à interagir culturellement en raison de sa maîtrise, à des degrés divers, de plusieurs langues et de l'expérience de plusieurs cultures (Coste, Moore, Zarate). La notion d'espace vécu que se propose d'explorer l'actuelle étude, issue du champ de la géographie humaine et sociale, fut introduite pour la première fois par Fremont (1972) ; elle inaugure une vision inédite selon laquelle l'homme, loin d'être considéré comme un objet neutre à l'intérieur de la région qu'il habite, s'inscrit dans un certain rapport avec l'espace environnant, qui serait ainsi

> vu, perçu, ressenti, aimé ou rejeté, modelé par les hommes, autant qu'il projette sur eux des images qui le modèlent. [...] L'étude de l'espace vécu ne saurait être limitée à l'analyse des lieux fréquentés par une personne ou par un groupe, au territoire, à l'espace de vie. Elle doit aussi intégrer toute la charge des valeurs qui se projettent des hommes aux lieux et des lieux aux hommes. L'espace apparaît donc comme « un réfléchi ». (Fremont)

Cette notion, reprise par Krefeld et les dialectologues italiens, fut intégrée à l'espace francophone par les travaux de Christine Deprez. Cette dernière fut également à l'origine de la notion d'« histoire de langue », reprise et développée par Aude Breteignier. Au regard du concept de représentation linguistique, largement utilisé précédemment, cette notion a le mérite d'introduire une double dimension diachronique et relationnelle, puisqu'elle est définie comme « la construction, par (et avec) un individu social, d'un récit contextualisant de l'histoire relationnelle et socio-interactionnelle à ses langues, et dans ses langues » (Breteignier). Pineau et Legrand, quant à eux, montrent que le lexème « histoire » renvoie à un processus d'historicisation, restituant un « récit réflexif construit dans un ici-et-maintenant interactionnel, socialement signifiant, lui-même inscrit en histoire ». Ainsi l'histoire de langue serait-elle « un récit interprétatif et questionnant du cours et du devenir d'une expérience relationnelle aux et en langues » (Breteignier).

2. Panorama du paysage sociolinguistique du Banat (post)colonial

La présence des Lorrains sur le sol banatais, remontant à l'aube du XVIIIe siècle, apparaît comme une conséquence de l'éviction militaire de la région des troupes ottomanes par l'armée autrichienne en 1716. Une vaste politique sans précédent de viabilisation économique, démographique et territoriale de la région fut entreprise par la suite, un large processus de colonisation faisant converger vers le territoire récemment conquis des populations de l'Europe occidentale, issues des anciennes provinces de l'empire allemand, mais aussi du Luxembourg, de l'Alsace et de la Lorraine. Ces populations, pour la plupart bi-, voire trilingues (on remarque un bilinguisme francique[5]/allemand, francique/français/allemand), s'adjoignent aux populations autochtones cohabitant sur place (roumaines, hongroises, serbes, croates, tchèques, grecques, turques, etc., au total près d'une vingtaine de communautés différentes), si bien que ce territoire nous apparaît clairement comme multilingue et multiculturel. Nous nous attacherons dans les lignes qui suivent à montrer que les populations qu'il abrite sont également plurilingues et pluriculturelles. Le bi/pluriculturalisme doit être compris ici comme le propre des agents humains participant à la vie de deux ou plusieurs cultures de manière régulière, capables d'adapter leurs comportements, habitudes et langages à un environnement culturel donné, combinant et synthétisant des traits de chacune des cultures (attitudes, croyances, valeurs), ce qui rend le bi(pluri) culturel spécifique (Grosjean).

3. Espace vécu et histoire de langue(s), une relation dialectique

Nous analyserons à présent les déclarations de trois personnalités banataises relevées dans la presse écrite roumaine à travers le prisme des deux notions évoquées, l'espace vécu et l'histoire de langues, pour en définir, dans une approche sociolinguistique, l'impact sur la construction identitaire, les différentes valences ainsi que le rapport entretenu l'un à l'égard de l'autre.

5 Le francique, ou « platt », est une langue de France arrivée sur l'actuel territoire avec les invasions franques du Ve siècle. Étendu sur quatre pays (Allemagne, Belgique, France, Luxembourg), qu'il touche partiellement (les trois premiers) ou totalement (Luxembourg), le francique se divise en quatre variantes : ripuaire, luxembourgeois, mosellan et rhénan. Seules les trois dernières variétés sont parlées sur le territoire français, du côté de Thionville (francique luxembourgeois), Boulay (francique mosellan), Sarreguemines (francique rhénan) (Rispail). Selon les territoires de provenance, et selon nos estimations, le francique rhénan, mosellan, luxembourgeois et le welche seraient les langues maternelles d'origine des colons expatriés au Banat et de leurs descendants, utilisées encore de nos jours dans la région, en milieu rural, dans la mesure où il reste des locuteurs natifs.

3.1 Herta Müller : ancrage spatio-temporel mouvant et plurilinguisme évolutif

Voyons ce premier extrait tiré d'un entretien avec l'écrivaine roumaine Gabriela Adameşteanu :

> Je n'ai jamais écrit en langue roumaine. Je connaissais quelque peu la langue pour l'avoir étudiée à l'école du village, bien sûr, là-bas je ne l'avais pas suffisamment apprise, car je n'avais que quelques heures de roumain par semaine. Et en dehors de l'école, on ne parlait pas du tout le roumain, le village étant peuplé exclusivement par des Allemands. Des Souabes. [...] Par la suite, je suis partie en ville, et après la fac, j'y ai travaillé dans une usine. Ce fut la première fois que je me suis retrouvée la seule Allemande, alors que tous les autres autour étaient Roumains ou Hongrois. Mais même avec les Hongrois, si l'on ne connaissait pas le hongrois, la langue commune était le roumain. Donc c'est là-bas, à l'usine, que j'ai commencé, tous les jours, du matin au soir, à parler uniquement la langue roumaine. J'avais une amie roumaine, elle ne comprenait pas du tout l'allemand et, comme nous étions très proches, j'ai appris le roumain [...].
> Je pense que ce fut une chance parce que, n'ayant pas le roumain comme langue maternelle, et l'ayant appris plus tard, lorsque j'avais déjà un regard fixé sur la littérature et sur l'esthétique de la langue, j'ai compris d'emblée la grande poésie de la langue roumaine, le grand nombre de comparaisons et de métaphores qu'elle comporte. Souvent je me figurais spontanément la comparaison entre les façons de dire dans ma langue et celles de la langue roumaine. Et j'ai compris que la langue roumaine conçoit les mêmes choses complètement différemment de ma langue maternelle et que, du point de vue de la structure psychique, un bon nombre de fois, cette vision-là m'était, à moi personnellement, beaucoup plus proche[6].
> *22* : Herta Müller, entretien avec Gabriela Adamesteanu, « La langue roumaine participe de la langue allemande dans laquelle j'écris », 28.10.2003.

De prime abord, on distingue dans cet extrait un espace rural, corrélatif à l'âge de l'enfance, un espace mono-ethnique avec une primo-socialisation langagière[7] en langue francique et une seconde en langue allemande, langue de scolarisation. Dans cet espace rural, les langues germaniques apparaissent

6 Les traductions du roumain au français sont nôtres.

7 La socialisation langagière décrit le processus interactif par lequel un enfant développe sa compétence communicative, en s'intégrant peu à peu à la communauté dans laquelle il grandit. Le processus d'acquisition du langage se construit dans l'interaction sociale, et l'enfant développe sa compétence langagière en se confrontant aux réactions d'autres membres de sa communauté (leurs demandes de clarification, leur incompréhension ou leur indifférence, leurs réactions négatives) et en ajustant sa communication en conséquence (Duranti, Ochs, Schieffelin ; Dressen-Hammouda).

comme hégémoniques (Marcellesi), alors que la langue roumaine, langue officielle du pays, revêt paradoxalement les atours de la marginalité d'une langue vivante étudiée en milieu scolaire. La représentation qui se dégage de ces propos est bien celle d'un espace vécu tranquille et sécurisant, marqué par un plurilinguisme débutant, un espace de contact[8] de langues et de cultures à dominance germanique. Un bilinguisme allemand/roumain consécutif (acquis après la langue maternelle), encore latent (passif), se développe timidement, amené à évoluer, avec le déplacement de l'ancrage spatial rural vers l'espace citadin, corrélatif à l'âge de l'adolescence, de la jeunesse (études secondaires, supérieures) et de l'entrée dans la vie active.

Ce deuxième espace s'avèrera être multilingue et multiculturel, car des Roumains et des Hongrois, en sus des Allemands (Souabes, Lorrains), viennent compléter le paysage sociolinguistique citadin. Bien que ces derniers soient en même temps plurilingues pour la plupart, un phénomène d'insécurité linguistique[9] (Francard) fait son apparition dans un premier temps dans l'histoire de langues de la locutrice, visible dans plusieurs déclarations de l'écrivaine dans l'espace public roumain, en même temps que l'on note un glissement du contact (Weinreich) vers le conflit des langues (Boyer).

L'histoire de langues révèle ici le passage du bilinguisme relativement précoce roumain/allemand latent au bilinguisme consécutif actif tardif de l'adolescence, et également additif (Landry ; Allard ; Deveau) car il permettra de complexifier et d'enrichir la langue d'écriture de l'écrivaine, en l'occurrence l'allemand, des caractéristiques de l'imaginaire socio-discursif du roumain. L'auteure y apparaît comme une locutrice plurilingue, les autres acteurs sociaux

8 La notion de contact de langues a été utilisée pour la première fois par Weinreich pour qualifier « toute situation dans laquelle la présence simultanée de deux langues affecte le comportement langagier d'un individu » (Rispail 28). C'est Boyer qui, par la suite, introduira la notion de « conflit » comme l'une des modalités du « contact » possible entre langues, qui qualifie le contexte où une langue, en situation de force (pour des raisons politico-administratives ou socio-économiques), tend à occuper tous les secteurs de l'activité langagière au détriment d'une autre langue, souvent plus légitime du point de vue historique (Boyer).

9 Michel Francard a défini, en se référant à la situation linguistique de la Wallonie, l'insécurité linguistique comme « [...] la prise de conscience, par les locuteurs, d'une distance entre leur idiolecte et une langue qu'ils reconnaissent comme légitime parce qu'elle est dans la classe dominante, ou celle d'autres communautés où l'on parle [une langue] "pure", non abâtardie par les interférences avec un autre idiome, ou encore celle des locuteurs fictifs détenteurs de LA norme véhiculée par l'institution scolaire » (13).

pouvant eux-mêmes parler hongrois, allemand ou d'autres langues sociétales environnantes. En même temps, une dynamique statutaire de la langue roumaine est à l'œuvre, qui passe de la condition de simple « langue vivante » à celle de langue véhiculaire (Calvet).

L'espace vécu y apparaît comme mouvant, assujetti aux ancrages spatiaux successifs (ruralité/citadinité) ; effectivement, il passe d'un espace vécu rural monolingue (ou plus précisément de bilinguisme endogène avec dilalie)[10], que l'on peut supposer sécurisant, à un espace vécu citadin multilingue, peuplé de locuteurs plurilingues, en voie de sécurisation, après un bref passage par l'insécurité linguistique. C'est un espace vécu de la révélation, acquisition et appropriation délibérée de la langue roumaine, cette dernière s'avérant être par la suite d'un impact majeur sur l'écriture d'expression allemande de l'auteure, et c'est là où nous percevons le plus précisément la relation indélébile entre langue et espace, ainsi que leurs représentations respectives. Si la langue roumaine apparaît ici comme une langue d'intégration sociale, le processus d'étude et d'approfondissement de celle-ci se révèle porté par un haut degré de motivation personnelle de la locutrice, en raison des affinités électives qu'elle se découvre avec l'imaginaire socio-discursif de cette langue et du bénéfice qu'elle pourra en tirer dans son œuvre littéraire.

3.2 Richard Wagner : histoire de langue additionnelle et espace vécu voyageur

Examinons à présent cet extrait tiré d'un entretien publié dans l'hebdomadaire *România literară* en 2006, entretien donné en roumain, langue que l'écrivain a étudiée à Bucarest, en parallèle des lettres allemandes :

> Le Banat m'a offert l'expérience d'une région habitée par diverses ethnies, qui ne se sont certes pas embrassées, mais se sont respectées. Oui, j'ai gagné l'expérience de la coexistence multiethnique, mais je dois préciser que j'ai également compris autre chose : ce qui coexiste doit reposer sur un minimum de consensus, de principe, on ne peut tout simplement pas tout mélanger pêle-mêle pour ensuite déclarer qu'il s'agit d'une « multikulti party », une coexistence qui ne se réduit en dernière instance pas qu'à la seule gastronomie. Par la culture roumaine et par l'expérience des années

10 Le bilinguisme endogène (désignant l'alternance des langues apparentées d'une même famille linguistique) a été défini par Berruto, ainsi que la notion de « *dilalie* », qui caractérise un type particulier de diglossie (Fishman) (coprésence de deux (variétés de) langues qui se différencient en termes de fonctions et de prestige au sein d'une même société) où l'une des variétés en contact, en l'occurrence dialectale, ne cesse de perdre du terrain dans les usages face à l'autre, officielle (Berruto).

> passées au Banat, j'ai aussi appris énormément de choses sur les Balkans, connaissances qui m'ont été d'un grand secours dans les débats sur la Yougoslavie et dans les essais que j'ai écrits sur cette région de l'Europe, « Der leere Himmel – Reise in das Innere des Balkans » (*Le ciel vide – un voyage à l'intérieur des Balkans.*) La culture roumaine m'a également servi de pont vers les cultures romanes en général. Un grand nombre des connaissances que je possède sur la culture italienne, française ou espagnole se fonde jusqu'à présent sur ce rôle intermédiaire qu'a détenu pour ma part la culture roumaine, par l'étude de la langue et littérature roumaines à l'Université.
> Richard Wagner, « L'octroi d'une malle littéraire », *România literară*, 2006/n° 32.

Le répertoire linguistique et culturel de l'écrivain nous révèle une histoire de langues additionnelle et éminemment sédimentaire, puisque certaines langues et cultures serviront de socle pour la sédimentation de nouvelles, acquises tant au sein de l'espace banatais qu'à sa périphérie. Le roumain, doté d'un statut de langue véhiculaire (Calvet), apparaît comme langue-passerelle ou langue-pont (Forlot, Klein), à fonction médiatrice entre les langues et cultures cohabitant dans l'espace banatais. L'histoire de langues est ici révélatrice d'un haut désir d'intégration (Landry ; Deveau ; Allard)[11] de cet acteur social banatais dans son espace de vie et de son implication dans l'acquisition et l'appropriation des véhicules linguistiques et culturels emblématiques de cet espace de convergence de ses ancêtres.

L'espace vécu wagnérien nous apparaît comme un espace de l'imbrication, de l'interpénétration de plusieurs espaces vécus, structurés de manière concentrique, englobant dans un premier temps le cercle de la germanité[12] (le noyau), celui de son village natal, complété par le cercle de la latinité (roumanité), avec l'arrivée en ville et les études de langue roumaine, qui vient se structurer autour, pour s'étendre finalement, en périphérie, au cercle de la balkanité. On remarque une constante volonté d'élargir et de repousser les limites du cercle de la germanité pour s'initier et se familiariser aux sphères culturelles voisines, par le biais justement de la langue/culture roumaine qui justifie ici son statut de langue passerelle, donnant par la suite accès à la sphère de l'italianité, à la romanité en général (la francité, l'ibérité).

11 Le désir d'intégration qualifie les dispositions du sujet envers l'intégration aux communautés linguistiques en présence Deveau, Landry et Allard.

12 Par francité, italianité, ibérité, germanité, roumanité, balkanité, nous désignons « l'ensemble de caractères propres au(x) peuple(s) désigné(s), vivant dans un espace, à sa [leur] culture. *Il n'y a pas de contradiction entre la négritude et la francité* » (Senghor), cnrtl.fr, consulté le 05.11.2021.

Aussi l'espace vécu se profilant ici nous apparaît-il comme celui de l'interculturation, où germanité, latinité et balkanité cheminent de pair, s'évaluent et se tolèrent, se comprennent, s'interpénètrent et s'influencent mutuellement. Ce même espace vécu nous apparaît dans un deuxième temps comme additionnel, sédimentaire et voyageur, puisque ses acquis et profits accompagneront son bénéficiaire jusqu'en Occident, en Italie ou en Allemagne fédérale, où il aura l'occasion de séjourner. La roumanité lui servira ainsi de socle pour d'abord accéder à l'appréhension de la culture latine en général et pour sédimenter d'autres espaces vécus qui apparaissent ici comme accessibles, abordables et profitables.

3.3 Daniela Török : espace vécu interculturel et histoire de langues « à potentiel caché »

Examinons cet extrait tiré du journal intitulé *Viitorul României*[13] :

> Mon père est moitié hongrois, moitié allemand. Avant de commencer l'école, il y a eu un grand dilemme dans la famille. Fallait-il m'inscrire à l'école de langue allemande ou bien à celle de langue hongroise ? Il y avait également l'alternative de l'école de musique. Les miens flirtaient avec l'idée d'émigrer un jour en Allemagne, si bien que je fus inscrite dans la section allemande de l'École Générale n° 9, même si je ne parlais pas un mot d'allemand. J'en serai éternellement reconnaissante à mes parents. Ma grand-mère disait : « plus tu connais de langues, plus tu vaux en tant qu'homme ». Je parle également l'anglais, et un peu de français. Mais pour moi l'allemand est la plus belle langue au monde. Elle est d'une telle complexité ! Je ne cesse d'apprendre de nouvelles choses. Einstein définissait l'éternité comme le temps nécessaire à l'apprentissage de l'allemand. Je suis totalement fascinée par sa grammaire. Aujourd'hui encore je lis des livres de grammaire, et je m'exerce, juste pour me détendre. Ma vie durant, je n'ai eu que des avantages à retirer de la connaissance de l'allemand. La plus grande des satisfactions, c'est qu'aujourd'hui je suis comédienne au Théâtre Allemand, où je me sens comme chez moi. Jamais je n'aurai l'idée de le quitter pour aucun autre théâtre au monde.
> […] J'aime beaucoup l'air occidental de ma ville. Je suis fière d'appartenir à une zone multiculturelle et multilinguistique. Je suis persuadée que Timişoara possède un charme particulier de ce point de vue, non seulement en termes d'architecture, d'infrastructure, mais aussi en termes de relations interethniques. Le Théâtre Allemand a son siège dans un bâtiment abritant quatre institutions, et deux d'entre elles appartiennent aux minorités. Je ne suis pas complètement d'accord avec cette appellation de « minorité », puisque les Timişoréens (en fait, les Banatais) n'ont jamais ressenti de barrière de communication et de coexistence avec les autres ethnies présentes dans la région.

13 L'Avenir de la Roumanie (N.t.).

Alina Vîlcu, *Viitorul României*, Interview avec Daniela Török, « L'abus est encore un tabou dans une société conservatrice comme celle roumaine », 29.11.2018.

D'un point de vue sociolinguistique et socioculturel, le cas de la comédienne Daniela Török est emblématique d'un grand nombre de Banatais : elle appartient à une famille mixte et affiche un répertoire linguistique relativement riche : le hongrois (maternel), l'allemand (paternel), le roumain (langue véhiculaire), mais aussi l'anglais et le français (langues vivantes apprises dans un cadre formel, institutionnalisé). Au-delà de ce répertoire plurilingue, sa famille elle-même est emblématique de l'existence d'un phénomène de politique linguistique familiale[14], très variée au sein du Banat, surdéterminée par des facteurs multiples (individuels, familiaux, sociétaux) et éminemment par l'espace social. Cette séquence met au jour des projets parentaux identitaires (Deprez) spécifiques, infléchissant à l'enfant une socialisation langagière en langue seconde[15] (allemande), sur fond toutefois de politique linguistique familiale hongroise. Ces décisions révèlent la velléité de cette famille exogame de pérenniser sa double identité ethnolinguistique (Deveau, Landry, Allard) aussi bien par la transmission intergénérationnelle (le hongrois) que par la scolarisation (socialisation langagière en langue allemande). Malgré l'absence de l'allemand dans la communication familiale quotidienne, on note un bilinguisme familial symbolique (Desprez-de-Heredia ; Varro), avec la deuxième langue (l'allemand) qui semble dans un premier temps confinée à des « domaines de solidarité » (Fishman), pratiquée en présence d'un compatriote, d'un membre de sa famille, etc.

---

14 Si l'on s'accorde généralement à penser que la politique linguistique est notamment l'apanage de l'État à travers ses institutions et services (Robillard 230), c'est Deprez qui proposa pour la première fois la notion de politique linguistique familiale pour désigner le mode de gestion des langues dans les familles bilingues. Celle-ci se matérialise par le choix des langues et des pratiques langagières au quotidien, comme par les discours explicites tenus par les parents à leur égard (Deprez 35).

15 Le concept de socialisation langagière évoqué précédemment a été élargi pour décrire la socialisation dans une langue seconde. Celle-ci « vise le développement *indirect* des connaissances socioculturelles en langue seconde, par l'utilisation de la langue lors de séquences interactionnelles spécifiques et par le processus de socialisation (Roberts *et al.*, 103). Avec le temps, l'apprenant prend part aux interactions de sa nouvelle communauté et se voit progressivement initié à ses discours, valeurs et interprétations. La socialisation langagière en langue seconde implique donc la reconnaissance et l'utilisation de nouveaux signaux linguistiques, l'interprétation de signaux pragmatiques souvent différents de la première langue, ainsi que la mise en relation de ceux-ci avec les enjeux et les fonctions des situations où apparaissent les nouveaux signaux » (Dressen-Hamouda 4).

Ce bilinguisme familial, même latent, représenterait un potentiel réel pour les enfants, le fameux « potentiel caché » des familles exogames évoqué par les recherches canadiennes (Landry), car prégnant dans leur construction identitaire. Celui-ci renvoie à la double appartenance identitaire de la famille, au même titre que d'autres indicateurs culturels (gastronomie, fêtes ou costumes traditionnels, religion, comportement, etc.). Si la fonction de la langue maternelle du père ne ressort pas très clairement dans cet extrait, un sentiment de responsabilité semble poindre au regard de cette langue mise en sourdine dans le cadre familial, incarné par un désir de transmission biaisée, par une approche volontariste et par le truchement de l'école, traduisant une stratégie consciente de pérennisation de la langue minorisée.

Il est intéressant d'observer ici l'émergence d'une histoire de langues imprégnée d'un ethos de la révélation, de fascination pour la langue allemande, que l'énonciatrice évalue en termes élogieux : langue et grammaire fascinantes, belles entre toutes, complexes, inépuisables, pourvoyeuses de nombre d'avantages, associés autant à la dimension cognitivo-pragmatique qu'à l'aspect ludique.

On découvre une énonciatrice appréhendant l'allemand non pas comme native, mais plutôt depuis un positionnement extérieur, en tant qu'éternelle apprenante : elle s'avère donc porteuse d'un bilinguisme consécutif relativement tardif et additif, dont l'apprentissage se trouve néanmoins stimulé et motivé par le filtre affectif[16] à l'aune duquel cette langue est considérée. Nous soulignons ici le même positionnement ethno-sociolinguistique « de l'extérieur » vis-à-vis de la langue et de la culture de l'autre que celui remarqué dans les cas de Herta Müller et de Richard Wagner, qui vient suggérer la dimension pluriculturelle des Lorrains banatais : intérêt et participation à la langue et à la culture de l'autre. L'histoire de langues de Daniela Török comporte ainsi des composantes à valences distinctes : langues de communication familiale (le hongrois), d'intégration à la société roumaine (le roumain), de socialisation langagière et d'intégration à la communauté allemande banataise (l'allemand), simultanément langue d'affinité élective et d'insertion professionnelle. Plusieurs espaces vécus

16 La théorie du « filtre affectif » a été avancée par les travaux de Krashen, qui posent que le succès d'une acquisition langagière est sous-tendu entre autres par les propres représentations sur la langue de l'apprenant (en termes de sympathie/antipathie pour la langue cible), par la distance sociale, l'implication personnelle de l'apprenant dans les activités d'apprentissage, enfin par sa propre motivation (intrinsèque/instrumentale). Les intentions, les émotions et les attitudes de l'apprenant font écran à ce qui est présenté à l'intérieur et à l'extérieur de la salle de cours.

apparaissent ici imbriqués les uns aux autres : l'espace vécu familial, scolaire, professionnel et citadin, évoqués, malgré leur hétérogénéité constitutive, comme des espaces harmonieux, du savoir-vivre ensemble, offrant à tout un chacun la possibilité de s'exprimer sur le terrain et dans la langue qui lui convient. Nous sommes ainsi témoins d'un ethos élogieux, mais aussi de satisfaction, exprimé à l'endroit de la dimension pluridimensionnelle de l'aire linguistique et culturelle banataise, tant sur le plan du patrimoine culturel (architectural) et matériel (infrastructure) que sur celui de l'humain, incarné par le syntagme « relations interethniques ». Pour l'énonciatrice, la cohabitation d'institutions plurilingues et pluriculturelles au sein d'un seul et même bâtiment signe l'égalité de traitement humain, économique, social et culturel des minorités du Banat ; elle requiert, selon nous, un certain degré de plurilinguisme/pluriculturalisme des agents humains banatais, toutes origines confondues, ainsi qu'une culture manifeste du « vivre ensemble », impliquant corollairement dans ce contexte le « travailler ensemble » emblématique de la région.

Remarques conclusives

Le Banat apparaît ici comme un territoire multilingue, habité entre autres par des locuteurs issus de l'émigration lorraine se révélant à la fois plurilingues et pluriculturels, à l'image des trois acteurs banatais sélectionnés. Un plurilinguisme tridimensionnel se fait jour dans cet espace : endogène, propre aux populations autochtones (roumain, hongrois, serbe, croate, bulgare, etc.) ; exogène (francique rhénan, mosellan, luxembourgeois, welche, allemand – les langues occidentales parlées par les descendants des colons lorrains) ; institutionnel (les langues vivantes enseignées en milieu scolaire). L'espace vécu et l'histoire de langues apparaissent, dans le discours de ces Lorrains, comme des représentations omniprésentes, indissociables de leur vécu ethno-sociolangagier et d'un impact déterminant sur leur construction identitaire.

Ces représentations entretiennent une relation dialectique, ni l'une ni l'autre ne pouvant être envisagées indépendamment. On remarque l'émergence d'une certaine agentivité de l'espace sur le choix des langues utilisées, sous-tendue par l'obligation de puiser dans le réservoir linguistique disponible dans son espace de vie ; conjointement, on note une agentivité manifeste de l'acteur social lui-même sur l'orientation délibérée et préférentielle vers certaines langues et cultures, afin de les découvrir et de les approfondir, voire de se les approprier. Ces choix sont dictés par un certain désir d'intégration, par des affinités électives avec la langue et la culture approchées, par une motivation langagière et culturelle manifeste. L'histoire de langues comme l'espace vécu se révèlent en égale mesure dynamiques, additionnels, évolutifs, sédimentaires (l'un comme l'autre servant de socle à l'espace vécu ou à l'histoire de langue à venir), mais aussi voyageurs, car ils accompagnent, définissent et déterminent du point de vue identitaire le locuteur en dehors même de l'espace banatais.

Bibliographie

Artus, Hubert. « Herta Muller, Prix Nobel de littérature ». www.nouvelobs.com/rue89/rue89-cabinet-de-lecture/20091008.RUE8510/herta-muller-prix-nobel-de-litterature.html, consulté le 25 janvier 2016.

Billiez, Jacqueline. « La langue comme marqueur d'identité ». *Revue Européenne des Migrations Internationales*, n° 1–2, 1985, p. 95–105.

CECRL. *Cadre européen commun de référence pour les langues*. Didier, [2001] 2005.

Beacco, Jean-Claude ; Byram, Michael ; Zarate, Geneviève. *De la diversité linguistique à l'éducation plurilingue. Guide pour l'élaboration des politiques linguistiques éducatives en Europe*. Strasbourg, Conseil de l'Europe, 2007.

Berruto, Gaetano. « Langue, dialecte, diglossie, dilalie ». *Langage et société*, n° 171, 2020, p. 55–87.

Bled, Jean-Paul. « Le Banat. Un panorama historique », *Études Germaniques*, vol. 267, n° 3, 2012, p. 415–419.

Boyer, Henri. *Plurilinguismes, Contact ou conflit de langue*. L'Harmattan, 2000.

Breteignier, Aude. « À partir de quelques histoires de langues. Rapports construits aux langues et appropriation linguistique ». *Traverses*, n° 9 (*Plurilinguismes et subjectivités*), 2007, p. 245–278.

Breteignier, Aude. « Histoires de langues en formation. Construire une démarche de recherche intervention alter-réflexive ». *Cahiers de sociolinguistique*, n° 14, 2009, p. 27–42.

Breteignier, Aude. *Imaginaires plurilingues en situation de pluralités linguistiques inégalitaires. Vingt ans « au cœur et aux marges » de la sociolinguistique* (Synthèse d'Habilitation à diriger des recherches non publiée). Le Mans Université, 2016.

Calvet, Louis-Jean. *Les langues véhiculaires*. PUF, 1981.

Coste, Daniel ; Moore, Danièle ; Zarate, Geneviève. *Compétence plurilingue et pluriculturelle. Vers un Cadre Européen Commun de Référence pour les langues pour l'enseignement et l'apprentissage des langues vivantes. Études préparatoires*. Conseil de l'Europe, 2009.

Deprez, Christine. « Langues et espaces vécus dans la migration : quelques réflexions ». *Langage et société*, n° 121–122, 2007, p. 247–257.

Deprez, Christine, « Une “politique linguistique familiale” : le rôle des femmes ». *Éducation et Sociétés plurilingues*, n° 1, 1996, p. 35–42.

Deprez-de-Heredia, Christine ; Varro, Gabrielle. « Le bilinguisme dans les familles ». *Enfance* n° 45, 4, 1991, p. 297–304.

Dressen-Hammouda, Dacia. *La socialisation langagière : un cadre pour l'émergence concomitante de la compétence langagière et la spécialisation universitaire*, 2018, hal-01900838, consulté le 22 février 2021.

Fishman, Joshua A. « Bilingualism with and without diglossia, diglossia with and without bilingualism ». *Journal of Social Issues*, vol. 23, n° 2, 1967, p. 29–38.

Forlot, Gilles. « De l'anglais dominant dans l'éducation : contributions sociolinguistiques à des réinterprétations didactiques ». *Tréma*, n° 42, 2014, p. 1–14.

Francard, Michel. « Insécurité linguistique ». Marie-Louise Moreau (dir.), *Sociolinguistique, Concepts de base*. Mardaga, 1997, p. 172.

Fremont, Armand. *La région, essai sur l'espace vécu*. Flammarion, 1972.

Grosjean, François. *Parler plusieurs langues : le monde des bilingues*. Albin Michel, 2015.

Klein, Horst G. « L'anglais, base possible de l'intercompréhension romane ? ». *L'anglais, langue passerelle vers le français, ELA. Études de linguistique appliquée*, n° 149, 2008, p. 119–128.

Krefeld, Thomas. « Per una linguistica dello spazio vissuto ». Thomas Krefeld (dir.), *Spazio vissuto e dinamica linguistica*. Peter Lang, 2002, p. 11–24.

Landry, Rodrigue. « Éducation bilingue en situation minoritaire : pour une identité culturelle ». Marta Dvorak (dir.), *Canada et bilinguisme*. Presses universitaires de Rennes, 1997, p. 151–166.

Landry, Rodrigue ; Allard Réal. « L'exogamie et le maintien de deux langues et deux cultures : le rôle de la francité familioscolaire ». *Revue des sciences de l'éducation*, vol. XXXIII, n° 3, 1997, p. 561–592.

Marcellesi, Jean-Baptiste (dir.). « Norme et hégémonie linguistique ». *Cahiers de linguistique sociale*, n° 1, 1976.

Michalon, Bénédicte. « Circuler entre Roumanie et Allemagne. Les Saxons de Transylvanie, de l'émigration ethnique au va-et-vient ». *Balkanologie, Revue d'études pluridisciplinaires*, vol. VII, n° 1, 2003, p. 19–42.

Müller, Herta. Limba română participă la germana in care scriu, revista22.ro/cultura/limba-romana-participa-la-limba-germana-in-care-scriu, 28.10.2003, consulté le 15 décembre 2015.

Pineau, Gaston et Le Grand, Jean-Louis. « Des pratiques multiformes ». Gaston Pineau (dir.), *Les histoires de vie*. Presses Universitaires de France, 2013, p. 5–21.

Rispail, Marielle. « Langues et cité. Le francique (platt lorrain) ». *Glottopol*, n° 25, mars 2014, p. 2–3.

Rispail, Marielle (dir.). *ABCdaire de sociodidactique, 65 notions et concepts*. Presses Universitaires de Saint-Étienne, 2017.

Roberts, Célia ; Grandcolas, Bernadette ; Arditty, Jo. « Acquisition des langues ou socialisation dans et par le discours ? Pour une redéfinition du domaine de recherche sur l'acquisition des langues étrangères ». *Langages*, n° 134, 1999, p. 101–115.

Robillard, Didier. « Politique linguistique ». Marie-Louise Moreau (dir.), *Sociolinguistique, Concepts de base*, 1997, p. 229–230.

Sebaux, Gwenola. *(Post) colonisation – (Post) migration. Ces Allemands entre Allemagne et Roumanie*. Éditions Le Manuscrit, coll. « Savoirs. Carrefours d'Empires », 2015.

Sterbling, Anton. Einige subjektive Anmerkungen zur „Aktionsgruppe Banat". www.halbjahresschrift. Blogspot. com/2012/04/40-jahre-aktionsgruppe-banat.html, consulté le 3 décembre 2017.

Török, Daniela ; Alina Vîlcu. Abuzul este înca un subiect tabu într-o societate conservatoare ca cea româneasca. Viitorulromaniei.ro/2018/11/29/daniela-torok-jurnal-de-romania-timisoara-abuzul-este-inca-un-subiect-tabu-intr-o-societate-conservatoare-precum-cea-romaneasca/, consulté le 1er décembre 2018.

Wagner, Richard. Vămuiala unui geamantant literar, România literară. arhivaromania literara. com /index.pl/ richard _wagner_-_vamuiala_unui_geamantan_literar, 2006/n° 32, consulté le 18 mars 2017.

www.teatrulgerman.ro/en/personal/daniela-török, consulté le 5 février 2017.

Line Amselem

Un plurilinguisme séculaire ouvert à deux contextes multilingues. Itinéraire d'un défenseur de la langue judéo-espagnole du Maroc : Solly Lévy, de Tanger à Montréal

Introduction: Parcours et perspectives - un exemple et un hommage

Salomon Lévy, dit Solly Lévy (1939–2020), est un des seuls auteurs à avoir publié des textes littéraires écrits en ḥaketía (Benoliel ; Bendelac ; Benharroch ; Bentolila), langue judéo-hispano-marocaine vernaculaire (*Yaḥasrá. Escenas ḥaquetiescas, El libro de Selomó,* et *Segundo libro de Selomó*). Auparavant, il n'y avait guère eu que des citations de la langue, selon différentes modalités pouvant aller d'une langue exotique imaginée par Pérez Galdós dans son roman sur la guerre de Tétouan à des éléments précis traduits en français (Bendahan), jusqu'à la troublante imprégnation du castillan par la ḥaketía dans *La Vida Perra de Juanita Narboni*, dernier roman de l'écrivain tangérois Ángel Vázquez (Amselem, « Lecturas de la ḥaketía en la *Vida perra de Juanita Narboni* » et « El uso de la ḥaketía ». Après. Lévy d'autres auteurs ont évoqué le monde judéo-espagnol du Maroc, comme Léo Aflalo, Esther Bendahan ou Mohamed Sibari, mais seul Élie Benchétrit, lui aussi résidant à Montréal, a publié un autre roman en ḥaketía à ce jour.

La langue et le parcours de Solly Lévy mettent en perspective la question de son plurilinguisme et du multilinguisme particulièrement riche des lieux où il a vécu, qu'il s'agisse du Tanger international où il est né ou du Canada où il a émigré, d'abord à Montréal en 1968, puis à Toronto en 2000. En plus de pratiquer sa langue maternelle, Solly Lévy, que nous avons eu la chance de connaître, était totalement francophone et hispanophone, il était anglophone et avait une excellente connaissance de l'hébreu liturgique, de l'arabe marocain et une bonne connaissance d'autres langues néo-latines.

L'évocation de ce parcours d'enseignant, chercheur, écrivain, traducteur, humoriste, comédien, chanteur, homme de radio et militant, nous conduit à des questionnements croisés entre histoire, sociologie, didactique et politique. Nous l'envisagerons selon le principe de la micro-histoire (Ginzburg, Poni) par le biais d'une biographie hors du commun étudiée comme indice du destin linguistique des populations juives du Maghreb. Car la vie de Solly Lévy est un exemple de tension entre fidélité à une langue ultra-minoritaire en voie de disparition et ouverture à toutes les possibilités d'échanges offertes par la mondialisation. Et cela dans un raccourci temporel vertigineux, car la ḥaketía est une langue majoritairement orale, ayant conservé des racines médiévales vivantes, qui s'est trouvée en une génération dans la nécessité d'user de divers médias pour tenter de perdurer, comme le montre l'œuvre de Solly Lévy.

Une réflexion sur le plurilinguisme (Zarate, Lévy, Kramsch) dans un monde globalisé peut être l'occasion de s'enthousiasmer devant les possibilités d'échanges et de diffusion des langues qu'offrent la mobilité des personnes et les avancées technologiques. Cependant, le même questionnement peut induire une inquiétude, car la nécessité d'échanges globalisés encourage aussi l'emploi d'une langue. commune dominante, aujourd'hui l'anglais, et l'affaiblissement des autres. On songe alors au grand nombre des langues menacées d'extinction, le judéo-espagnol en fait partie et la ḥaketía est sa branche la plus fragile.

La plupart des textes de Solly Lévy sont autobiographiques et en ḥaketía, l'auteur dit la valeur exemplaire et linguistique d'un tel témoignage, en la mettant à distance avec humour, dans un prologue en castillan (*Segundo libro de Selomó* 15) :

> Se trata de un relato pseudo-autobiográfico en el cual el narrador se presenta como el prototipo del judío oriundo de la antigua zona española de Marruecos [...] La ḥaketía, judeoespañol vernacular marroquí, se presta bien para esta narración intimista en la cual humor y nostalgia se conjugan a cada momento. [Il s'agit d'un récit pseudo-autobiographique dans lequel le narrateur se présente comme le prototype du juif originaire de l'ancienne zone espagnole du Maroc. [...] La ḥaketía, judéo-espagnol vernaculaire marocain, se prête bien à cette narration intimiste dans laquelle humour et nostagie se mêlent sans cesse[1].]

Ces récits sont nostalgiques, en effet, mais aussi fondateurs et porteurs de nouveauté, puisque S. Lévy est le premier à écrire véritablement de la littérature dans cette langue. Il entreprend d'éditer son autobiographie sous fome de livres (*El libro de Selomó* et *Segundo libro de Selomó*) ; le premier relate la période allant de sa naissance à Tanger en 1939 jusqu'à son départ pour Montréal avec son épouse et ses deux jeunes enfants en 1968 ; le second poursuit le récit et va jusqu'à son déménagement pour Toronto en 2000 après son départ à la retraite. C'est ce dernier ouvrage qui nous intéresse, nous y puiserons la plupart des informations que nous étudierons.

1 C'est nous qui traduisons les citations de l'article présentées entre crochets.

Nous avons articulé ce travail en trois parties ; la première est une présentation historique, géographique et linguistique de la ḥaketía, dont il est difficile de faire l'économie tant la langue est méconnue. Ensuite, nous évoquerons l'itinéraire de Solly Lévy en rappelant d'abord son activité de chanteur, dramaturge et comédien en judéo-espagnol au sein du groupe Gerineldo jusqu'à la publication du premier livre en ḥaketía. Enfin, nous verrons comment S. Lévy est passé du judéo-espagnol au franco-judéo-arabe en passant par le français du Québec.

1. La langue maternelle de Solly Lévy

1.1 Temps et lieux du judéo-espagnol : deux variantes

Comme toutes les langues juives, le judéo-espagnol est le produit d'un plurilinguisme issu de la combinaison d'une identité religieuse se référant à des textes hébraïques et à divers ancrages territoriaux (Alvarez-Péreyre, Baumgarten). Le judéo-espagnol associe donc la langue espagnole et l'identité juive. Cependant, on s'accorde à ne parler de judéo-espagnol qu'après l'expulsion des populations juives d'Espagne en 1492 (Varol), on distingue alors deux grandes variantes de la langue vernaculaire : une orientale aussi appelée judezmo, djudyo ou encore spanyolit, parlée dans les pays des Balkans et enrichie au fil du temps d'emprunts au turc, au grec, au bulgare, mais aussi à l'italien et au français (Varol, Néhama) ; l'autre branche est occidentale, c'est le judéo-espagnol des juifs installés au Maroc ou ḥaketía, orthographié quelquefois haquetía, hakitíya ou encore jaquetía[2]. Il résulte d'emprunts à travers le temps au portugais, à l'arabe dialectal du Maroc, à la langue tamazigh ou berbère, à l'anglais et enfin à l'espagnol moderne depuis 1860.

Il existe cependant un large socle commun aux deux branches du judéo-espagnol ; les deux ont pour origine l'espagnol du XVe siècle associé à des éléments de l'hébreu liés à la pratique religieuse et présent aussi dans la vie quotidienne (Bentolila). Les juifs hispanophones des Balkans et du Nord du Maroc ont, par ailleurs, une culture orale similaire, un riche proverbier (Frizer, Bentolila) et un répertoire de chansons, surtout des *romances* ayant fait l'objet de nombreux

2 La question de la graphie est sensible, nous avons participé avec Solly Lévy, Abraham Bengio, Alicia Sisso Raz, Nina Pinto Abecassis à une consultation lancée par le Pr. Yaakov Bentolila de l'Université du Neguev pour une proposition de norme commune en vue de la préparation de son dictionnaire de l'élément hébraïque en ḥaketía en 2012–2013 (Bentolila). Solly Lévy utilisa cette norme dans les extraits de son *Segundo libro de Selomó* que nous citerons.

travaux (Bénichou) ; malgré des différences, l'intercompréhension est grande entre locuteurs de deux variantes et des différents pays.

De plus, il existe une troisième modalité de judéo-espagnol : le ladino, un calque de l'hébreu en espagnol (Sephiha, *Le ledino*) qui suit donc mot à mot le texte hébraïque en imitant sa syntaxe. Cette langue n'est pas parlée, c'est un support pédagogique ou une traduction permettant à ceux qui ne connaîtraient pas l'hébreu de comprendre le sens d'un texte liturgique. Le meilleur exemple en est la *haggadah de Pessah*, ou récit de la sortie d'Égypte lu par les familles lors de la Pâque juive (Sephiha, « Une haggadah »).

Aujourd'hui, on a tendance à employer le mot « ladino » comme substantif ou adjectif désignant tout ce qui a trait au judéo-espagnol, surtout en Israël où la « Autoridad Nasionala del Ladino » a été créée en 1997 pour la préservation de la culture judéo-espagnole, et il faut saluer son action. Cependant, la distinction entre langue(s) vernaculaire(s) et langue calque fait grand sens surtout dans un cadre académique, Haïm Vidal Sephiha (1923–2019) a été un de ses plus ardents défenseurs.

1.2 Plurilinguisme et judéo-espagnol

Au Maroc, différentes langues étaient parlées par les juifs, les travaux de Simon Lévy montrent l'étroitesse de leurs imbrications (*Les parlers arabes*) et soulignent l'ancrage arabe de ses parlers.

Pour la ḥaketía, les trois éléments fondamentaux sont donc l'espagnol, la langue arabe et la religion juive, prenons pour exemple une expression courante montrant leur association : « ¡wa ḥamdea el Dio ! » signifie littéralement « Eh bien rends grâce à Dieu », que l'on peut traduire par « ne te plains pas ». « Wa » est la conjonction « et » en arabe, qui est ici exclamative et prend le sens de « eh bien » ; « ḥamdear » est un verbe formé à partir de la racine arabe حمد, hamada, qui signifie « louer », en particulier Dieu. « El Dio » est préféré en judéo- espagnol à la forme espagnole « Dios », perçue comme un pluriel, les locuteurs montrent qu'ils ne croient qu'en un Dieu unique, « el Dio ». On a donc ici un exemple d'espagnol judaïsé, « El Dio », d'arabe hispanisé « ḥamdear », une particule arabe, « wa », et une intonation que l'on peut qualifier d'arabe ou d'espagnol régional.

Nous détaillons ces éléments, mais les locuteurs ne sont pas toujours conscients de l'origine des termes, ils ont à leur disposition des doublons qui permettent d'intensifier leur discours, pour dire « cela n'a aucune saveur » on dira ainsi « no tiene sabor (espagnol) ni leddá (arabe) », sans connaître forcément le mot arabe.

Le plurilinguisme n'a pas été accessible à toutes les populations, des femmes, en particulier, pouvaient ne parler que le judéo-espagnol ou le judéo-arabe et ne connaître que quelques termes permettant de faire de menus achats, et demeurer par ailleurs dans un cercle familial monolingue.

1.3 Diglossie et plurilinguisme dans le Tanger international

Dès le milieu du XIXe siècle, les juifs du Maroc se sont trouvés en contact avec le castillan moderne par l'arrivée d'Espagnols engagés dans la guerre de Tétouan (Bentolila « Le processus d'hispanisation de la hakétia à la lumière de quelques sources littéraires »). Alors, la ḥaketía s'est imprégnée d'espagnol moderne et a été reléguée à la sphère domestique, tandis que le castillan s'est imposé comme langue de culture. En cela, il a très vite été concurrencé par la langue française activement enseignée dans les écoles de l'Alliance Israélite Universelle, réseau d'enseignement déployé depuis la France ayant pour objectif l'alphabétisation des enfants pauvres. L'initiative concernait d'abord les enfants juifs, mais ceux d'autres confessions y étaient et y sont encore accueillis. Cela a été essentiel pour les filles, car les garçons juifs ont tous l'obligation de connaître l'hébreu afin de célébrer leur majorité religieuse – la bar-mitsvah – à l'âge de treize ans. La première école de l'Alliance a été fondée à Tétouan en 1862, la seconde à Tanger en 1864. La diglossie qui s'est installée alors est une des clés de la fragilité de la ḥaketía. Les locuteurs distinguent un « español bueno » d'un « español muestro » et perçoivent leur langue comme une « déformation » du castillan normatif (Leon). Le français comme langue de culture a touché aussi largement les familles plus aisées avec la création du Lycée français ; la plupart des juifs hispanophones des dernières générations nées au Maroc sont donc francophones[3].

Dans les Balkans, les langues coloniales que sont le français ou l'italien contaminent le judéo-espagnol, mais n'empêchent pas l'avènement de productions écrites nombreuses dans cette langue.

1.4 Plurilinguisme exacerbé

La rivalité coloniale entre la France et l'Espagne concernant le Maroc s'est exacerbée au début du XXe siècle par l'intervention d'autres pays cherchant à contrôler la zone stratégique du détroit de Gibraltar ; ce fut le cas du Royaume-Uni puis

3 La différence sociale entre enfants de l'Alliance et du Lycée est au cœur du roman d'Élie Benchetrit.

de l'Allemagne. Les différentes crises ont débouché en 1923 sur l'instauration d'un statut international pour la ville de Tanger et son *hinterland* (Pons). Une administration collégiale a été mise en place et a été effective de 1923 à 1956, date de l'Indépendance du Maroc, avec une parenthèse de 1940 à 1945, car Tanger a été annexée par l'Espagne franquiste lors de la Seconde Guerre mondiale. Le statut international a intensifié l'activité marchande et s'est maintenu pour le port de Tanger au-delà même de l'Indépendance du pays, jusqu'en 1960.

Dans le contexte troublé du début du XXe siècle, en plus des représentants officiels des différents pays, la ville a attiré toutes sortes de populations, des réfugiés de guerre, des malheureux fuyant la misère ou les persécutions, comme des artistes cherchant la lumière et la liberté des mœurs. Ceux qui l'ont connue se rappellent une période très faste d'abondance et de variété, de produits venus du monde entier et, comme une curiosité ultime, la présence de services postaux de divers pays et la multiplication des banques et des tables de cambistes dans les rues. Le romancier tangérois Ángel Vázquez (1976) représente la fin du Tanger international comme un carnaval vertigineux autant qu'éphémère.

1.5 Avant et après Tanger

La présence de la plupart des juifs hispanophones du Maroc à Tanger est l'aboutissement de déplacements anciens (Israel Garzón). À leur arrivée, après l'expulsion d'Espagne en 1492, ce groupe qu'on appelle *Megorashim* (les « expulsés »), par opposition aux *Toshavim* (« résidents »), juifs présents au Maroc dès l'Antiquité, s'est d'abord installé à Fès puis est remonté vers les villes du Nord du Maroc, que les offensives espagnoles et portugaises avait vidées de leurs habitants (Simon Lévy) : Tétouan, Tanger, Larache, Asilah, Alcázarquivir et Chaouen. Tétouan a été le centre administratif, religieux et économique de la communauté jusqu'à ce qu'une série de crises sanitaires, sociales et politiques conduisent beaucoup de juifs hispanophones à chercher fortune, qui en Amérique (pour exploiter le caoutchouc en Amazonie, au Brésil et au Vénézuela), qui en Algérie voisine. C'est alors que s'est constitué un foyer de locuteurs de ḥaketía dans la région d'Oran. Au XIXe et au XXe siècle, les institutions des juifs hispanophones sont déplacées à Tanger, avant le départ massif dans la seconde moitié du XXe siècle de l'écrasante majorité des juifs installés au Maghreb depuis des siècles (G. Bensoussan). Dans les années 1960–70, les dernières familles juives du Maroc (francophones, arabophones et hispanophones) se sont concentrées à Casablanca, il ne reste plus aujourd'hui que quelques personnes dans les villes du Nord.

2. De Tanger à Montréal

2.1 Associations entre identités linguistiques et religieuses

Solly Lévy quitte le Maroc en 1968 pour le Canada, une des principales destinations pour les juifs hispanophones du Maroc, avec l'État d'Israël, certains pays d'Amérique latine, notamment le Vénézuela, ainsi que l'Espagne ou la France. Au Canada, les juifs marocains ont été aidés dans leurs démarches et leur installation par la JIAS (Jewish Immigrant Aid Service for Newcomers). Le Québec et la ville de Montréal ont été privilégiés par les francophones, mais d'importantes communautés se sont constituées aussi dans des villes anglophones, notamment à Toronto. Les difficultés d'adaptation apparaissent dans les premières pages du *Segundo libro de Selomó* par le récit d'une tempête de neige faisant surgir la nostalgie de Tanger (42).

> ¡Wo por mí! (¡Ay de mí!) ¡Tánger!, ¿Existió Tánger alguna ves o es que le soñimos? ¿Ánde stas, Tanĵa diali, mi Tánger, que no te veo? ¿Por qué mod-deshates aquí tirados en este país preto (negro) como la nieve? ¿Algún mal te hizimos, que te apartáted-de mozotros, los que siempre te quizzimos como a un padre, una madre o una novia? ¡Tánger, Tánger! Contesta, por favor. ¡Vuelve por el amor del Dio!
>
> [Pauvre de moi, Tanger ! est-ce que Tanger a jamais existé, ou l'avons-nous rêvée ? Où es-tu, *Tanja diali*, ma ville de Tanger, car je ne te vois pas. Pourquoi nous as-tu abandonnés ici, dans ce pays, à notre destin noir comme la neige. Quel mal t'avons-nous fait pour que tu t'éloignes de nous qui t'avons aimée comme on aime un père, une mère, une fiancée ? Tanger, Tanger ! réponds s'il te plaît. Reviens, pour l'amour de Dieu !]

Le cas de Solly Lévy est curieux car il a été recruté comme professeur de français dans une école protestante anglophone de Montréal en répondant depuis le Maroc à une annonce de la Commission des écoles protestantes du Grand Montréal qui cherchait à recruter des professeurs de français non catholiques (Amselen, « Yarasrá de Solly »). Il s'agissait, en quelque sorte, d'une singulière manifestation du « multiculturalisme » canadien avant l'heure. En effet, la politique officielle proclamant la valeur et la dignité de tous les Canadiens et Canadiennes, sans égard par rapport à leurs origines raciales ou ethniques, à leur langue ou à leur confession religieuse, est adoptée en 1971 (*The Canadian Encyclopedy*). En accueillant des professeurs juifs, on souhaitait, en tout cas, dépasser un clivage traditionnel entre catholiques francophones et protestants anglophones.

Solly Lévy est donc passé de la société multilingue tangéroise au multiculturalisme et plurilinguisme à la canadienne. Il relate avec humour les premiers cours de français à ses élèves anglophones en milieu francophone (Lévy, *Segundo libro de Selomó* 44).

2.2 Intégration, transposition des activités multilingues

Solly Lévy a rapidement créé des ateliers de théâtre pour ses élèves, comme il le faisait au Maroc, et fondé la chorale Kinor dans un cadre communautaire, sollicité par une association juive en 1969, sept mois seulement après son arrivée (45). Il retrouve à Montréal une de ses anciennes élèves de l'école de l'AIU de Tétouan, Oro Anahory-Librowicz, devenue universitaire, qui souhaitait créer un ensemble musical pour faire vivre le répertoire musical oral des juifs hispanophones du Maroc.

Elle avait mené à bien une thèse (Anahory-Librowicz) sous la direction du professeur Samuel Armistead, éminent spécialiste du *romancero* (*Romancero*). On appelle *romancero* un ensemble de *romances*, forme poétique à l'origine de nombreux genres littéraires espagnols, cultivée depuis le Moyen Âge en Espagne et d'autres régions hispanophones, et qui s'est maintenue depuis dans des compositions populaires ou savantes. Un large répertoire de *romances* chantées est demeuré vivant dans les communautés juives du Maroc (Bénichou). Le groupe fondé par Anahory-Librowicz s'est appelé Gerineldo, du nom d'un personnage présent dans le cycle carolingien du *romancero*, populaire au point que son destin favorable a donné lieu à une expression, « tener la suerte de Gerineldo » (avoir autant de chance que Gerineldo). Le groupe rassemble à son origine Oro Anahory-Librowicz, Kelly Amar, membre de la chorale Kinor, originaire de Melilla pour la beauté de sa voix, et Judith Cohen, ethnomusicologue, multi-instrumentiste, la seule ashkénaze du groupe, la seule anglophone, hippie, féministe[4], mais elle aussi engagée dans une thèse sur les chants populaires juifs. La composition du groupe permet une grande rigueur dans la recherche de textes et un souhait d'authenticité consciente dans l'interprétation et les arrangements.

Dans la seconde moitié du XXe siècle, le judaïsme sépharade prend de l'ampleur au Canada (Bensoussan, « L'identité des juifs »), il se constitue en communauté et dès 1972 organise un festival de culture sépharade toujours actif

4 Nous reprenons ici les mots de Judith Cohen lors de la soirée d'hommage à Solly Lévy organisée le 14 novembre 2021 par le Centro Cultural Sefarad de Buenos Aires, Raíces de Sefarad On line « Recordando a Solly Lévy », https://www.youtube.com/watch?v=sHq1yzN8GY4.

aujourd'hui (festivalsefarad.ca[5]), le groupe Gerineldo s'y produit avec succès. Pour donner de la variété aux spectacles et pour remettre les chansons dans leur contexte, Solly Lévy commence à écrire de courtes scènes théâtrales. Il élabore des personnages singularisés par leur identité linguistique ; Oro et Solly interprètent les parents conservateurs de la ḥaketía, Kelly Amar, originaire de Melilla – dont la langue est plus castillanisée et andalouse –, est leur fille cherchant à parler un espagnol normatif, et enfin pour Judith Cohen il crée un personnage originaire de Salonique et donne ainsi une logique dramatique à sa connaissance du judéo-espagnol des Balkans et à son léger accent en espagnol.

La question linguistique est donc au cœur de ces saynètes, le cadre restreint d'une famille judéo-espagnole marocaine permettant la mise en scène des identités héritées, rejetées ou choisies.

2.3 Le premier livre publié en ḥaketía : commémoration et multiculturalisme

En 1992, Solly Lévy fait éditer ses textes théâtraux dans un ouvrage que l'on peut estimer comme le premier livre de fiction publié en ḥaketía et présenté comme tel en quatrième de couverture : « El *Institut de la Culture sépharade de la Communauté sépharade du Québec* se complace en publicar *Yaḥasrá*, la primera obra de ficción que se haya escito en este sabroso idioma judeo-español de Marruecos, la ḥaquetía. » [L'institut de la Culture sépharade de la Communauté sépharade du Québec se réjouit de publier *Yaḥasrá*, la première œuvre de fiction jamais écrite dans la savoureuse langue judéo-espagnole du Maroc qu'est la ḥaketía].

Dans un précédent travail, nous avons étudié les conditions qui ont mené à cette publication « (*Yaḥasrá* de Solly Lévy »), en nous appuyant sur l'abondant paratexte – qui occupe près de la moitié des pages du livre – et sur les précisions données par l'auteur que nous avions pu consulter alors.

Sa date d'édition est celle du cinquième centenaire de 1492, moment essentiel que l'Espagne a choisi de célébrer et commémorer en prêtant attention aux populations dont l'histoire en a été durablement affectée. Car l'année 1492 est celle de trois événements majeurs : la fin de la Reconquête par la prise de Grenade, l'expulsion des juifs d'Espagne et la découverte du Nouveau Monde.

Solly Lévy cite et remercie différentes institutions dans l'ouvrage, mais il nous a fallu l'interroger pour comprendre le rôle de chacune et en savoir plus

5 L'édition de cette année s'est ouverte par l'avant-première d'un documentaire sur Solly Lévy (Ohana).

le sigle EDIJ indiqué comme éditeur sur la page de grand titre, mais absent de la couverture. Solly Lévy nous a précisé que EDIJ était une maison d'édition de manuels scolaires qui a imprimé le livre, sans faire de véritable travail d'édition. Il a ajouté : « On peut dire que le livre a été publié à compte d'auteur » pour un tirage de mille exemplaires, avec l'aide d'une subvention du Secrétariat d'État du Canada Multiculturalisme et Citoyenneté (signalé et remercié en quatrième de couverture et en page de grand titre). Les démarches auprès de cette instance ont été facilitées par l'intervention du *Comité internacional judío Sefarad 92* de Montréal. En effet, pour les célébrations du Cinquième Centenaire, des comités locaux avaient été créés grâce à la Fédération Séfardite Mondiale pour travailler de façon paritaire avec la Commission du *Quinto Centenario* du Ministère des Affaires Étrangères espagnol (Rozenberg 259).

Le caractère artisanal de l'édition de ce premier livre en ḥaketía a disparu au fil des publications de Solly Lévy, son œuvre devenant de plus en plus officielle et reconnue.

3. Ponts culturels entre communautés

3.1 Arrêt de Gerineldo et nouveaux projets

La publication de *Yahasrá* intervient alors que le groupe connaît un franc succès interrompu peu après en 1994 par le départ de la principale voix féminine Kelly Amar, frappée par un deuil. Les autres membres du groupe poursuivent dès lors des carrières séparées, en plus de leurs activités d'enseignantes et de chercheuses : Oro Anahory comme conteuse et Judith Cohen comme musicienne. Solly Lévy continue des activités théâtrales sur une voie qu'il avait explorée dès ses premières années au Canada, inspiré par la culture québécoise avec laquelle il était « tombé en amour », selon les dires de sa fille Claire Lévy-Boker (Ohana).

D'ailleurs, l'intérêt a été réciproque : grâce à Judith Cohen, le groupe Gerineldo avait pu trouver sa place dans des festivals de musique folk canadienne, S. Lévy se rappelle l'accueil chaleureux d'un public étranger à sa culture à Vancouver, plus enthousiaste même que celui de sa propre communauté (Lévy, *Segundo libro de Selomó* 119).

3.2 Du judéo-espagnol au joual

Il est aisé de comprendre les liens et les similitudes entre la culture québécoise et la culture judéo-espagnole, et entre le joual – français québécois populaire – et les langues juives, en particulier la ḥaketía. Elles ont en partage des éléments archaïques, un caractère populaire, religieux, minoritaire, féminin, humoristique, une diglossie avec la langue d'un lointain pays d'origine et une ouverture aux néologismes.

Dans son enseignement de la littérature d'Amérique du Nord au Lycée de Roberval, Solly Lévy intègre des auteurs québécois au fur et à mesure qu'il les découvre. Cela n'était pas encore de mise dans les établissements scolaires québécois, et lorsqu'en 1980 il monte la pièce *Tit-Coq* de Gratien Gélinas, cela fait grand bruit et lui vaut une invitation à une importante émission de télévision animée par Pierre Nadeau, non seulement pour le choix de l'œuvre, mais aussi pour la mise en scène et la distribution des rôles ouverte à tous les jeunes gens selon leur souhait, sans discrimination liée à l'ethnie d'origine, ni même à leur talent de comédiens, puisque les répliques de chaque personnage étaient partagées entre plusieurs personnes. Ainsi, pour le rôle principal de Marie-Ange, une ancienne élève – Gaétane Vernon – témoigne de l'importance d'une telle expérience pour elle, car à aucun moment elle n'avait senti qu'elle n'avait pas sa place dans ce rôle en tant que jeune fille noire (Ohana).

3.3 Du joual au franco-judéo-arabe

Deux ans plus tard, en 1982, S. Lévy monte *Le Bourgeois gentleman*, version québécoise du *Bourgeois gentilhomme* de Molière adaptée par Antonine Maillet (prix Goncourt 1979), la représentation est donnée en présence de l'auteure dans son lycée. Alors, vient à Solly Lévy l'idée de s'en inspirer pour écrire une version ajoutant l'élément judéo-marocain à la transposition opérée par Antonine Maillet.

> La scribí una carta a Mme Antonine Maillet pidiéndola permiso pa prezentar mi adaptación a los ĵudiós marroquied-de Montreal. La dishi que ya que Molière la permitió a ella adaptar su Bourgeois, que ella me permitiera adaptar el suyo. Como gran señora que es disho que sí, que con muncho gusto. [J'écrivis une lettre à Mme Antonine Maillet pour lui demander l'autorisation de présenter mon adaptation aux juifs marocains de Montréal. Je lui dis que, puisque Molière lui avait permis d'adapter son *Bourgeois*, elle veuille bien me permettre d'adapter le sien. Comme elle est une grande dame, elle répondit qu'elle acceptait, avec grand plaisir.]

La pièce devint le *Boujadi Gentleman* dans la version de S. Lévy présentée en 1988 ; les Boujadis, originaires de la ville marocaine de Boujad, ont la réputation d'être les naïfs parmi les juifs arabophones et font l'objet de nombreuses plaisanteries. Solly saisit donc le parler d'une autre communauté que la sienne, celle des francophones marocains.

Le succès l'engage à créer deux autres pièces inspirées de Molière : *Le Boujadi Zouzguef* [*Tartuffe*] en 1990 et *La Bsalade imaginaire* [*Le Malade imaginaire*] en 1992. C'est dans ces mises en scène qu'il a mis le pied à l'étrier au comédien Gad Elmaleh qui vivait alors au Québec et lui rend hommage (CJNEWS.com). Il définit ainsi la langue qu'il utilise dans cette version, « una jaraboltina de francés quebécois y de arbía de Marruecos » [« un salmigondis de français québécois et d'arabe marocain »] (*Segundo libro de Selomó* 168) usant largement de jeux linguistiques et sociaux déjà présents dans les textes originaux.

Après trois adaptations de Molière, S. Lévy s'attelle en 1993–94 à une adaptation de *My fair Lady*, célèbre comédie musicale (Lerner ; Loewe) relatant le pari d'un professeur de linguistique tentant de rendre distinguée une jeune femme du peuple. Cette œuvre associe encore une fois des questions linguistiques et sociales, ce qui lui permet de revenir à l'alternance entre théâtre et chanson déjà présente dans les saynètes de Gerineldo (Lévy, *Segundo libro de Selomó* 169).

La dernière pièce présentée par Lévy à Montréal en 2000 fut l'adaptation de l'œuvre d'un autre auteur majeur québécois, *Les belles sœurs* (1968) de Michel Tremblay. Cette œuvre, une des premières à employer le joual, met en scène quinze femmes autour d'une d'entre elles ayant gagné un lot d'un million de timbres à coller dans un album pour remporter des lots. Les dialogues expriment la jalousie, la frustration, la naïveté, et c'est la langue des femmes qui est à l'honneur.

Toute l'activité théâtrale d'adaptation et de création de Solly Lévy a pour objet la langue, des jeux de mots et des jeux avec les mots, comme le souligne Paloma Díaz Mas dans son prologue au *Segundo libro de Selomó* (13). Rappelons aussi que le fond en est un regard humain toujours teinté d'humour et de tendresse.

3.4 Bouquet final à Montréal

La carrière théâtrale de Solly Lévy à Montréal s'achève en 1997 par un spectacle intitulé *Sollyloques/ Sollyloquios* qui clôt aussi le dernier livre de Solly Lévy (194 *sqq.*). Comme le titre l'indique, l'auteur était seul en scène, et il avait imaginé un dispositif théâtral à partir d'un appareil grotesque, un vieil ordinateur grossièrement bricolé, affublé d'une carotte comme micro supposé permettre de changer de personnalité. Le nom que Solly Lévy donne à l'engin est un jeu à partir du mot arabe désignant la carotte en arabe dialectal marocainخيزو khizzo et présent à l'identique en ḥaketía. L'humour vient du contact entre la ḥaketía, la modernité dégradée de cet appareil clownesque et un langage se voulant technique, « khizzophone », ou médical, « khizzophrène », éloigné de la sphère domestique à laquelle la ḥaketía a été reléguée. Le principe en est présenté ainsi (195–196) : « El jizzzofonó sirve para volverse jizzzofrénico, quie dezir pa cambiar de personalidad. Cuando ya estás ĥarto de ser ti mismo pones el jizzzofonó en marcha. » [Le khizzzophone sert à devenir khizzzophrène, pour changer de personnalité. Quand vous en avez marre d'être vous-mêmes, vous mettez le khizzzophone en marche.]

Le spectacle est un monologue ayant pour base la ḥaketía, et alternant des accents différents indiqués comme « castellano puro y exagerado ; ḥaketía ; andaluz ; pseudo-portugués ; árabe », comme autant de personnalités ou personnages. Le jeu est de laisser passer des mots de ḥaketía dans ce qui est supposé être du castillan « pur et excessif », de placer du français macaronique en ḥaketía ; de l'hébreu en espagnol d'Andalousie ; de l'arabe en portugais et de la ḥaketía en espagnol prononcé avec un accent arabe, etc., et de jongler avec ces différents accents et situations sociales.

Ce spectacle final est comme un feu d'artifice de créativité à partir de la personnalité plurilingue de Solly Lévy, un aboutissement de son parcours dans deux grandes villes multilingues et multiculturelles. Le socle en est toujours la langue maternelle défendue et illustrée par ses œuvres.

4. Conclusion : une consécration

À la fin de sa vie, Solly Lévy a multiplié les moyens de diffuser la ḥaketía, par des émissions sur la radio numérique des communautés juives d'Espagne Radio Sefarad (radiosefarad.com/tag/solly-levy), toujours disponibles aujourd'hui.

De même que 1992 avait été un tremplin, la date de 2012 a donné un nouvel essor à son œuvre, il obtient des soutiens pour enregistrer une série de 5 CDs dont la matière est tirée de ses émissions de radio (Lévy, « La vida en haketía »). La sortie de ce coffret donne lieu à un grand colloque sur la ḥaketía célébré à Madrid par le Centro Sefarad Israel, institution créée en 2005 par le Ministère des Affaires Étrangères espagnol et par la Municipalité de Madrid afin de favoriser les échanges culturels avec Israël et d'aider à la connaissance de la culture juive et en particulier judéo-espagnole en Espagne. D'autres centres de ce type ont été créés aussi en direction de la culture arabo-musulmane et des cultures hispano-américaines. Nous étions à la veille de l'annonce de la part du roi d'Espagne Philippe VI d'un projet de décret permettant aux personnes d'origine sépharade de demander la nationalité espagnole (Alberola).

Nous avons eu la chance de participer à ces dernières manifestations et de favoriser en 2014 la reformation du groupe Gerineldo pour deux soirées musicales et théâtrales au Centre Communautaire de Paris que nous avons organisées avec Abraham Bengio. Enfin, le 10 juin 2014, Solly Lévy fut l'invité d'honneur d'une journée consacrée au judéo-espagnol à l'Unesco en compagnie de l'écrivain bulgare Angel Wagenstein (unesco.org). Les débats de cette journée s'achevèrent justement sur la question qui nous occupe ici, « Séfarades demain : une minorité à l'heure de la mondialisation », articulant la réflexion sur la visibilité et la fragilité du judéo-espagnol.

La vie de Solly Lévy nous semble exemplaire de la culture judéo-espagnole du Maroc traditionnelle et cependant ouverte à la modernité. Nous avons voulu montrer en rappelant ce parcours exceptionnel que beaucoup de ces réalisations doivent à sa volonté personnelle, mais aussi au contexte canadien et plus particulièrement québécois, dont la devise « Je me souviens » a pu être aussi celle de Solly Lévy.

Bibliographie

Alberola, Miquel. « El Rey, a los sefardíes:"¡Cuánto os hemos echado de menos!" », *El País*, 30.11.2015, https://elpais.com/politica/2015/11/30/actualidad/1448887588_869275.html,

Alliance Israélite Universelle, site officiel pour la France, https://www.aiu.org/fr, consulté le 26/11/2021.

Alvarez-Péreyre Frank ; Baumgarten, Jean (dir.). *Linguistique des langues juives et linguistique générale.* CNRS, 2003.

Amselem, Armand. *La mémoire brisée d'une communauté méconnue, les judéo-espagnols du Maroc.* Armand Amselem, 2003.

Amselem, Line. « El uso de la ḥaketía como recurso literario en la novela *La Vida perra de Juanita Narboni* de Ángel Vázquez (1976) ». *Ladinar*, vol. XII, 2021, p. 7–28.

Amselem, Line. « Ḥaketía, langue vivante ». Compte rendu du livre *El segundo libro de Selomó* de Solly Lévy. *Kaminando i Avlando*, n° 11, oct.–déc. 2014, p. 26–27.

Amselem, Line. « Lecturas de la ḥaketía en la *Vida perra de Juanita Narboni* de Ángel Vázquez (1976) ». Judith Dishon ; Shmuel Refael (dir.), *Ladinar*, vol. X, 2019, p. 9–40.

Amselem, Line. « Yaḥasrá de Solly Lévy (Montréal, 1992). Première œuvre de fiction publiée en ḥaketía ». *Cadernos de Estudos Sefarditas*, Cátedra de Estudos Sefarditas « Alberto Benveniste », 1er sem. 2017, p. 101–112.

Anahory-Librowicz, Oro. *Florilegio de romances sefardíes de la diáspora: (una colección malagueña).* Cátedra-Seminario Menéndez Pidal, 1980.

Bendahan, Blanche. *Mazaltob.* L. Foulque, 1958.

Bendelac, Alegría. *Los Nuestros: Sejiná, Letuarios, Jaquetía y Fraja. Un retrato de los sefardíes del norte de Marruecos a través de sus recuerdos y de su lengua (1860-1984)*. Peter Lang, 1987.

Benharroch, Isaac. *Diccionario de Haquetía*. Asociación israelita de Venezuela y Centro de estudios sefardíes de Caracas, 2004.

Bénichou, Paul. *Romancero judéo-español de Marrueco*. Castalia, 1968.

Benoliel, José. *Dialecto judeo-hispano-marroquí o hakitia*. R. Benazeraf, 1977.

Bensoussan, David. « L'identité des juifs marocains à Montréal », http://www.editionsdulys.com/communauteacute-seacutepharade.html, consulté le 21.10.2016.

Bensoussan, Georges. *Juifs en Pays arabes, le grand déracinement, 1850-1975*. Taillandier, 2012.

Bentolila, Yaakov « Le processus d'hispanisation de la hakétia à la lumière de quelques sources littéraires », dans Frank Alvarez-Péreyre, Jean Baumgarten (dir.), *Linguistique des langues juives*, Paris, CNRS, 2003.

Bentolila, Yaakov. *Diccionario del elemento hebreo en la ḥaketía*. Uco Press, CSIC, 2016.

Frizer, Alexander ; Bentolila, Yaakov. *La palabra en su hora es oro: el refrán judeo-español del Norte de Marruecos*. Instituto Ben-Zvi, Yad Izḥak Ben-Zvi, Universidad Hebrea, 2008.

Ginzburg, Carlo ; Poni, Carlo. « La micro-histoire », *Le Débat*, déc. 1981, p. 133–136.

Israel Garzón, Jacobo. *los judíos hispano-marroquíes 1492-1973*. Hebraica ediciones, 2008.

Leon, Emma. « Petit guide pour la lecture de *La vida perra de Juanita Narboni* ». *Les langues néo-latines* 1991, p. 277–278.

Lévy, Élias. « Une entrevue avec l'inégalable Gad Elmaleh ». *The Canadian Jewish News*, 16.06.2016, https://thecjn.ca/en-francais/une-entrevue-avec-linegalable-gad-elmaleh/, consulté le 10.10.2021.

Lévy, Simon. « Les parlers arabes des juifs du Maroc ». *Langage et société*, vol. 143, n° 1, 2013, p. 41–51.

Lévy, Solly, « Tiempos de Sefarad en haketía », www.radiosefarad.com/tag/solly-levy/

Lévy, Solly. *El libro de Selomó*. Hebraica ed, 2008.

Lévy, Solly. *La vida en ḥaketía para que no se pierda* (5CD). Riopiedra ed., libros Certeza, 2012.

Lévy, Solly. *Segundo libro de Selomó*. Préf. Paloma Díaz Mas. Tirocinio, 2014.

Lévy, Solly. *Yaḥasrá. Escenas ḥaquetiescas.* EDIJ, 1992.

Marruecos. Centro de estudios sefardíes de Caracas, 1995.

Nehama, Joseph. *Dictionnaire du judéo-espagnol.* Consejo Superior de Investigaciones Cientificas. Instituto « Benito Arias Montano », 1977.

Ohana, Mikael, *Les clés de Solly Lévy.* Festival Sefarad de Montréal, 2021.

Paloma Diaz-Mas (éd.). *Romancero* ; intro. Samuel G. Armistead, Crítica, Western State Folklore Society, 1994.

Pons, Dominique. *Les riches heures de Tanger.* Éditions de la Table Ronde, 1990.

Rozenberg, Danielle. *L'Espagne contemporaine et la question juive : les fils renoués de la mémoire et de l'histoire.* P.U.M., coll. « Tempus », 2006.

Séphiha, Haïm Vidal. « Une haggadah en ladino avec des légendes hébraïco-italiennes ». *Revue des Études Juives*, t. CXXXV (1–3), janv.–sept. 1976, p. 185–187.

Séphiha, Haïm Vidal. *Le ladino (judéo-espagnol calque)* ; Deutéronome, *versions de Constantinople (1547) et de Ferrare (1553). Édition, Étude linguistique et lexique.* Éditions Hispaniques, 1973.

The Canadian Encyclopedy https://www.thecanadianencyclopedia.ca/fr/article/multiculturalisme, consulté le 5.10. 2021.

UNESCO, programme journée d'étude judéo-espagnol, http://www.unesco.org/new/fileadmin/MULTIMEDIA/HQ/CLT/pdf/Programme-10-6-MATIN-FR.pdf, consulté le 11.10.2021.

Varol, Marie-Christine. *Manuel de judéo-espagnol, langue et culture.* L'Asiathèque, 1998.

Vázquez, Ángel. *La vida perra de Juanita Narboni*, éd. de Virginia Trueba. Cátedra, Letras Hispánicas, 505, 6e éd. 2011. 1re éd. 1976.

Winkler, Donald. *A Scattering of Seeds. The creation of Canada*, n° 36. « A Sephardic Journey: Solly Levy. From Morocco to Montreal », série documentaire TV, 1998-2001.

Zarate, Geneviève ; Lévy, Danielle ; Kramsch, Claire (dir.). *Précis du plurilinguisme et du pluriculturalisme.* Édition des Archives contemporaines, 2008.

Dialogue interlinguistique dans les arts (film, spectacle, musique)

Mercedes Banegas Saorín

Le plurilinguisme et l'humour dans le cinéma. Le cas de *Bienvenue chez les Ch'tis*

Introduction

Le plurilinguisme est parfois utilisé comme source d'humour dans des conversations spontanées, dans des *one-man-show* ou dans des mises en scène théâtrales ou filmiques. Le but de ce travail est d'apporter quelques réflexions linguistiques en mettant en rapport le rire avec le plurilinguisme dans deux séquences du film *Bienvenue chez les Ch'tis*. D'une part, nous y observerons en quoi consistent les contacts entre le picard et le français et dans quelle mesure ces contacts produisent des énoncés susceptibles de refléter le picard (ou le franco-picard ?) pratiqué actuellement. Dans un deuxième temps, nous analyserons les mécanismes qui rendent humoristiques ces mêmes séquences suivant les théories sur l'humour avancées par linguistes, psychologues et philosophes à la fin du XXe siècle.

1. Plurilinguisme, diglossie et autonomie linguistique

Les vicissitudes qu'a traversées l'élaboration de grammaires des langues régionales en France sont comparables à celles qu'a connues le néo-latin français : toute règle observée était décrite en termes de comparaison avec la langue de culture. Ainsi dans l'une des premières grammaires du XVIe siècle, celle de Gabriel Meurier, on lisait de façon récurrente que tel son (latin) se corrompt en tel autre (Banegas Saorín, « La description des sons ») : le français est présenté comme une transformation du latin, ce qui est admis par la communauté des linguistes.

De la même manière, la plupart des grammaires du picard décrivent cette langue par rapport au français : tel son (du français) correspond à tel autre (du picard). Ainsi, la grammaire de Gaston Vasseur sur la morphologie des noms fait souvent allusion au français en termes de référence : « Noms en *-oè* (en français *-eur*) : Les noms en *-oè*, terminés en *-eur* en français, ont deux formes féminines, l'une en *-oèz*, l'autre en *-wer.* » (21). Il en va de même pour Mahieu (21), qui écrit : « *ch* initial en français fait *ce* dur, *k* devant *e* ou *à* : *caine* = chaîne, *caiyère* = chaise ».

Quant à Philéas Lebesgue, il intitule la partie phonétique « Sons français et sons picards » (8), ce qui préfigure l'abondance de « correspondances » entre les deux langues. Par exemple : « l'*e* muet français est supprimé la plupart du temps excepté quand, à l'intérieur d'un mot, il est précédé de deux consonnes dans une liquide » (15). Fort heureusement, il y a des descriptions diachroniques montrant les deux résultats romans du même phonème latin : « Devant *e* et *i* latins *c* devient en français *c* doux avec le son *s*. En picard, il prend le son chuintant de *ch* comme le double *ss* : *cheinde* (cendre) – *chent* (cent) – *chuke* (sucre) – *glache* (glace) » (10).

Seul Alcius Ledieu, tout en comparant le vocabulaire, plus restreint, des glossaires de picard avec le *Dictionnaire de l'Académie française* de 1876 (9–10), explicite clairement que les patois ne sont pas du français corrompu et que « le picard est une langue, romane » (15). Avec ces propos novateurs, il se démarque des grammairiens de son époque.

Dans *Bienvenue chez les Ch'tis*, même le personnage qui décrit sommairement la langue du Nord (Jean, au début du film) affirme que tel son (du français) devient tel autre (du ch'timi, variété de picard) : la voyelle [a] est remplacée par [o], la palatale [ʃ] devient la vélaire [k], la dentale [s] est articulée comme [ʃ]. Si bien que tout laisse à penser que la langue employée dans le Nord ne relève pas d'une alternance entre deux langues autonomes mais d'une variation régionale du français.

Ressenti jusqu'à récemment par certains locuteurs comme une variété de français, le picard est pourtant inclus dans le rapport Cerquiglini[1] comme l'une des 24 langues de France métropolitaine. Des études linguistiques spécifiques du picard, initiées au milieu du XXe siècle (Éloy ; Carton ; Auger), réfléchissent à l'autonomie du picard par rapport au français : elle se fait à la suite d'un processus de plusieurs siècles. Le picard est distinct fonctionnellement du français et se trouve en situation diglossique car il coexiste avec la langue dominante et prestigieuse socialement, mais son usage n'est que privé, de type vernaculaire. Cependant, les ressemblances, surtout lexicales, qui subsistent entre les deux langues ont longtemps constitué un obstacle pour cette délimitation alors qu'il n'y a rien d'étonnant entre deux variétés latines contiguës géographiquement et appartenant toutes deux au groupe d'oïl. Nous les mettrons donc sur un pied d'égalité : dans le film, il est question de bilinguisme.

---

1 Rapport élaboré lors de la création de la Charte européenne des langues qui devait délimiter langues et dialectes, selon les directives du Conseil de l'Europe.

La définition d'individu plurilingue « [En parlant d'une pers.] Qui, à l'intérieur d'une communauté, utilise plusieurs langues selon le type de communication (relations avec la famille, avec l'administration, relations sociales, etc.) ». (*TLFi*) ne s'applique pas à de nombreuses situations du film car lorsque le ch'timi est convoqué, il est rarement la seule langue dans une séquence donnée et les divers locuteurs affichent un degré de maîtrise différent. Ceci peut obéir à des raisons d'ordre stratégique et de marketing, puisque le public visé (les francophones et les Français en particulier) ne comprend pas le ch'ti. Cela pourrait répondre aussi à la vision sociolinguistique de l'auteur, originaire de l'aire géographique du picard. Quoi qu'il en soit, l'autonomie n'est pas compromise malgré l'image véhiculée dans le film où les dialogues ne sont pas spontanés, le picard étant en quelque sorte spectacularisé (c'est-à-dire utilisé expressément pour un spectacle). En revanche, cet usage, souvent alterné avec le français, nous pousse à creuser ce « bilinguisme » ou alternance codique régionale pour déterminer s'il s'agit d'un faux franco-picard ou plutôt de faits de langue vraisemblables dans le Nord-Pas-de-Calais.

2. L'alternance codique : un reflet du picard parlé ?

Dans de nombreux passages du film, le français alterne avec une variété de picard, le ch'timi ou ch'ti, qui est le picard parlé dans le Nord-Pas-de-Calais. Des spécialistes du picard s'accorderaient avec Dawson pour affirmer que, dans *Bienvenue chez les Chtis*,

> [...] c'est une image caricaturale, voire erronée du picard qui s'est [...] trouvée diffusée. La langue semble se réduire à quelques traits phonétiques, renforçant l'illusion courante d'une « déformation du français », en l'absence d'une syntaxe et d'une morphologie un tant soit peu consistante et avec un lexique ne dépassant pas une douzaine de mots. (42)

Or, cette description pourrait être valable pour de nombreuses situations où l'alternance entre deux langues est de mise. Pour désigner les différentes manifestations de ce bilinguisme spontané, il y a un foisonnement terminologique : transgression des conventions linguistiques, mélange codique, hétérolinguisme, interférences langagières, alternance codique (*AC*, ou code switching, *CS*)[2]. Ce dernier est le terme le plus générique et nous l'emploierons volontiers ici, dans un sens large.

---

2 Anciaux recense un maximum de termes, « plus ou moins précis et opportuns », qui ont été employés, dans la littérature scientifique, pour désigner le contact de langues au sein d'énoncés ou de conversations : alterlangue ; alternance de codes ou de

Ce sont les années 1960 qui marquent l'émergence de l'alternance codique en tant qu'objet de recherche. D'après Windford, ce serait un comportement des locuteurs bilingues qui « exploitent les ressources des langues qu'ils maîtrisent de diverses manières, pour des buts sociaux et stylistiques, et accomplissent cela en passant d'une langue à l'autre, ou en les mélangeant de différentes manières » (101).

Au tout départ, l'alternance codique était observable et observée entre langues standardisées. Mais on trouve également ce terme de nos jours pour décrire des situations de diglossie entre langue officielle et langue régionale ; pour exemple, Gasquet-Cyrus & Bel, dans *Langues et cité*, utilisent l'AC pour décrire l'usage que font les néo-locuteurs de l'occitan en contact avec le français.

Des spécialistes tels que Poplack puis Bentahila & Davies et Backus ont considéré qu'il était nécessaire de maîtriser les langues pour pouvoir les mélanger. Mais cette contrainte est par la suite dépassée, et Lüdi défend que les bilingues « non équilibrés » sont capables de produire des phénomènes d'alternance. Depuis les années 1960, le concept de bilingue idéal hérité de Bloomfield laisse, en effet, la place aux recherches sur l'alternance et il est admis aujourd'hui que les compétences bilingues et plurilingues sont la plupart du temps en déséquilibre, par exemple dans la politique éducative du conseil de l'Europe visant à la promotion du plurilinguisme.

Nous partons donc de l'idée que, dans *Bienvenue chez les Ch'tis*, les interactions verbales entre les autochtones et entre ces derniers et le Français venu de

---

langues ; bilinguisme amalgamé, composé et coordonné ; bilingualité ; bilittéracie ; bouée transcodique ; calque grammatical ; changement de langue ou de code ; classe de pratiques langagières ; code alterné ; compétence plurilingue partielle ; conflit linguistique ; contacts de langues ; continuum linguistique ; conversation bilingue ; diglossie ; discours bilingue ; emprunt lexical ; entrelangue ; fait de variation lexicale et morphosyntaxique ; forme acrolectale supplantant peu à peu la forme basilectale ; forme de mélange intermédiaire, déviante ou hybride ; fusion de langues ou de deux ensembles dans un dia-système global ; hétérogénéité linguistique ; hybridation plus ou moins consciente et volontaire ; interférence ; interlangue ; interlectalisation ; interlecte ; intersection potentielle entre les langues ; langues en contact ; marque transcodique ou énonciative ; mélange jubilatoire ou atypique ; mésolecte ; métissage linguistique ; mixage de langues ou de codes ; mobilisation des deux inventaires de formes ; parler bilingue ou régional ; passage interlinguistique ; phénomène interlectal ou de variation ; reformulation ou répétition interlinguale ; stratégies mixtes d'énonciation ; système interlectal ; variation linguistique ; vernaculaire bilingue ; zone de mélange ou de superposition des langues ; zone suspecte du continuum ; zone interlectale, floue ou intermédiaire. (29)

Marseille (Philippe) se font selon une alternance entre deux langues différemment maîtrisées. C'est ce qui caractérise, en tout cas, les séquences que nous avons choisies.

Dans les descriptions linguistiques des alternances, les chercheurs ont tenté d'analyser ce qui peut être mélangé dans le but de construire une grammaire des alternances. Même si aucun modèle descriptif ne rend compte de l'ensemble des phénomènes observés et qu'il n'y a pas de consensus sur la forme même des alternances, Myers-Scotton (234–235) propose le modèle de la langue matrice [matrix language frame model], reconnu comme le plus avancé (Alby 15), d'après lequel « deux hiérarchies en interrelation dirigent la structure des phrases contenant des alternances » : ceci arrive entre la langue matrice et la langue enchâssée[3].

Ce qui nous intéresse dans ce travail n'est pas de bâtir une typologie d'alternance codique en territoire picardophone mais de constater qu'il y a bel et bien alternance en contexte plurilingue et diglossique.

2.1 Séquence des meubles

Ce dialogue, qu'on peut qualifier de bilingue, a lieu foncièrement en français, qui serait, en reprenant les termes de Myers-Scotton relatifs à l'alternance codique, la langue matrice dans laquelle le personnage d'Antoine insère des unités de la langue enchâssée, le picard. Les traces de ce dernier, « ch'est cha » et « chien », rendent la communication difficile pour l'interlocuteur non bilingue (Philippe).

Philippe :	Y a pas de meubles. Ils sont où, les meubles ? Hein ? J'comprends pas. C'est pas meublé ?
Antoine :	Ah ben, l'ancien directeur, il est parti avec, hein.
Philippe :	Mais pourquoi il est parti avec les meubles ?
Antoine :	Parce que **ch'**est peut-être les **chiens**.
Philippe :	Quels chiens ?
Antoine :	Les meubles.
Philippe :	Attendez, j'comprends pas là.
Antoine :	Les meubles, ch'est les chiens.
Philippe :	Les meubles chez les chiens ? Mais qu'est-ce que les chiens foutent avec des meubles ? Et pourquoi donner ses meubles à des chiens ?

3 Dans les cas de *code switching*, la langue matrice joue un rôle de langue dominante fournissant les morphèmes grammaticaux, tandis que la langue enchâssée organise les relations entre les morphèmes grammaticaux et les morphèmes lexicaux.

Antoine :	Mais non, les chiens. Pas les kiens. Ils ont pas donné à des kiens, ches meubles. Il est parti avec.
Philippe :	Mais pourquoi vous dites qu'il les a donnés ?
Antoine :	Mais j'ai jamais dit **cha**.
Philippe :	Pourquoi des chats ? Vous m'avez dit des chiens ?
Antoine :	Ah, non.
Philippe :	Ah, si, vous m'avez dit : « Les meubles sont chez les chiens ».
Antoine :	Ah, d'accord. Ah non. J'ai dit : « Les meubles, ch'est les chiens. »
Philippe :	Ben oui, c'est ce que je vous dis.
Antoine :	Les chiens à lui !
Philippe :	Ah, les siens, **pas les chiens** ! **Les siens** !
Antoine :	Oui, les chiens **ch'est cha**.
Philippe :	Les chiens, les chats – putain, mais tout le monde parle comme vous, ici ?
Antoine :	Ah ben, c'est le ch'timi. Tout le monde y parle ch'timi. Y en a même qui parlent le flamand, ici. In het Vlaams, dat is heel wat anders, hè.
Philippe :	Ah ben, je vais m'amuser moi.[4] (00:22.36–00:23:19)

Antoine « met à mal » la langue enchâssée car le terme « chien » est introduit dans l'interaction comme un terme picard devant se traduire par « sien ». Or il n'en est rien car le pronom possessif est formellement identique dans les deux langues (*sien*). Il affirme qu'il parle ch'timi lorsque Philippe lui demande si tout le monde parle comme lui ici. De toute évidence, l'insertion de trois termes picards dans le dialogue est suffisante pour se déclarer picardophone. Cette assertion renvoie les spectateurs à un français régional, picardisé, mais, si on lui donne un crédit scientifique, le picard tel qu'il est entendu dans la séquence n'aurait pas d'autonomie propre. Or, il n'y a pas de profil type de *néo-locuteur*s des langues régionales en France (voir ci-dessous) et il y a donc lieu de penser qu'il s'agit d'un néo-locuteur.

Ce dialogue illustre bien l'un des traits énumérés par le personnage de Jean avant le départ de Philippe dans le Nord (00:14:21–00:14:40) : l'articulation de la palatale /ʃ/ là où le français standard utiliserait la dentale /s/. Si nous nous focalisons sur ce seul trait phonétique, ce phénomène est effectivement attesté en picard lorsque l'étymon latin est le même dans les deux langues : CINCTURA /kinktúra/ a donné « ceinture » /sɛ̃ntýr/ en français et « cheinture » /ʃɛ̃ntýr/ en picard ; CENTUM > « cent » (fr.) / « chint » (pic.). Ainsi, dans le dialogue de cet

4 La transcription du dialogue est tirée du livret *Reclam* d'Ursula Reutner (29–30) et nous y avons apporté quelques modifications, grâce à l'aide précieuse de Jean-Michel Éloy et d'Olivier Engelaere, que nous remercions.

extrait, les démonstratifs ch'timis contiennent [ʃ] : « cha » (fr. « ça ») et « ch' » (fr. « c' »). Mais « chiens » à la place de « siens » est un hyper-dialectalisme. Le *Trésor de la Langue Française* définit ainsi l'hypercorrection :

> [En parlant d'une forme linguistique] Qui est (re)construite de manière erronée, pour avoir substitué à un état qu'on suppose incorrect ou altéré un état supposé à tort correct ou conforme à l'étymologie ou au système de la langue.

Le possessif « chien » en lieu et place de « sien » est susceptible d'être créé par un néo-locuteur. Ce mot aurait donc une raison d'exister[5] et pourrait relever d'un phénomène actuel non seulement du parler picard, mais susceptible de se produire dans tout parler moyennement maîtrisé et donc chez les nouveaux locuteurs de toutes les langues de France (voir paragraphe 2.3).

2.2 Séquence de La Poste

Ici, un client de La Poste, monsieur Vasseur, vient voir le directeur, Philippe, pour lui demander une avance sur la prochaine échéance de sa retraite. Voici un extrait de l'échange :

M. Vasseur :	Ahhh, **chuis fort content** d'vir entre quat'z'yux ch'ti qui va **s'occuper** de min compte in **banque**. **Parce qu'il faut pas me raconter** des carabistoules, hein. **Faut pas** m'in baver, hein.
Philippe	J'ai pas compris là. Il faut quoi ?
M. Vasseur :	Y faut nin eum baver des carabistoules à mi.
[…]	
M. Vasseur :	J'avo acaté gramint d'matériel pour min gardin. Ch'est qu'y avo fort draché. Eune berdoule. […] J'éto fin bénache, mais min **livret** A, I nn'a eu des ruses. **Chuis pas** veni ichi pour braire, mais **si vous pouviez me faire une p'tite avance. Jusqu'à** l'**prochaine quinzaine de** m'**retraite.**[6]
Philippe :	Prochaine…, retraite… (00:33:00–00:34:00)

5 Pourtant, Rębkowska, suivant Dawson, considère que « la mise en relief de certains traits phonétiques et lexicaux de ce parler et leur grossissement considérable permettent de créer de multiples effets humoristiques », avis que nous ne partageons pas. (Voir paragraphe 3 de cette étude).

6 Transcription de Reutner (44). Nous traduisons : « Chuis fort content de voir entre quatre yeux celui qui va s'occuper de mon compte en banque. Parce qu'il faut pas me raconter des histoires, à moi, hein. […]. Il faut pas me raconter des bêtises, hein . […] J'avais acheté beaucoup de matériel pour mon jardin. C'est qu'il avait beaucoup plu. De la boue. J'étais très heureux mais mon livret A il en a eu des problèmes. Chuis pas venu ici pour chialer mais… ».

Dans l'extrait, il y a plus de mots picards que de mots français (mis en gras). Suffisamment pour que l'interlocuteur ne comprenne pas, car il ne reconnaît que les mots français ou les mots identiques phonétiquement dans les deux langues, comme l'indique sa dernière réplique (Prochaine…, retraite…). Nous nous devons d'être vigilants dans la description des possibles interférences entre deux langues dont la divergence n'est pas complète ; notamment, plusieurs mots du lexique picard et français sont identiques[7] (soulignés) : « compte » a été orthographié par Reutner comme en français mais il est un homophone de l'un des vocables picards équivalents : « conte ». « Pour » existe en picard à côté de « por » et de « pou ». « Mais » est aussi bien picard que français. Quant à « ruses », c'est un faux-ami qui complique la compréhension dans ce contexte de catastrophes naturelles.

2.3 Comparaison des deux séquences : deux locuteurs à maîtrise inégale

Au XXIe siècle, la transmission familiale, réputée « naturelle », des langues régionales s'est beaucoup réduite essentiellement à cause de la disparition des locuteurs traditionnels ou du peu de contact avec eux. Un enseignement scolaire ou associatif ou des démarches individuelles de réappropriation ont donné naissance à une catégorie de sujets parlants communément dénommés néo-locuteurs.

Si nous comparons les séquences 1 et 2, on peut affirmer que la langue enchâssée n'est pas toujours celle qui est en diglossie : le dialogue d'Antoine et Philippe contient seulement trois mots soi-disant picards alors que dans le quasi-monologue de monsieur Vasseur la proportion s'inverse. Ces deux dialogues illustrent deux cas de néo-locuteurs possibles. Des traits phonétiques (y compris les ultra-corrections – « chiens » au lieu de « siens »), du vocabulaire ou des phrases apparaissent insérés dans leurs énoncés. Il en résulte un franco-picard varié d'un locuteur à un autre.

Parmi les deux, monsieur Vasseur, plus âgé, produit des phrases avec beaucoup d'éléments de picard : il serait donc plus proche qu'Antoine des locuteurs traditionnels. Il utilise de nombreux emprunts lexicaux en français. Antoine, quant à lui, réinvente des traits, ce qui pourrait répondre à une tendance consciente ou inconsciente à se démarquer du français. Ces personnages montrent un échantillon des différentes situations de *néo-locuteurs* qui peuvent

7 Par exemple : *Un* air *de flûte : ene* air *ed flahute* (*Dictionnaire fondamental français-picard*).

exister car « il n'existe pas de profil type de néo-locuteurs : entre le néo-locuteur prototypique et le locuteur héritier prototypique il peut exister toutes sortes de situations intermédiaires » (Banegas Saorín & Sibille 5–7).

2.4 Fonctions communicatives de l'alternance codique dans *Bienvenue chez les Ch'tis*

Les descriptions des changements de code montrent des fonctions communicatives que les bilingues[8] exploitent pour donner du sens et structurer leur discours (Boyer, Zentella)[9]. Parmi celles-ci, nous retiendrons l'appartenance sociale et la recherche d'humour dont nous parlerons plus tard. En effet, l'appartenance sociale constitue l'une des fonctions communicatives entre les personnages, d'une part, et entre l'auteur et le spectateur, d'autre part, car dans ce discours filmique l'enjeu est articulé non seulement entre les locuteurs en interaction mais aussi entre l'auteur et les spectateurs. L'alternance codique et l'ultradialectalisme (« les chiens » pour « les siens ») ont également une fonction identitaire liée tout simplement à l'appartenance régionale.

3. Caractéristiques de l'humour

Le cinéma est certes un langage des sens, un ensemble de signes verbaux et non-verbaux (iconiques, kinétiques…) mais nous circonscrirons cette analyse aux aspects psychologiques, linguistiques et philosophiques en essayant de déterminer la place que prend l'usage des deux langues – français et ch'ti-picard – dans la recherche de l'humour.

Depuis les origines de la pensée occidentale, toute une tradition philosophique, mais aussi psychologique, linguistique, rhétorique et littéraire pointe la difficulté d'une définition du phénomène de l'humour, acceptable par tous les chercheurs. Or, il y aurait consensus sur l'humour comme une disposition intellectuelle propre à l'homme, selon la formule attribuée à Aristote : « Aucun animal ne rit sauf l'homme ».

---

8 En partant du principe que le bilinguisme est déséquilibré, nous considérerons les locuteurs autochtones comme bilingues, qu'ils en soient conscients ou non.

9 Zentella (84–114) décrit 22 stratégies conversationnelles qu'elle regroupe en trois catégories (changement de rôle des interlocuteurs, clarification et emphase, « béquille ») ; Álvarez-Caccamo (3–4) explique les alternances par la présence de différents styles conversationnels (humour, dispute, discours rapporté, problème de vocabulaire, etc.). Mais Auer (124 *sq.*) critique l'aspect peu opératoire de ces listes qui peuvent se prolonger à l'infini selon le contexte.

Il est bien connu que la forme que prend l'humour est diversement appréciée d'un individu à l'autre et d'une culture à l'autre. Mais nous partirons de la considération que les séquences analysées ont fait rire le plus grand nombre… au vu du succès mondial du film.

En bref, même si catégoriser l'humour n'est pas chose aisée (comme le prouvent une longue tradition pluridisciplinaire et une multitude de termes pour désigner cet état de l'esprit[10]), notre but est d'observer ce qui rend ces séquences amusantes, en suivant les théories de linguistes, philosophes et psychologues tels que Greimas, Clark et Clark, Bariaud, Chabanne, Attardo, Émélina et Kahn, dont s'est nourrie Priego-Valverde pour décrire les caractéristiques de l'humour. Nous en avons relevé trois : l'incongruité, le principe de non-réalité et la distanciation.

Nous ne perdrons pas de vue la théorie de la polyphonie de l'énonciation, qui pose le postulat qu'un énoncé ne peut pas être uniquement attribué à un seul locuteur mais que plusieurs voix parlent à travers lui. Développée en France par Ducrot à la suite des travaux de Bakhtine, elle distingue le « locuteur » de l'« énonciateur » :

> […] L'énonciateur est au locuteur ce que le personnage est à l'auteur […]. Le locuteur, responsable de l'énoncé, donne existence, au moyen de celui-ci, à des énonciateurs dont il organise les points de vue et les attitudes. (205)

Cette polyphonie est particulièrement nette dans l'énonciation filmique (ou dans une pièce de théâtre). L'auteur correspond au locuteur responsable de l'énoncé. Il donne existence aux acteurs, qui correspondent aux personnages. On peut donc identifier deux couples d'instances énonciatives : le premier est formé par l'auteur du scénario et le public, et le second par les personnages qui dialoguent.

3.1 L'incongruité

D'après F. Bariaud (*La genèse* 24–25), le processus cognitif et affectif mis en place lors de la production et la perception d'un énoncé humoristique implique, d'un côté, qu'il y ait une présence simultanée d'éléments contradictoires qui génèrent des situations de conflit cognitif et, de l'autre, que ces éléments incongrus soient doublés d'une certaine connivence chez l'interlocuteur.

---

10 Des distinctions pointues entre humour et comique ont été établies (Françoise Graby. *Humour et comique en publicité. Parlez-moi d'humour.* Management et société, 2001), mais *rire, humour, comique, ludisme* seront des termes synonymiques dans ces pages.

L'incongruité humoristique de la séquence des meubles réside dans l'introduction d'un univers animé – les chiens – dans un univers inanimé – les meubles –. Ce dialogue paraît donc incongru car deux isotopies sont en jeu : l'une logique, appartenant à un registre sérieux, pour le personnage d'Antoine (le fait que le directeur soit parti avec ses meubles), l'autre illogique pour le personnage de Philippe (le fait de donner des meubles aux chiens).

D'après Greimas, l'élément révélateur de l'incongruité est un « connecteur » qui relie deux isotopies entre elles : les chiens. Il n'est pas en soi humoristique mais il est en revanche le terme poly-isotopique.

Pour désambiguïser le « connecteur », il faut un « disjoncteur » (Attardo 143–146). Ici, ce sont les réponses de l'interlocuteur (« pourquoi il a donné ses meubles aux chiens? ») qui développent en même temps l'isotopie 2 sans annuler l'isotopie 1 (« les siens, ses meubles à lui »). Ces deux sens coexistent, créant un dialogue absurde qui déclenche les rires chez le spectateur. Ceci est rendu possible grâce à l'homophonie interlinguistique ou aux faux-amis.

3.2 Principe de (non) réalité

Un facteur qui induit le rire, tout au long du film, dans les séquences en franco-picard est le fait qu'on y fait abstraction de la propriété suivante de l'alternance codique : le *code switching* s'active la plupart du temps dans des situations endolingues bilingues où les participants s'identifient mutuellement comme faisant partie d'un même groupe (d'après Auer). Or, les énonciateurs franco-picards du film ne font pas cette vérification, ce qui est pour le moins étonnant. Parallèlement, ces locuteurs semblent tout à fait méconnaître la frontière entre les deux langues, avec une pratique se rapprochant de la créolisation.

Deux particularités de l'humour ayant été avancées par Clark et Clark en 1977 ont été reprises par Chabanne en 1990 (35) : l'annulation du principe de réalité et l'acceptation d'une logique interne. Les interactions du film qui nous occupent sont absurdes selon les règles conventionnelles puisqu'on ne parle pas franco-picard à son prochain sans vérifier au préalable s'il le maîtrise : on bafoue le principe de réalité parce que le contexte est invraisemblable. Un autre monde est ainsi créé dans lequel la logique n'obéit pas aux valeurs de référence habituelles. Dans ces deux séquences, il s'agit d'établir la communication ou l'illusion de communication.

3.3 Résolution de l'incongruité et distanciation

Dans les années 1970 et 1980, la communauté scientifique a débattu sur le besoin de résoudre l'incongruité pour garantir l'effet humoristique. Les clivages se sont estompés à partir des années 1980 et de nombreux auteurs ont adopté le terme de « justification », qui doit coexister et accompagner l'incongruité (Bariaud, « Le développement de l'humour » 22 et Attardo 143–146).

Dans la séquence des meubles, la résolution était nécessaire pour que le locuteur non bilingue ainsi que les spectateurs (allocutaire et énonciataires respectivement) aient accès au sens. En revanche, la séquence de La Poste n'a pas besoin d'une justification accompagnant le (non-) échange entre deux locuteurs ayant deux codes linguistiques distincts car la situation parle d'elle-même : n'étant pas drôle pour ceux qui la vivent, elle peut l'être pour les spectateurs qui l'observent.

Entre ici en ligne de compte une autre caractéristique de l'humour : la distanciation. En général, le locuteur ne rit des choses que s'il fait mine de ne pas être touché par elles et devient spectateur (Kahn et Émelina). Dans le discours filmique, la distance est déjà là.

Conclusion

L'alternance codique dans ce film peut être vue comme le reflet d'une pratique langagière dans le Nord de la France. Les deux séquences choisies illustrent deux points distants d'une échelle du parler régional : de l'alternance codique réduite avec le français comme langue dominante (séquence des meubles) à l'alternance codique ayant le picard comme langue dominante (séquence de La Poste), plus proche du locuteur traditionnel.

N'étant pas un documentaire à but didactique, qui aurait exigé un ch'ti parfait, le talent artistique de l'auteur a sciemment subverti certains traits « subvertibles » de ce qu'il retient comme les traits saillants de cette langue régionale. Les dialogues des deux séquences montrent ainsi un parler vraisemblable.

Le comique dans le film est réussi non pas par le « grossissement des traits »[11] du chti-picard, mais par la présence des caractéristiques propres à l'humour qui apparaissent imbriquées. Le plurilinguisme alterné est mis à profit dans les dialogues incongrus (séquence des meubles) ou les dialogues de sourds (séquence de La Poste), tout autant que dans un éventuel dialogue unilingue. L'alternance

11 « La mise en relief de certains traits phonétiques et lexicaux de ce parler et leur grossissement considérable permettent de créer de multiples effets humoristiques. Puisque cette coexistence des deux variétés du français est loin d'être un pur reflet de la réalité. […] c'est grâce à l'irréalisme que semble possible le dépassement des limites de l'humour purement linguistique et l'activation des clins d'œil intertextuels, tels que le jonglage avec les stéréotypes » (Rębkowska).

codique est également mise au service du principe de non-réalité des situations. Le tout dans une mise à distance garantie par la représentation filmique. En effet, un quelconque parler spectacularisé n'aurait pas suffi à créer du ludisme sans ces trois ingrédients.

Bibliographie

Alby, Sophie. *Alternances et mélanges codiques*. In : *Sociolinguistique du contact : Dictionnaire des termes et concepts*, ENS Éditions, 2013. http://books.openedition.org/enseditions/12402. Consulté le 04/07/21.

Anciaux, Frédéric. *Alternances et mélanges codiques dans les interactions didactiques aux Antilles et en Guyane françaises*. Éducation. Université des Antilles-Guyane, 2013.

Attardo, Salvatore. *Linguistic Theories of Humor*, Mouton de Gruyter, 1994.

Auer, Peter. « From Codeswitching Via Language Mixing to Fused Lects: Toward a Dynamic Typology of Bilingual Speech », *International Journal of Bilingualism*, vol. III, n° 4, 1999, p. 309–322.

Auger, Julie. « Picard et français : la grammaire de la différence », *Langue française*, vol. 168, n° 4, 2010, p. 19–34. DOI : 10.3917/lf.168.0019. https://www.cairn.info/revue-langue-francaise-2010-4-page-19.htm. Consulté le 25/02/2021.

Backus, Ad. *Two in one. Bilingual Speech of Turkish Immigrants in the Netherlands*. Tilburg University Press, 1996.

Banegas Saorín, Mercedes & Sibille, Jean (dir.). *Entre francisation et démarcation. Usages hérités et usages renaissantistes des langues régionales de France*. Carnets d'Atelier de Sociolinguistique, n° 13, Jean-Michel Éloy (dir.). L'Harmattan, 2020.

Banegas Saorín, Mercedes. « La description des sons dans les premières grammaires pour l'enseignement du français diffusées en Espagne au XVIe siècle : Meurier et Sotomayor », *Les langues étrangères : apprentissages et pratiques en Europe (1450-1700)*, Marc Zuili ; Susan Baddeley (dir.), Presses de l'Université Paris-Sorbonne (PUPS), 2011, p. 229–243.

Bariaud, Françoise. « Le développement de l'humour dans l'enfance et l'adolescence », in : Actes du Colloque International sur *L'humour d'expression française*, Paris, 27–30 juin 1888. Z'Éditions, tome 2, 1990, p. 18–24.

Bariaud, Françoise. *La genèse de l'humour chez l'enfant*. PUF, 1983.

Bentahila, Abdelâli & Davies, Eirlys. « Patterns of Codeswitching and Patterns of Language contact », *Lingua*, n° 96, 1995, p. 75–93.

Bloomfield, Leonard, *Language*. Holt, Rinehart & Winston, 1933.

Boyer, Henri. *Éléments de sociolinguistique : langue, communication et société.* Dunod, 1991.

Carton, Fernand. « Ancien picard, picard moderne : quelle continuité ? », *Bien dire et bien aprandre* n° 21, *Picard d'hier et d'aujourd'hui*, in : Actes du colloque du Centre d'études médiévales et dialectales de Lille 3, Jacques Landrecies et Aimé Petit (dir.), 2003, p. 123–126.

Cerquiglini, Bernard. *Les langues de France : rapport au Ministre de l'Éducation nationale, de la Recherche et de la Technologie et à la ministre de la culture et de la communication*, 1999.

Chabanne, Jean-Charles. « Apport de l'analyse textuelle à l'étude psychogénétique d'un corpus d'histoires drôles », in : Actes du Colloque International sur *L'humour d'expression française*, Paris 27–30 juin 1988. Z'Éditions, 1990.

Clark, Herbert H. ; Clark, Eve V. *Psychology and Language: An Introduction to Psycholinguistics.* Harcourt Brace Jovanovich, 1977.

Conseil de l'Europe. *De la diversité linguistique a l'éducation plurilingue. Guide pour l'élaboration des politiques linguistiques éducatives en Europe. Version de synthèse*, 2007. En ligne : https://www.coe.int/fr/web/language-policy/from-linguistic-diversity-to-plurilingual-education-guide-for-the-development-of-language-education-policies-in-europe. Consulté le 30/05/2021.

Dawson, Alain & Smirnova, Liudmila. *Dictionnaire fondamental français-picard.* Agence régionale de la langue picarde, 2020.

Dawson, Alain. « Le picard est-il bienvenu chez les Chtis ? Identité(s) régionale(s), marketing et conscience linguistique dans le Nord de la France ». *Cahiers de l'Observatoire des Pratiques Linguistiques* (DGLFLF – Ministère de la Culture et de la Communication) n° 3, 2012, p. 41–53.

Ducrot, Oswald. *Le dire et le dit.* Éd. de Minuit, 1984.

Éloy, Jean-Michel, *La constitution du picard : une approche de la notion de langue.* Peeters, 1997.

Émélina, Jean. *Le comique. Essai d'interprétation générale.* Sedes, 1996.

Gasquet-Cyrus, Médéric & Bel, Bernard. « (Re)parler sa langue : l'alternance codique à la recherche de langues "oubliées" ». *Langues et cité* n° 19, *L'alternance codique, parler (avec) plusieurs langues*, 2011, p. 3–4.

Greimas, Algirdas Julien. *Sémantique structurale.* PUF, [1966], 1975.

Kahn, Pierre. « Il n'y a pas d'humour heureux », in : Hughes Lethierry (dir.), *Savoirs en rire 1. Un gai savoir (vérité et sévérité).* De Boeck, 1997, p. 200–203.

Lebesgue, Philéas. *Grammaire picard-brayonne.* Publication du Centre d'études picardes, 1984.

Ledieu, Alcius. *Petite grammaire du patois picard.* Imprimerie Paul Michel, 1909.

Lüdi, Georges. « Les apprenants d'une L2 code-switchent-ils et, si oui, comment ? », *Papers for the Symposium on Code-switching in Bilingual Studies: Theory, Significance and Perspectives*, ESF Network on Code-switching and Language Contact, 21–23 mars 1991, Barcelone, ESF Scientific Networks, p. 47–71.

Mahieu, Paul. *El patois d'ichi et commint qu'on s'in sert. Notes de grammaire sur le patois picard de Tournai et des environs*. Tournai, Section dialectale de la Maison de la Culture, 1984.

Myers-Scotton, Carol. *Social Motivations for Code-switching: Evidence from Africa*. Clarendon Press, 1993.

Poplack, Shana. « The Syntactic Structure and Social Sunction of Code-switching », *Latino Language and Communicative Behaviour*. Richard P. Duran (dir.), Ablex Publishing Corporation, 1981, p. 169–184.

Priego-Valverde, Béatrice. *L'humour dans la conversation familière : description et analyse linguistiques*. L'Harmattan, 2003.

Rębkowska, Agata. « *Bonchoir, biloute !* L'hétérolinguisme comme source d'humour dans *Bienvenue chez les Ch'tis* et dans sa version polonaise », *Między Oryginałem a Przekładem*, vol. 20, n° 1 (23), 2014, p. 169–188 : https://doi.org/10.12797/MOaP.20.2014.23.12

Reutner, Ursula (éd.). *Bienvenue chez les Ch'tis. Scénario et dialogues de Dany Boon, Franck Magnier et Alexandre Charlot, d'après une idée originale de Dany Boon*. Reclam, 2013.

TLFi : *Trésor de la Langue Française informatisé.* | ATILF / CNRS – Université de Lorraine, http://atilf.atilf.fr/tlf.htm.

Vasseur, Gaston. *Grammaire des parlers picards du Vimeu (Somme)*. F. Paillart, 1996.

Winford, Donald. *An Introduction to Contact Linguistics*. Basil Blackwell, 2003.

Zentella, Ana Celia. *Growing up Bilingual: Puerto Rican Children in New York*. Basil Blackwell, 1997.

Véronique Lagae et Stephanie Schwerter

Les enjeux de la traduction audiovisuelle. L'exemple de *Bienvenue chez les Ch'tis* de Dany Boon

Introduction

Après *Intouchables* d'Éric Toledano et Olivier Nakache, *Bienvenue chez les Ch'tis* (2008) est le film français le plus populaire, avec 20.488.977 entrées mondiales. Diffusé dans 27 pays, il a été vu par 6.210.709 personnes hors de France (Douin 346). Avec 2,4 millions de visiteurs, l'Allemagne est le pays étranger où *Bienvenue chez les Ch'tis* a connu le plus grand succès. En Belgique, la comédie a été vue par 1,1 million de personnes (Bernard 2). En raison de son succès mondial, le film a été sous-titré et doublé dans un certain nombre de langues[1]. Dans ce chapitre[2], nous nous proposons d'explorer le doublage et le sous-titrage de la version allemande du film [*Willkommen bei den Scht'is*] ainsi que le sous-titrage de la version néerlandaise.

Le personnage principal de *Bienvenue chez les Ch'tis* est Philippe Abrams (Kad Mérad), directeur d'un bureau de poste dans le sud de la France, qui veut offrir à sa femme (Zoé Félix) une vie sur la Côte d'Azur. Pour augmenter ses chances de trouver un emploi dans une ville balnéaire, il se fait passer pour un handicapé. Mais lorsque son subterfuge est découvert, à son grand désespoir, il est muté à Bergues, une petite ville située dans le département du Nord. En arrivant sur son nouveau lieu de travail, Philippe se rend compte que la population locale s'exprime dans une langue qui lui est incompréhensible. En effet, il s'agit du picard, populairement appelé ch'timi ou ch'ti, reconnu comme l'une des 75 langues de France[3] depuis 1999. Le picard est principalement parlé dans

---

1 Plusieurs études ont été consacrées au doublage et/ou au sous-titrage du film dans diverses langues, notamment le polonais (Rebkowska), l'anglais (Ellender), l'espagnol et le catalan (Garcia-Pinos), l'italien et l'allemand (Wirtz).

2 Nous tenons à remercier chaleureusement pour leur aide précieuse nos collègues de l'UPHF Mercedes Banegas Saorín, auteure d'un ouvrage sur le picard, et Jean-Charles Meunier, picardisant.

3 Le picard ne doit pas être considéré comme un dialecte du français, mais comme une langue distincte, en situation minoritaire, cf. Auger, Eloy.

la région Hauts-de-France, qui regroupe les cinq départements Nord, Pas-de-Calais, Aisne, Oise et Somme, ainsi que dans la province du Hainaut en Belgique. Ayant historiquement vécu de l'exploitation du charbon et de l'agriculture, la population du nord de la France est généralement associée à des clichés tels qu'un mode de vie rustre et un manque d'éducation. La langue minoritaire qui y est parlée porte en outre le stigmate d'être peu élégante (Reutner 144).

Les personnages parlant picard dans *Bienvenue chez les Ch'tis* sont le deuxième protagoniste, Antoine Bailleul (Dany Boon), et sa mère (Line Renaud), ainsi que les employés de la poste et les clients. La variante linguistique qui apparaît dans le film est qualifiée par Reutner de « picard cinématographique », car toutes ses propriétés ne sont pas mises en œuvre dans le ch'ti parlé par les personnages (146)[4]. Lors de l'écriture du scénario, une sélection de caractéristiques du picard semble avoir été faite afin de rendre les dialogues compréhensibles pour un public large. À cela s'ajoute que le lieu de l'action du film ne se situe pas en territoire picardophone, mais en territoire flamand (Reutner 146). Le fait que les habitants de Bergues parlent le ch'ti est donc une pure fiction. Cependant, nous pouvons supposer que Boon a choisi la petite ville comme lieu de tournage en raison de son architecture typique du nord de la France.

Dans une première section, nous examinerons les problèmes que peut poser la traduction audiovisuelle, en particulier dans le cas d'une comédie dont les effets comiques reposent en grande partie sur la variation linguistique. Puis nous étudierons deux scènes de façon plus détaillée pour mettre en évidence les choix faits par les traducteurs des différentes versions.

1. La traduction audiovisuelle et ses obstacles

Se trouvant au centre du film, le ch'ti présente un défi particulier pour les traducteurs et réalisateurs chargés de son sous-titrage et doublage. Traditionnellement, l'Europe occidentale se divise en deux grands « blocs » en ce qui concerne la traduction audiovisuelle. Le Royaume-Uni, le Benelux[5], les pays scandinaves,

4 Cf. également les critiques formulées par Dawson (42), selon lequel le film véhicule une image caricaturale du picard. Cependant, Banegas Saorin argumente dans le présent volume que les erreurs et l'alternance codique présentes dans les dialogues sont susceptibles d'être produites en franco-picard par les locuteurs actuels. Pour plus de données, nous renvoyons aux résultats d'enquêtes de terrain récentes, rapportés par Baiwir.

5 La Belgique francophone privilégie toutefois le doublage, s'alignant sur ce qui se pratique en France.

la Grèce et le Portugal sont des « nations de sous-titrage », alors que la France, l'Italie, l'Allemagne, l'Espagne et l'Autriche sont considérées comme des « nations de doublage » (Chiaro 143). Si le sous-titrage est généralement préféré dans des petits pays, des régions telles que le Pays de Galles, le Pays basque et la Catalogne optent pour le doublage comme moyen politique de promouvoir et/ou de standardiser une langue minoritaire (O'Connell, « Media Translation » 151–157). Il est intéressant de noter que même dans les pays qui pratiquent le sous-titrage, les films et les programmes pour enfants sont presque toujours doublés (Chiaro 143).

Le sous-titrage a été défini comme une forme « diasémiotique » ou « inter-modale » de traduction audiovisuelle (Gottlieb 95), car il implique le passage d'un support oral à un support écrit. Le fait qu'une personne parle généralement beaucoup plus vite qu'elle ne lit a des conséquences importantes pour la traduction audiovisuelle (O'Connell, « Choices and Constraints » 67). Souvent, les dialogues originaux se trouvent synthétisés et condensés dans les sous-titres en raison de contraintes de temps et d'espace.

Par ailleurs, les traducteurs audiovisuels ont tendance à désambiguïser des dialogues qui ont été intentionnellement conçus comme équivoques par l'auteur du scénario pour atteindre un effet comique (Mason). Ceci peut avoir une influence décisive sur le message original qui risque d'être transformé, entraînant une perte de l'effet comique. Traditionnellement, les sous-titres consistent en une ou deux lignes de 30 à 40 caractères (espaces comprises) qui s'affichent en bas de l'image, centrées ou alignées à gauche (Chiaro 149). Le temps d'affichage de chaque sous-titre doit être suffisamment long pour permettre une lecture confortable : trois à cinq secondes pour une ligne et quatre à six pour deux lignes. Il est important de veiller à ce que les sous-titres ne restent pas trop longtemps à l'écran pour éviter qu'ils ne correspondent plus au dialogue original qui se poursuit continuellement (Linde et Kay 7).

Le doublage, en revanche, est un processus qui implique « le remplacement de la parole originale par une piste vocale qui tente de suivre le plus fidèlement possible le timing, le phrasé et les mouvements des lèvres du dialogue original » (Luyken 31). L'objectif du doublage est de faire en sorte que les dialogues cibles aient l'air d'être prononcés par les acteurs originaux (Chiaro 144). En outre, les signes paraverbaux tels que les gestes et les expressions faciales doivent être cohérents avec les dialogues, et les signes acoustiques non verbaux tels que la musique, les effets spéciaux et les bruits sont à intégrer de manière authentique.

Une forte tendance à neutraliser les caractéristiques sociolinguistiques et culturelles de la langue cible s'est manifestée au cours des dernières années (Chaume). C'est ainsi que les accents étrangers, les expressions argotiques et les dialectes ou les variétés régionales tendent à disparaître dans la traduction audiovisuelle. Par conséquent, des dialogues prononcés dans une variété standard de la langue cible sont en train de devenir la norme dans les films doublés (Chiaro 158). Lorsqu'il s'agit de traduire des dialectes, les avis des traducteurs divergent. Si certains font le choix d'ignorer tout simplement les formes dialectales, d'autres préconisent de remplacer un dialecte par une variante linguistique de la culture cible, voire d'inventer une nouvelle langue (Pérez-González 131–132).

Selon Clifford E. Lanters, les dialectes sont entièrement intraduisibles, car ils sont toujours ancrés géographiquement et culturellement dans un milieu particulier qui n'existe pas de la même manière dans la culture de la langue cible. Qu'il s'agisse du vocabulaire ou de l'accent, le public associe inconsciemment une variante linguistique à une région ou à une époque particulière. Lanters recommande donc : « The best advice about trying to translate a dialect : don't » (117)[6]. Mais que faire lorsqu'un film entier est basé sur le contraste entre une langue majoritaire et une langue minoritaire, comme c'est le cas dans *Bienvenue chez les Ch'tis* ?

Lors du doublage et du sous-titrage du film de Dany Boon, il serait impossible de traduire les répliques prononcées en picard dans la langue standard de la culture cible. Ceci éliminerait la variation linguistique et le film en perdrait son intérêt, car de nombreuses scènes seraient entièrement vidées de leur sens et beaucoup d'effets humoristiques disparaîtraient. L'option de remplacer le ch'ti par un dialecte ou une variété régionale de la langue cible est également problématique. Si, par exemple, on remplaçait le picard par un dialecte allemand, comme le souabe ou le saxon, le résultat serait qu'un public germanophone situerait inconsciemment l'action dans une région allemande particulière et que la couleur locale essentielle au film de Boon serait perdue.

De plus, les connotations socioculturelles des dialectes allemands ne sont pas les mêmes que celles du ch'ti. Alors que les Souabes ont la réputation d'être radins et petits-bourgeois, les habitants de la Saxe sont souvent associés à l'ancienne RDA et considérés comme arriérés. Pour cette raison, Beate Klöckner, chargée du doublage allemand, a décidé d'inventer une langue artificielle basée sur les caractéristiques phonétiques du picard. Cependant, la création d'un dialecte entièrement nouveau comporte également des dangers, car une langue fictive n'est pas en mesure de transférer les connotations socioculturelles de la langue source dans la culture cible. Klöckner explique que lors de l'invention

6 « Le meilleur conseil pour essayer de traduire un dialecte : ne le faites pas ».

d'une langue fictive, une attention particulière doit être accordée à son intelligibilité, car si le public doit faire trop d'efforts pour comprendre le sens des dialogues, cela l'empêchera de suivre le contenu du film (Heine).

Les particularités phonétiques picardes les plus marquantes apparaissant dans *Bienvenue chez les Ch'tis* sont les suivantes : la voyelle [a] devient [o], la constrictive [ʃ] est remplacée par l'occlusive [k] dans certains mots lorsqu'elle se trouve devant une voyelle, et le [s] est prononcé comme [ʃ] par les personnages. La confusion entre [s] et [ʃ] est la source de divers malentendus dans le film. Ayant réalisé le doublage allemand d'Antoine Bailleul, Christoph-Maria Hengst explique que la traduction du ch'ti a surtout consisté à jouer avec les sons correspondant aux graphies « s », « sch », « tz », « z » et « ß », de sorte que « sch » est devenu « ss » et « z » est devenu « tsch ». L'acteur attire également l'attention sur le fait que le doublage du film a été un défi particulier, car il était techniquement presque impossible d'assurer la synchronisation labiale à cause du débit rapide du protagoniste. En travaillant sur le doublage du film, Klöckner a été confrontée non seulement à la phonétique du picard, mais aussi au vocabulaire et aux jeux de mots locaux. Dans ce contexte, la traduction des jeux de mots soulève les mêmes questions que la traduction des passages en picard. D'une part, il est possible de rechercher des équivalents dans la langue cible, d'autre part, de nouveaux jeux de mots et de sens peuvent être inventés.

Le sous-titrage de la version néerlandaise du film pose des problèmes spécifiques et les solutions qui ont été adoptées sont en partie différentes de ce qui s'est fait pour la version allemande. Le néerlandais présente une variation diatopique importante, avec des différences phonétiques, morphosyntaxiques et lexicales notables caractérisant les variétés du nord (Pays-Bas, variétés nommées « hollandais » dans la langue courante) et du sud (Communauté flamande de Belgique et Flandre française, variétés nommées couramment « flamand »), de telle sorte que l'intercompréhension à l'oral n'est pas garantie. Il s'ensuit que les séries hollandaises diffusées en Belgique et les séries flamandes diffusées aux Pays-Bas sont systématiquement sous-titrées. À l'écrit, l'intercompréhension ne pose généralement pas de problèmes. C'est pourquoi il est remarquable que deux pistes de sous-titres soient proposées dans le DVD de *Bienvenue chez les Ch'tis*, dénommées respectivement « Nederlands » [néerlandais] et « Vlaams » [flamand], que nous serons amenées à comparer ci-dessous[7].

7 On n'évoquera pas ici la question du doublage qui, pour le néerlandais, est réservé aux séries ou films de jeunesse et peut, dans le cas de productions internationales à grand budget telles que *Monstres & Cie* (*Monsters, Inc.* Disney – Pixar, 2001) ou *Le Monde de Nemo* (*Finding Nemo.* Disney – Pixar, 2003), se présenter en deux versions

Comme on l'a vu ci-dessus, la ville de Bergues (Sint-Winoksbergen en flamand) où se déroule l'action est située en Flandre française, ce qui correspond *grosso modo* à l'arrondissement de Dunkerque. Deux personnages employés de la Poste ont d'ailleurs des patronymes flamands : Annabelle Deconninck et Yann Vandernout. La langue régionale qui y est pratiquée n'est par conséquent pas le picard mais le flamand occidental, un dialecte du néerlandais parlé également dans la province limitrophe de Flandre Occidentale en Belgique et dans l'extrême sud-ouest de la province de Zélande aux Pays-Bas, et difficile à comprendre pour les néerlandophones d'autres régions (Heeringa 276). Les sous-titreurs auraient pu recourir à ce dialecte pour traduire les passages en ch'ti, sans encourir le risque évoqué ci-dessus que son usage s'accompagnerait de connotations socioculturelles trop différentes de celles de la langue source, puisque le dialecte est géographiquement et culturellement proche. Il est en effet associé à la représentation d'une population rurale, fruste, peu cultivée. Or, ce n'est pas le choix qui a prévalu, dans aucune des deux versions.

Remarquons d'abord que les sous-titres des passages en français sont rédigés en néerlandais standard et sont quasiment identiques dans les deux versions. Pour ce qui est des passages en picard, la version dite « néerlandaise » des sous-titres ne comporte presque pas de particularités linguistiques permettant au spectateur non francophone de les différencier des passages en français. Les sous-titres étant rédigés principalement en langue standard, beaucoup d'effets comiques se perdent. En revanche, comme les sous-titres allemands, les sous-titres « flamands » des passages en picard comportent systématiquement des propriétés dialectales fictives, ainsi que nous le verrons dans l'analyse plus détaillée de deux scènes.

2. Chats, chiens et autres animaux

L'un des échanges les plus fréquemment cités est un dialogue de sourds qui se déroule dans l'appartement de fonction de Philippe. En arrivant dans son nouveau domicile, il constate que l'appartement est entièrement vide. Pour cette raison, il demande à Antoine où se trouvent les meubles :

Philippe : Ya pas de meubles. Ils sont où, les meubles ? Hein ? J'comprends pas. C'est pas meublé ?

Antoine : Ah ben, l'anchien directeur, il est parti avec, hein.

(hollandaise et flamande). Dans le cas le plus courant d'une version doublée unique, c'est la version hollandaise qui est proposée.

Philippe : Mais pourquoi il est parti avec les meubles ?
Antoine : Parce que ch'est peut-être les chiens.
Philippe : Quels chiens ?
Antoine : Les meubles.
Philippe : Attendez, je comprends pas, là.
Antoine : Les meubles, ch'est les chiens.
Philippe : Les meubles chez des chiens ? Mais qu'est-ce que les chiens foutent avec des meubles ?
Et pourquoi donner ses meubles à des chiens ?
Antoine : Mais non, les chiens. Pas les kiens. Ils ont pas donné à des kiens, ches meubles. Il est parti avec.
Philippe : Mais pourquoi vous dites qu'il les a donnés ?
Antoine : Mais j'ai jamais dit cha.
Philippe : Pourquoi des chats ? Vous m'avez dit des chiens ?
Antoine : Ah, non.
Philippe : Ah, si, vous m'avez dit : « Les meubles, ch'est les chiens ».
Antoine : Ah, d'accord. Ah non. J'ai dit : « Les meubles, ch'est les chiens. »
Philippe : Ah ben oui, c'est ce que je vous dis.
Antoine : Les chiens à lui !
Philippe : Ah, les siens, pas les chiens ! Les siens.
Antoine : Ouais, les chiens, ch'est cha.
Philippe : Les chiens, les chats – putain, mais tout le monde parle comme vous, ici ?
Antoine : A ben, ch'est ch'timi. Tout le monde y parle ch'timi. Y en a même qui parlent flamand, ichi.
In het Vlaams, dat is heel wat anders, hè.
Philippe : Ah ben, je vais m'amuser, moi.[8]
(00:22.36–00:23:23)

Le comique de la scène est créé par le fait que Philippe ne comprend pas que son collègue remplace les sons [s] par des sons [ʃ], rendant ainsi homophones le pronom possessif « siens » et le nom « chiens »[9]. Antoine, conscient du malentendu, tente de dissiper l'erreur mais en utilisant le picard ; ce faisant, il crée encore plus de confusion. Avec « Mais non, les chiens. Pas les kiens », il tente d'expliquer à son patron qu'il ne s'agit pas de chiens, mais de ses meubles. Une autre confusion vient du fait qu'Antoine prononce le pronom démonstratif « ça » comme [ʃa], qui se transforme en l'homophone de « chat ». Philippe,

8 La transcription du dialogue est tirée du livret d'Ursula Reutner (29–30).

9 En réalité, le pronom possessif en picard est « siens » et non pas « chiens », ce qui illustre bien l'idée que le film n'offre qu'une représentation approximative de cette langue (Mercedes Banegas Saorin, c. p.).

complètement désorienté, se demande ce que les chiens et les chats ont à voir avec les meubles manquants dans son appartement.

Le sous-titrage ainsi que le doublage allemands ont été élaborés sur la base d'une traduction littérale du scénario du film. Cette traduction littérale a été effectuée par Tanja Franck, traductrice spécialisée en traduction de scénarios. Le doublage a été ensuite réalisé en collaboration avec la réalisatrice Beate Klöckner (Heine).

Les sous-titres allemands de la scène analysée ci-dessus sont les suivants :

Philippe:	Ist es nicht möbliert?
Antoine:	Ihr Vorgänger hat schie mitgenommen.
Philippe:	Warum?
Antoine:	Weil es **scheine** waren.
Philippe:	Was für Scheine?
Antoine:	Die Möbel.
Philippe:	Ich verstehe nicht.
Antoine:	Die Möbel **schind scheine**.
Philippe:	Die Möbel sind scheine? Was machen **Scheine** mit **Möbeln**? Und wozu **Scheinen Möbeln** geben?
Antoine:	Aber nein, **scheine**, nicht **Scheine**. Er hat schie mitgenommen.
Philippe:	Aber warum hat er sie weggegeben? (00:22.36–00:22:56)

Pour reproduire la phonétique du ch'ti, la traductrice a choisi de remplacer la graphie « s » par « sch ». Cette stratégie est visible dans la phrase « der Vorgänger hat **schie** mitgenommen » [son prédécesseur les a emmenés] où le pronom personnel « sie » [les] est transcrit « schie ». De la même façon, le pronom possessif « seine » [ses] est transcrit « scheine », qui se confond avec le nom « Scheine » voulant dire « billets ». Quand Antoine explique à Philippe que les meubles appartiennent à son prédécesseur en disant « die Möbel schind scheine », Philippe comprend « les meubles sont des billets », une phrase entièrement dépourvue de sens. Le dialogue entre les deux personnages continue ainsi :

Antoine:	**Dax** hab isch nie gesagt.
Philippe:	Wieso **Dachse**? Sie haben Scheine gesagt. Sie haben gesagt, die Möbel sind Scheine.
Antoine:	Ach so. Die Möbel schind scheine!
Philippe:	Das sag ich ja.
Antoine:	Scheine von ihm.
Philippe:	Seine nicht Scheine.
Antoine:	Ja, scheine, das ischtsch!
Philippe:	Scheine, **Dachse**, reden die alle so?

Antoine: Ja, die Ch'ti reden Ch'ti.
Mansche reden sogar Flämisch.
Philippe: Das kann ja heiter werden.
(00:22.56–00:23:23)

Pour recréer le jeu de mots basé dans l'original sur la confusion de « ça », prononcé [ʃa], et « chat », la traductrice choisit un autre animal, à savoir le « Dachs », c'est-à-dire le blaireau. L'article défini « das » est transcrit comme « dax », de sorte que l'article devient un homophone de « Dachs » [blaireau]. « Dax habe isch nie gesagt » [Je n'ai jamais dit ceci] est compris par Antoine « Je n'ai jamais dit blaireau ». Comme dans l'original, le dialogue se termine par une allusion au flamand, dialecte également parlé dans le nord de la France. Dans l'original, Antoine dit en flamand : « In het Vlaams, dat is heel wat anders » voulant dire « en flamand c'est complètement différent ». Cette réplique est sous-titrée par « Die Ch'ti reden Ch'ti. Manche reden sogar flämisch » [Les ch'tis parlent ch'ti, certains parlent même flamand]. Le choix de traduire – ou plutôt de transformer – la phrase flamande au lieu de la reproduire simplement est pourtant étonnant, car un public germanophone aurait sans problème pu la comprendre.

En étudiant le doublage du même passage, nous pouvons constater que les jeux de mots sont entièrement différents. Ceci est certainement dû au fait que lors du doublage d'un film, les mouvements des lèvres, les gestes et le débit de parole des personnages doivent être pris en compte. La version synchronisée allemande de la scène est la suivante :

Philippe: Gibts keine Möbel?
Antoine: Naja, ihr Vorgänger hat schie mitgenommen.
Philippe: Wie, hat die Möbel mitgenommen?
Antoine: Na, er hat sie in den **Busch** gebracht.
Philippe: In welchen **Busch**?
Antoine: In scheinen.
Philippe: Wie jetzt die Möbel in Scheinen?
Antoine: Die Möbel in scheinen **Busch**.
Philippe: Die Möbel im **Busch**? Was macht er mit den Möbeln im Busch, die nimmt man doch
nicht mit in den Urwald?
Antoine: Aber nein, nit in den Urwald sondern in den Busch. Er hat sie eben mitgenommen.
(00:22.36–00:22:56)

L'incompréhension entre Antoine et Philippe est rendue ici par la confusion de « Busch » [buisson/ forêt vierge] et « Bus » [bus]. Comme Antoine prononce « Bus » comme « Busch », Philippe se demande pourquoi son prédécesseur a transporté ses meubles dans la jungle. Pour faire comprendre aux spectateurs le malentendu entre les deux personnages, la traductrice utilise « Urwald », un synonyme de « Busch » [forêt vierge/ jungle]. On retrouve en outre le jeu de mots qui repose sur la confusion de « Scheine » et « seine » sous une forme légèrement différente. Philippe demande à Antoine : « Wie jetzt die Möbel in Scheinen ? » [« Quoi donc, les meubles en billets » ?]. Avec cette question, il suggère que les meubles ont été « transformés » en argent liquide, c'est-à-dire que son prédécesseur les a vendus. L'échange se poursuit de la manière suivante :

Philippe:	Urwald oder **Busch** ist dasselbe.
Antoine:	Ach, finden Sie?
Philippe:	Das war ja wohl kein **Fliederbusch**.
Antoine:	Nein.
Philippe:	Na also, dann sind die Möbel jetzt im Urwald.
Antoine:	Ach nein, nein. Ach was. Die Möbel sind im **Busch**.
Philippe:	Meine Rede, junger Mann.
Antoine:	Isch red vom **Omnibus**.
Philippe:	Alles klar im Bus, sehr gut im Bus.
Antoine:	Wohin sonst?
Philippe:	In Scheinen, im Busch, man reden hier alle so?
Antoine:	Ch'ti ist eben Ch'ti. Mansche reden auch normal hier. Aber ich würd sagen fast kaum einer.
Philippe:	Das wird ja richtig lustig. (00:22.56–00:23:23)

Pour résoudre le malentendu reposant sur la confusion de « Busch » et « Bus », Philippe demande à Antoine s'il s'agit d'un « Fliederbusch » [buisson de lilas]. Voulant éclaircir la situation, Antoine précise qu'il parle d'un « Omnibus ». Il est possible que la traductrice ait opté pour un jeu de mot différent pour le sous-titrage, car les sous-titres demandent un jeu de mot plus synthétique.

Nous constatons avec intérêt que contrairement à la version sous-titrée, la référence au flamand est complètement éliminée et remplacée par « Le ch'ti c'est le ch'ti. Il y a aussi quelques personnes qui parlent normalement. Mais je dirais presque personne ». Il est possible que la phrase en flamand ait été supprimée pour ne pas déstabiliser les spectateurs germanophones par une variante linguistique supplémentaire. Dans un entretien, Beate Klöckner explique qu'il est important de ne pas imposer trop d'efforts de compréhension au public pour éviter qu'il ne soit plus capable de prêter attention à l'action du film (Heine).

La même scène donne lieu à deux versions sous-titrées, avec une traduction différente des jeux de mots du texte source :

	Version « néerlandaise »	Version « flamande »
Philippe:	Geen meubels?	Geen meubels?
Antoine:	De vorige directeur heeft ze mee.	De vorige directeur heeft ze.
Philippe:	Hoe kan dat?	Waarom is dat?
Antoine:	Ze waren van **hummes**.	Ze waren van **hems**.
Philippe:		Zet hij ze in de **hens**?
Antoine:		De meubels.
Philippe:	Dit snap ik niet.	Dit snap ik niet.
Antoine:	Die meubels van hummes.	Die meubels van hems.
Philippe:	Wat hebben die meubels met **hummels** te maken?	Waarom zet hij die meubels in de hens?
Antoine:	Die meubels zijn van hummes, dus neemt ie ze mee.	Die meubels zijn van hems, dus hij neemt ze mee.
Philippe:	Waarom zegt u dat dan?	U zei: ze gingen in de hens.
Antoine:	Ik zeg dat niet.	Ik zei niets van **dats**.
Philippe:	Hoezo? U zegt hummels. U zei: Die meubels zijn van **hummels**.	Hoe bedoelt u, **darts**? U zei hens. U zei: Die meubels in de **hens**.
Antoine:	Ik snap het al. Ik zei: die meubels zijn van **hummes**.	Ik begrijp 't. Ik zei: Die meubels zijn van **hems**.
Philippe:	Dat zeg ik.	Zie je wel.
Antoine:	Van hummes, van hem.	Van hems, de zijne.
Philippe:	Ja van hem. Niet hummels.	Ja, van hem. Niet hens, maar hems.
Antoine:	Juist, zo is dat.	Juist, **dats** is **hets**.
Philippe:	Praat iedereen zo?	**Hems, dats**, praat iedereen zo?
Antoine:	Hier spreken ze allemaal ch'ti en sommigen ook Vlaams.	Hier spreken ze allemaal ch'ti en sommigen ook Vlaams.
Philippe:	Dat wordt leuk. (00:22.36–00:23:23)	Dit wordt leuk.

En néerlandais standard, la phrase française « Les meubles, c'est les siens » se traduirait par « De meubels zijn van hem » [les meubles sont à lui]. La version « néerlandaise » remplace le pronom personnel « hem » par un mot inventé, « hummes », qui va ensuite être confondu par Philippe avec le nom existant « hummels » [enfants très jeunes], ce qui donne lieu à un énoncé après absurde « Die meubels zijn van hummels » [ces meubles sont à de petits enfants]. Dans la version « flamande », on applique au pronom « hem » la stratégie qui revient dans tout le film pour sous-titrer les passages en ch'ti, à savoir l'adjonction d'un -s final, quelle que soit la catégorie grammaticale du mot en question[10]. Cela

10 Le -s, qui est toujours prononcé, est un morphème flexionnel existant en néerlandais, qui marque le pluriel de certains substantifs comme « broer – broers » [frère – frères]

produit le mot inexistant « hems », qui est confondu avec « hens » [feu, incendie], par exemple dans « Die meubels in de hens » [ces meubles au feu]. Le jeu de mots sur le pronom démonstratif « ça » confondu avec « chat » (qui a disparu des sous-titres « néerlandais ») est traduit de façon analogue, c'est-à-dire qu'un -s final est ajouté au démonstratif « dat » pour former « dats ». Ce mot inexistant est confondu ensuite avec le nom « darts » [fléchettes] emprunté à l'anglais et réapparaît dans la phrase qui traduit « les chiens c'est cha » : « dats is hets » [c'est ça], avec le pronom « het » auquel a également été ajouté un -s. Comparez avec la phrase correcte « dat is het ». La référence au flamand est conservée dans les deux versions, mais l'énoncé lui-même n'est pas sous-titré car il est compréhensible.

3. « Il a fort draché » – Le défi de traduire le vocabulaire local

Une scène clé du film est celle où Philippe se trouve pour la première fois confronté à un client parlant ch'ti. Monsieur Vasseur adresse une demande particulière au directeur du bureau de poste : son jardin a été endommagé par de fortes pluies, et pour le réparer, il a besoin d'une avance sur sa pension. Contrairement à la scène précédemment analysée, les malentendus entre Philippe et M. Vasseur ne sont pas uniquement générés par la prononciation différente des mots, mais surtout par le vocabulaire picard utilisé par le client que Philippe est incapable de comprendre.

Lorsque Monsieur Vasseur aperçoit le nouveau directeur, il s'exclame avec joie :

M. Vasseur: Ahhh, chuis fort content d'vir entre quat'z'ius ch'ti qui va s'occuper de min compte in banque. Parce qu'il faut pas me raconter des carabistoules, hein. Faut pas m'in baver, hein.[11]
(00:33:16–00:33:25)

Outre le lexique picard « vir » [voir], « min » [mon] et « in » [en], on trouve des expressions comme « raconter des carabistoules » [raconter des histoires] et

et le génitif en position prénominale : « mijn broers auto » [la voiture de mon frère] (Broekhuis et Keizer 6, 13–14). Tous les autres emplois sont inacceptables, comme c'est le cas dans cet extrait et dans celui qui sera commenté dans la section suivante, où le -s final s'adjoint de façon aléatoire à des pronoms, prépositions, adverbes, verbes ou à des noms avec déterminant au singulier.

11 Transcription voir Reutner 44, avec deux corrections : « entre quat'z'ius ch'ti » au lieu de « un ch'ti », et « compte in banque » au lieu de « en ».

« m'in baver » [raconter des histoires], incompréhensibles pour un francophone non issu de la région.

Le sous-titre allemand du passage est le suivant :

M. Vasseur: Isch bin froh, denjenigen zu sehen, der sich um mein Konto kümmert. Isch will keine Mörchen. Mich sabbert man nicht voll.
(00:33:16–00:33:25)

L'expression picarde « raconter des carabistoules » employée par Monsieur Vasseur est traduite par « Ich will keine Mörchen ». Ici, la traductrice joue avec l'expression allemande « Sie brauchen mir keine Märchen zu erzählen », qui veut dire « Vous n'avez pas besoin de me raconter des contes de fées ». Dans le dialecte artificiel créé par la traductrice, « Märchen » est prononcé « Möhrchen », voulant dire « petites carottes ». La phrase « faut pas m'in baver » est traduite par « mich sabbert man nicht voll » [on ne me bave pas dessus] qui en allemand fait moins penser à une personne qui est en train de raconter des histoires qu'à un chien qui bave.

Dans la version doublée, l'image du chien est supprimée tandis que le jeu de mots basé dans le sous-titre sur le terme « Mörchen » est approfondi :

M. Vasseur: Sich freue mich von Ch'ti zu Ch'ti mit dem zu reden der sisch um mein Konto kümmert.
Mir braucht man keine Mörchen zu erzählen, die braucht man mir nischt aufzutischen.
(00:33:16–00:33:25)

Comme dans le sous-titre, M. Vasseur demande à Philippe de ne pas lui raconter des contes de fées en prononçant « Märchen » comme « Möhrchen ». La déformation du mot donne lieu à la question de Philippe : « Sie brauchen Möhren ? » [Vous avez besoin de carottes ?]. En comparant la version doublée avec l'original, nous pouvons constater que les propos de M. Vasseur ne sont pas entièrement compréhensibles pour des francophones qui ne maîtrisent pas le picard. Les spectateurs allemands, en revanche, n'ont aucun mal à comprendre le dialecte artificiel. Ceci tient au fait que les transformations phonétiques, c'est-à-dire la déformation des constrictives, ne rendent pas les mots incompréhensibles.

Le dialogue entre les deux personnages se poursuit avec des explications supplémentaires données par Vasseur :

M. Vasseur : J'avo acaté gramint d'matériel pour min gardin. Ch'est qu'y avo fort draché. Eune berdoule. […]
J'éto fin bénache, mais min livret O, il n'y a eu des ruses. Chuis pas venu ichi pour braire, mais si vous pouviez me faire une p'tite avance. Jusqu'à l'prochaine quinzaine de m'retraite.[12]
(00:33:34–00:34:00)

La phonétique picarde (« livret O » pour « livret A ») et une concentration particulièrement dense d'éléments morphologiques et lexicaux caractéristiques du picard créent un effet comique. On peut citer par exemple les formes picardes de l'imparfait « avo » [avait], « j'éto », [j'étais], ainsi que les verbes « acater » [acheter], « dracher » [pleuvoir, verser], « braire » [hurler, gémir], l'adjectif « bénache » [heureux], l'adverbe « gramint » [beaucoup], les noms « berdoule » [boue], « ruse » [problème] (Dawson et Smirnova).

Les sous-titres allemands sont beaucoup plus concis que la réplique originale :

M. Vasseur: Ich hab enörm viel Zeuch für mein Garten **gekooft**. Es hat enorm gepisscht
[…]. Nix abgekriert, aber mein **Sporbüch**. Isch will ja nicht **blären**, aber ginge
ein kleiner Vorschuss?

Il est frappant que le dialecte artificiel utilisé pour les sous-titres joue beaucoup moins avec les constrictives pour faire écho au ch'ti. Les mots « gekooft » (transformation de « gekauft » [acheté]) ainsi que « Sporbüch » (transformation de « Sparbuch » [livret d'épargne]) font plus penser à une sorte de dialecte berlinois qu'à un picard réinventé. En outre, le mot « braire » est traduit par « blairen », un néologisme qui fait penser à l'expression familière « plärren » voulant dire faire du bruit, chanter de façon désagréable ou, dans le cas des petits enfants, crier et pleurer de manière énervante.

Le dialogue dans la version doublée est entièrement basé sur la transformation des constrictives pour recréer les sonorités du picard :

M. Vasseur: Ich hab mir **schau** viel **Zeusch** für meinen Garten zugelegt. Dann hats gepisst und der ganze Schlamm […] Mich hats **verzohnt**, aber mein Sparbuch hat was abgekriegt Ich bin nicht da um zu winseln. Sie könnten mir was vorschießen. Bis in zwei Wochen, da kommt die Rente.
(00:33:34–00:34:00)

12 Transcription voir Reutner 45, avec une correction : « ruses » au lieu de « rus ».

L'expression « sau viel Zeug » [plein de trucs] est transformée en « schau viel Zeusch » et « mich hat es verschohnt » [j'étais épargné] en « mich hats verzohnt ». Dans la version doublée, Klöckner ne joue pas avec des néologismes : les mots utilisés appartiennent soit à l'allemand standard, soit au langage familier.

La version « néerlandaise » des sous-titres accompagnant les propos de M. Vasseur ne contient pas d'écarts par rapport à la langue standard à l'exception du mot flamand « pree » [salaire], qui est utilisé de façon erronée pour traduire « retraite » :

	Version « néerlandaise »	**Version « flamande »**
M. Vasseur:	Ik wou zien wie er voor mijn rekening gaat zorgen Want ik wil geen **gehannes** of **kolder**. [...] Ik heb veel gekocht voor de tuin, want het was 'n puinhoop. [...] En uiteindelijk was alles op. **helemaals** leegraakte. Ik kom niet bedelen, ik vraag gewoon 'n voorschot. Tot m'n volgende **pree**. (00:33:16–00:34:00)	Ik wilde **ziens** wie er voor m'n **rekenings** gaat zorgen. Geen **gelazerderij** en ik wil geen **kletspraats**. [...] Ik heb **veels** gekocht voor de **tuins**, want **hets** is een erge **puinhoops**. [...] **Hets** eindigde **ermees** dat m'n **boeks** Ik **koms** niet bedelen, maar ik **vraags** 'n **voorschots**. **Tots** m'n volgende **pensioens**.

Remarquons par ailleurs que, pour traduire « raconter des carabistoules » et « m'in baver », on a recouru à deux noms, « gehannes » [ergotage] et « kolder » [balivernes], qui sont ressentis comme un peu vieillis mais pas du tout comme régionaux. En revanche, dans la version « flamande », on trouve deux noms inventés, « gelazerderij » et « kletspraats », construits tous deux sur des noms existants : le premier sur le nom familier « gelazer » [embêtements, radotage] avec ajout du suffixe -derij, le second sur « kletspraat » [bavardage] avec adjonction d'un -s final. Tous les autres mots en gras se terminent également par des -s superflus. Nous avions déjà relevé ce phénomène dans le passage commenté ci-dessus en 2, mais sa fréquence élevée dans ce second extrait reflète la présence importante du picard dans le texte source.

Conclusion

Pour conclure, nous pouvons constater que. de façon générale, la traductrice des versions allemandes se permet de s'éloigner plus du film original dans la version doublée que dans les sous-titres. Une des raisons pourrait être le fait qu'un sous-titre doit souvent être plus synthétique que les paroles des personnages pour que les spectateurs aient le temps de le lire. Ceci laisse très probablement moins d'espace à la créativité. De plus, dans un film doublé, la langue originale n'est pas audible, donc le public n'a pas conscience des divergences par rapport au film original. Pour ce qui est du sous-titrage, en revanche, les spectateurs bilingues sont capables de suivre les choix faits par les traducteurs. Dans le cas des films français sortis en Allemagne, il faut s'attendre à ce que parmi les spectateurs se trouvent des francophiles ayant des notions de la langue française. Pour cette raison, il faudra veiller à ce que les sous-titres ne divergent pas trop ouvertement de l'original.

Quant aux deux versions sous-titrées « néerlandaise » et « flamande », leur comparaison révèle des différences claires, mais uniquement pour les passages en ch'ti. Les passages en français sont traduits de façon presque identique en néerlandais standard, donc sans éléments linguistiques régionaux. Pour ce qui est du picard, les sous-titres « néerlandais » sont également rédigés en langue standard sans modification de mots existants. Les seules marques de déviance sont constituées par l'usage sporadique d'un lexique inattendu, à savoir des mots flamands (« pree »), vieillis (« kolder ») ou inventés (« hummes »). Il s'ensuit que la confusion qui naît dans le film du contact entre le français et le picard n'est pas vraiment perceptible pour les spectateurs néerlandophones non francisants. Quant à la version « flamande » des sous-titres, le traducteur a fait le choix de créer un dialecte fictif du néerlandais sur la base d'énoncés en néerlandais standard. Sa particularité principale est la présence d'un -s à la finale de nombreux mots (« hems »), ce qui produit des mots inexistants mais reconnaissables et interprétables facilement, tout en suggérant une prononciation divergente. À cela s'ajoute le recours occasionnel à des mots inventés, mais construits sur la base de mots existants (« gelazerderij »). En revanche, nous n'avons relevé aucun élément linguistique proprement flamand.

Nous avons donc bien affaire à deux versions différentes, mais qui ne reflètent en aucune façon la variation diatopique en néerlandais : la version dite « néerlandaise » est tout aussi néerlandaise que la version dite « flamande », qui n'a rien de flamand, ce qui justifie notre usage des guillemets pour les désigner. On peut par conséquent questionner la pertinence et la valeur ajoutée des deux versions de sous-titres, problème qui ne se pose pas pour le doublage, puisqu'à l'oral l'accent permet d'identifier immédiatement les variantes.

Bibliographie

Auger, Julie. « Picard et français : la grammaire de la différence », *Langue française*, n° 168, 2010, p. 19–34.

Baiwir, Esther. « Français / picard : contacts et frictions au sein d'un système diglossique mouvant ». *Entre francisation et démarcation. Usages hérités et usages renaissantistes des langues régionales de France.* Mercedes Banegas Saorín ; Jean Sibille (dir.). *Cahiers d'Atelier de Sociolinguistique*, n° 13, L'Harmattan, 2020, p. 29–42.

Banegas Saorín, Mercedes. *Le picard : histoire d'un patrimoine vivant.* Engelaere Éditions, 2018.

Bernard, Alexandre. « Dix choses à savoir sur *Bienvenue chez les Ch'tis* », in : *Première*, p. 2, http://www.premiere.fr/Cinema/News-Cinema/Dix-choses-a-savoir-sur-Bienvenue-chez-les-Ch-tis, consulté le 27/05/21.

Boon, Dany. *Bienvenue chez les Ch'tis*, 2008.

Broekhuis, Hans et Keizer, Evelien. *Syntax of Dutch. Nouns and Noun Phrases*, vol. 1. Amsterdam University Press, 2012.

Chaume Valera, Frederic. *Audiovisual Translation: Dubbing.* St. Jerome, 2012.

Chiaro, Delia. « Issues in Audiovisual Translation ». *The Routledge Companion to Translation Studies*, Jeremy Munday (dir.). Routledge, 2009, p. 141–165.

Dawson, Alain. « Le picard est-il bienvenu chez les Chtis ? Identité(s) régionale(s), marketing et conscience linguistique dans le Nord de la France ». *Cahiers de l'Observatoire des Pratiques Linguistiques* (DGLFLF – Ministère de la Culture et de la Communication), n° 3, 2012, p. 41–53.

Dawson, Alain et Smirnova, Liudmila. *Dictionnaire fondamental français-picard.* Agence régionale de la langue picarde, 2020.

Douin, Jean-Luc. *Le cinéma français.* Éditions de La Martinière, 2014.

Ellender, Claire. *Dealing with Difference in Audiovisual Translation. Subtitling Linguistic Variation in Films.* Peter Lang, 2015.

Éloy, Jean-Michel. *La constitution du picard : une approche de la notion de langue.* Peeters, 1997.

Garcia-Pinos, Eva. « Humor and linguistic variation in *Bienvenue chez les Ch'tis*: The Catalan and Spanish case ». *MonTI: Monografías de Traducción e Interpretación*, n° 9, 2017, p. 149–180.

Gottlieb, Henrik. *Subtitles, Translation and Idioms.* University of Copenhagen, 1997.

Heeringa, Wilbert Jan. *Measuring Dialect Pronunciation Differences using Levenshtein Distance*, Thèse de doctorat, Universiteit Groningen, 2004.

Heine, Mathias, « Ich mußte eine ganze Sprache erfinden », *Welt.* https://www.welt.de/welt_print/article2648020/Ich-musste-eine-ganzeSprache-erfinden.html, consulté le 27/05/2021.

Linde, Zoe ; Kay, Niel. *The Semiotics of Subtitling.* St. Jerome, 1999.

Luyken, Georg-Michael *et al. Overcoming Language Barriers in Television: Dubbing and subtitling for the European Audience.* European Institute for the Media, 1991.

Mason, Ian. « Coherence in Subtitling: the Negotiation of Face ». *La traducción en los medios audiovisuales.* Frederic Chaume Valera ; Rosa Agost (dir.), Servei de Publicacions de la Universitat Jaume I, 2001, p. 19–32.

O'Connell, Eithen. « Media Translation and Translation Studies ». *Language, Education and Society in a Changing World.* Tina Hickey, Jenny Williams (dir.), Multilingual Matters, 1996, p. 151–156.

O'Connell, Eithen. « Choices and Constraints in Screen Translation ». *Unity in Diversity? Current Trends in Translation Studies.* Lynne Bowker, Michael Cronin, Dorothy Kenny, Jennifer Pearson (dir.), St Jerome, 1998, p. 65–71.

Pérez-Gonzáles, Luis. *Audiovisual Translation. Theories, Methods and Issues.* Routledge 2014.

Rebkowska, Agata. « *Bienvenue chez les Ch'tis.* Image stéréotypée des habitants du Nord-Pas-de-Calais dans la traduction polonaise de *Bienvenue chez les Ch'tis* de Dany Boon ». *Traduire*, n° 225, 2011, p. 49–65.

Reutner, Ursula (dir.). *Bienvenue chez les Ch'tis. Scénario et dialogues de Dany Boon, Franck Magnier et Alexandre Charlot, d'après une idée originale de Dany Boon.* Reclam, 2013.

Wirtz, Nora. « De *vingt de diousse* à *patapà dell'acqua*. La traduction et la dimension interculturelle dans la traduction des films *Bienvenue chez les Ch'tis* et *Benvenuti al Sud* ». *Errances, discordances, divergences ? Approches interdisciplinaires de l'erreur culturelle en traduction*, Marc Lacheny, Nadine Rentel, Stephanie Schwerter (dir.), Peter Lang, 2019, p. 111–130.

Camille Noël

L'humour au Québec et son ancrage dans l'histoire de la Belle Province

Introduction

La langue française au Québec a connu des évolutions étroitement liées à celles de l'histoire de France ou encore aux contacts des colons avec les autochtones des Premières Nations. L'évolution la plus connue du français québécois est l'anglicisation mise en œuvre après le Traité de Paris de 1763, lorsque la France s'est trouvée dans l'obligation de quitter le Québec avant que les Anglais ne colonisent la Belle Province (Marshall). Cette évolution ne s'est pas faite sans rencontrer la résistance d'ardents défenseurs de la langue française et de l'identité québécoise. Cette langue leur a même permis d'entrer en résistance contre le clergé, mais son imposition aux familles immigrées a laissé des traces et des tensions dans la société québécoise. Les parents des « enfants de la Loi 101 » ont reçu l'obligation de les scolariser dans des écoles francophones (Woehrling 196).

Sugar Sammy, humoriste québécois d'origine indienne qui a grandi dans le quartier montréalais et cosmopolite de Côte-des-Neiges, est l'un de ces enfants de la Loi 101 et a placé ce débat linguistique au cœur de ses spectacles. Son spectacle bilingue *You're gonna rire* a déjoué les pronostics et rencontré un vif succès. D'autres humoristes ont également abordé la question linguistique et le souverainisme sur scène et à la télévision. Quelles sont les manifestations de la langue française et du plurilinguisme au Québec ? Afin de donner des éléments de contexte, nous entamerons notre réflexion à partir de la défaite des Français face aux Anglais lors de la bataille des Plaines d'Abraham du 17 septembre 1759 et la naissance des tensions entre les différentes communautés linguistiques. Nous poursuivrons avec la Révolution tranquille et la Loi 101 qui ont redonné à la langue française ses lettres de noblesse cent ans plus tard. Enfin, nous étudierons la résistance plus contemporaine des allophones face aux contraintes de cette loi ainsi que la représentation dans l'humour de certains de ces pôles de résistance.

1. La résistance du français québécois depuis la bataille des Plaines d'Abraham

Après le Traité de Paris de 1763, la France s'est trouvée dans l'obligation de quitter le Québec. Les Anglais ont pris le contrôle de la province et l'ont colonisée, comme l'avaient fait les Français avant eux. Ils ont donc inévitablement imposé leur langue, et c'est pour cela que les Québécois utilisent encore aujourd'hui plus d'anglicismes que leurs cousins européens. En effet, les Québécois ne se baladent pas, ils « prennent une marche » [take a walk]. Ils ne font pas la fête, ils sont « sur le party » et c'est « ben le fun » (Corbeil 56, 142). Ils s'inspirent donc non seulement des mots anglais, mais aussi des structures grammaticales anglaises. Selon Lesacher, « pendant plusieurs décennies, l'espace public québécois a été dominé par le groupe anglophone, pourtant moins important que le groupe francophone » (236). Si la Révolution tranquille des années 1960 a « remis en cause cette distribution du pouvoir » et « impulsé une reconquête de la province par les francophones » (236), aujourd'hui « la population anglophone du Québec vit [...] très majoritairement sur l'île de Montréal » (237).

Montréal présente même « le taux le plus élevé de bilinguisme et de trilinguisme au Canada, tendance qui ne fait que s'accroître chez les jeunes » (Lamarre, Lamarre 110). Montréal est donc la ville où la frontière entre l'anglais et le français est la plus perméable au Canada, laissant le champ libre à tous les transferts linguistiques possibles, ce qui pousse régulièrement l'Office québécois de la langue française (OQLF) à fournir des efforts pour réguler les emprunts linguistiques à la langue anglaise, comme ce fut le cas en janvier 2017 avec la rédaction de sa *Politique de l'emprunt linguistique* (Office québécois de la langue française).

C'est en 1960, lors de l'élection de Jean Lesage[1] au poste de Premier ministre du Québec, que se met en place la Révolution tranquille pour faire face à cette anglicisation. Cette « prise de conscience politique », pour reprendre les mots de Mario Bélanger, agent d'information à l'Université du Québec à Rimouski (229), a poussé les Québécois à protéger leur langue et à renouer le contact avec leurs cousins français. Le Québec a donc pris très tôt des mesures et créé des organismes officiels afin de discuter de la « question linguistique » (Suh 147). L'Office québécois de la langue française, créé en 1961, a pour mission de « définir et conduire la politique québécoise en matière de recherche linguistique et

1 Jean Lesage (1912–1980) fut chef du Parti libéral du Québec de 1958 à 1970 ainsi que Premier ministre du Québec de 1960 à 1966 (Assemblée nationale du Québec).

de terminologie » et de « veiller à ce que le français devienne, le plus tôt possible, la langue des communications, du travail, du commerce et des affaires dans l'Administration et les entreprises » (147). D'autres organismes ont été mis en place pour protéger la langue française au Québec, comme la Commission de toponymie, la Commission de surveillance et le Conseil de la langue française (147).

L'OQLF est à l'origine de nombreuses traductions de mots anglais qui ne sont même pas traduits en Europe, lesquelles sont disponibles dans son *Grand dictionnaire terminologique*. C'est ainsi que les Québécois parlent de « courriels » et non d'« e-mails », de « téléphones intelligents » et non de « smartphones » et d'« égoportraits » ou « autophotos » au lieu de « selfies » (Office québécois de la langue française). La Charte de la langue française (ou Loi 101) rend obligatoire entre autres la traduction des titres de films étrangers en français. La presse consacre régulièrement des articles à ces traductions de titres de films au Québec, tels que *Danse lascive* pour *Dirty Dancing* (1987), *Les bagnoles* pour *Cars* (2006) ou *Mon fantôme d'amour* pour *Ghost* (1990) (Cadoret). Ces mesures traduisent et révèlent l'attachement des Québécois à leur langue, ce qui explique probablement pourquoi, selon Bélanger, « dans les années soixante, par exemple, le théâtre de Michel Tremblay crée une véritable commotion parce que ses personnages s'expriment dans une langue verte, populaire et montréalaise : le joual » (Bélanger 231). Bien que cette langue semble moins élégante selon certains détracteurs (231), elle est le signe que le français québécois se réinvente et devient un objet de création.

2. Caricature de l'indépendantisme

L'indépendantisme a inspiré plusieurs personnages aux humoristes québécois. On peut notamment citer le personnage de Damien Bouchard, incarné par Yves P. Pelletier, membre du collectif d'humoristes *Rock et belles oreilles*. L'un de ses sketchs les plus connus a été diffusé en 1994 sur Radio-Canada et présente Damien Bouchard dans un bureau de vote le jour des élections provinciales alors qu'il tente par tous les moyens de collecter le plus de votes pour le parti indépendantiste, quitte à donner des somnifères au représentant du parti fédéral ou à manipuler les électeurs pour les inciter à voter pour son parti ou à le laisser voter à leur place. Il réapparait en 2009 dans les *Parlementeries*, aux côtés de Laurent Paquin, qui incarne le chef du Parti blanc (indépendantiste), en tant que député qui réclame « le pays en 2012 », c'est-à-dire un troisième référendum sur l'indépendance de la province. La caricature du militantisme indépendantiste à l'extrême rend le personnage ridicule, voire naïf, et donc comique.

L'indépendantisme est également utilisé pour ridiculiser plusieurs personnages dans le deuxième épisode de la première saison de la série *Ces gars-là* (2004–2016), dont les personnages principaux sont incarnés par les deux humoristes québécois Simon-Olivier Fecteau[2] et Sugar Sammy[3]. Dans cet épisode, « Sam », fédéraliste convaincu, tombe amoureux d'une jeune femme avant de se rendre compte que celle-ci est une militante indépendantiste. Lors d'un repas avec les amis de celle-ci, il fait semblant d'être de leur côté de façon très ironique et le fait qu'ils ne comprennent pas son ironie les tourne en ridicule. Tous ces exemples montrent que l'indépendantisme est un thème récurrent chez les humoristes.

3. La Révolution tranquille, la Loi 101 et les différentes opinions en présence

3.1 La Révolution tranquille et la Loi 101

Si la question linguistique est un débat récurrent au Québec depuis la défaite des Français lors de la bataille des Plaines d'Abraham, elle a connu un tournant vers les années 1960, qui annonçaient la Révolution tranquille menée par le gouvernement libéral de Jean Lesage. Comme nous le détaillerons ici, cette période de grands changements exacerba les tensions entre anglophones et francophones et la fondation du Parti Québécois en 1968 laissait présager d'autres bouleversements dans le domaine du bilinguisme. Les deux référendums pour l'indépendance du Québec montrent cette volonté de dissociation des Québécois envers les Canadiens anglais. L'accession au pouvoir du Parti

---

2 Né le 28 juillet 1975 à Chesterville (Québec), Simon-Olivier Fecteau s'est fait connaître grâce à sa participation au trio comique *Les Chick N'Swell* entre 2001 et 2003, avant de créer sa web-série *En audition avec Simon* en 2010 et de réaliser la série *Ces gars-là* (2014–2016) dont il joue l'un des deux personnages principaux avec Sugar Sammy ainsi que les *Bye Bye* de 2016, 2017, 2018, 2019 et 2020.

3 De son vrai nom Samir Khullar, Sugar Sammy est un humoriste québécois qui a donné plus de 1 800 spectacles dans 32 pays en français, anglais, hindi et punjabi. Il commence à se produire en France en automne 2016 et s'y fait également connaître comme juré dans le télécrochet *La France a un incroyable talent*. Il crée et co-écrit aux côtés de Simon-Olivier Fecteau la série *Ces gars-là*, dont ils incarnent les personnages principaux de 2014 à 2016. Le 28 juillet 2016, il se produit devant 115 000 personnes sur la Place des Festivals dans le cadre de Juste pour rire à Montréal (Sugar Sammy, *Biographie de Sugar Sammy*).

Québécois de René Lévesque en 1976 fut donc le point de départ d'une nouvelle législation en faveur de la défense de la langue française (Godin).

En effet, le gouvernement québécois était jusqu'alors resté très discret sur la question linguistique. La première législation adoptée par ce dernier dans ce domaine est la Loi Lavergne, datant de 1910, qui imposait aux compagnies de services publics de « respecter le bilinguisme avec leurs usagers et abonnés » (Harvey 204). Malheureusement, selon Harvey, la loi Lavergne demeure un cas isolé, car le pouvoir fédéral dépendait encore beaucoup du « pouvoir économique de la bourgeoisie anglophone » (207). La Révolution tranquille de 1960, marquée par l'accession au pouvoir du Parti libéral du Québec, mené par Jean Lesage (Durocher), ouvre donc une grande ère de changements, notamment linguistiques. La transformation de la société à cette époque a placé au premier plan la nécessité de faire du français une langue de travail et d'enseignement. Les trois gouvernements qui se sont succédé entre 1969 et 1977, l'Union nationale, le Parti libéral et le Parti Québécois, ont légiféré trois fois sur cette question (Gémar 307).

Si « le lien est évident entre langue et identité dans l'histoire du peuple francophone d'Amérique » (Thériault 318), le changement opéré dans les années 1960 est l'affirmation de cette langue comme valeur identitaire :

> Ce qu'il y aura de proprement nouveau autour des années 1960, c'est donc l'affirmation « en soi » de la langue comme élément fondamental d'identité. La langue sera dite délestée de ses attributs, elle devient une valeur en soi, la valeur principale du Québec moderne, et peut-être à certains égards la seule valeur commune. Ce qui lui vaudra dorénavant un traitement autonome. D'une commission à l'autre, d'une loi à l'autre, le statut de la langue française progresse clairement ; de langue dominée, elle devient d'abord langue prioritaire, puis langue officielle du Québec, et tend à devenir la langue commune des Québécois. Elle se détachera de plus en plus de l'Église et du groupe ethnoculturel français pour se rattacher davantage à l'État, aux territoires, à l'ensemble de ses habitants. La Charte de la langue française (1977) proposera de faire de la langue française la pierre angulaire du Québec moderne (318).

Les défenseurs de la langue française cessent donc de craindre l'oppression de la majorité anglophone et la revendiquent langue officielle du Québec, mais sa préservation nécessite un cadre légal qui sera offert par la Charte de la langue française, ou Loi 101. En effet, plusieurs obstacles se dressent face à elle à cette période.

> À la fin des années 1960, deux phénomènes caractérisaient la situation sociolinguistique du Québec : la désaffection des immigrants « allophones » (ni francophones ni anglophones) à l'égard de l'école française, d'une part ; l'infériorité du français par rapport à l'anglais et la position subordonnée des francophones dans la vie économique et

> sociale, d'autre part. À partir de là, les objectifs de la politique linguistique québécoise s'imposaient d'eux-mêmes : amener les immigrants à fréquenter l'école française plutôt que l'école anglaise ; rehausser le statut des francophones dans la vie économique ainsi que le prestige et l'utilité de la langue française, de façon à inciter les non-francophones à l'apprendre et à l'utiliser, pour qu'elle devienne la « langue commune » (ou langue de contact) entre les divers groupes linguistiques. Ces deux objectifs ont été poursuivis, de façon plus ou moins systématique et cohérente, par les gouvernements qui se sont succédé au Québec depuis 1970 : en 1974, le gouvernement libéral (partisan du maintien du Québec au sein du Canada) a fait adopter la Loi sur la langue officielle (ou Loi 22) ; en 1977, le gouvernement du Parti québécois (indépendantiste) a fait voter la Charte de la langue française (ou Loi 101) (Woehrling 196).

Les immigrants, qu'ils soient allophones ou non, sont donc concernés par des mesures visant à scolariser les enfants dans les écoles francophones. Dès le début, la stratégie poursuivie a donc été de faire en sorte que les nouveaux arrivants connaissent très tôt la langue française et que les Québécois soient amenés à l'employer dans tous les milieux sociaux afin de communiquer entre différents groupes. Plusieurs étapes législatives ont mené à l'élaboration de la Loi 101 :

> La Loi 101 régit le statut des langues dans trois secteurs principaux : les institutions publiques et administratives, la vie économique et commerciale et, enfin, l'éducation publique. Dans ces trois domaines, la loi a pour objectif de rehausser le statut du français et, pour y parvenir, elle limite les droits ou privilèges traditionnels des anglophones. Les deux langues étant en situation de vive concurrence, il faut, pour avantager l'une, quelque peu désavantager l'autre. En outre, comme la force d'attraction, l'utilité économique et le prestige de l'anglais sont supérieurs à ceux du français, le renforcement de celui-ci suppose que la loi lui confère certains « avantages comparatifs » sur l'anglais, en lui reconnaissant un rôle prépondérant, parfois même exclusif, dans certains domaines de la vie sociale et économique. Enfin, il est apparu, à partir des années 1960, que le bilinguisme institutionnel alors en place avait des effets pernicieux : non seulement il entraînait la dégradation de la langue française (emprunts, traductions, calques, etc.), mais surtout il favorisait l'unilinguisme des anglophones, leur permettant ainsi de maintenir leur position économique et sociale dominante (196).

Les objectifs de cette loi sont divers : imposer l'usage de la langue française dans tous les domaines de la vie quotidienne et la revaloriser afin qu'elle puisse acquérir le même prestige que l'anglais, langue dominante depuis la défaite des Français lors de la bataille des Plaines d'Abraham, afin de résister à son oppression. Le rôle prépondérant du français dans la vie quotidienne doit même éclipser le bilinguisme institutionnel qui a fini par injecter nombre de calques et d'anglicismes dans la langue française parlée au Québec. Le bilinguisme semblait être une concession faite aux francophones par les anglophones qui pouvaient garder leur rôle dominant, alors que l'unilinguisme francophone permet à la langue française, et par extension au Québec entier, de se dresser d'égal à égal face à sa rivale, l'anglophonie.

3.2 Tensions entre communautés linguistiques au Canada

Ces tensions linguistiques proviennent d'un rapport de force entre francophones et anglophones, qui cherchent à affirmer leur présence majoritaire sur un territoire donné. Si les anglophones sont majoritaires au niveau fédéral, ils sont minoritaires au Québec. L'inverse étant vrai pour les francophones, ces derniers veulent se réapproprier leur langue sur leurs terres :

> Les conflits linguistiques qui existent au Canada et, en particulier, au Québec viennent de ce que chacun des deux principaux groupes en présence – les francophones et les anglophones – constitue soit une majorité, soit une minorité, selon le lieu et le niveau politique où l'on se place. Les francophones sont majoritaires au Québec, où ils constituent près de 83 % de la population, mais ils sont minoritaires dans chacune des neuf autres provinces et dans l'ensemble politique canadien, où ils ne représentent plus que 24 % de la population. Inversement, les anglophones sont minoritaires au Québec, mais majoritaires partout ailleurs au Canada (195).

Les autorités québécoises restent depuis sur le qui-vive face à toute incursion anglophone dans la langue française, grâce au travail de l'OQLF ou du pouvoir politique. En 2017, l'Assemblée nationale québécoise a même décidé de voter à l'unanimité une résolution demandant aux commerçants montréalais de ne plus saluer leurs clients dans les deux langues avec le fameux « Bonjour, hi », mais simplement en français (Bilefsky, « Le Québec veut dire »).

3.3 Représentation de la Loi 101 dans l'humour

Cependant, à la manière de leurs ancêtres qui résistaient à la domination religieuse avec les sacres, les humoristes québécois se moquent des pressions exercées par l'OQLF et autres ardents défenseurs de la langue française.

Dans le septième épisode de la première saison de la série *Ces gars-là*, diffusée en février 2014, Sammy, incarné par Sugar Sammy, se rend dans les bureaux de la « Fédération de la langue française », organisme fictif qui parodie l'Office québécois de la langue française, pour défendre la cause de ses parents, lesquels viennent de recevoir une amende de 7800 $ pour avoir affiché un message en anglais devant chez eux (« garage *sale* » pour annoncer une vente de garage, ou vide-grenier). Arrivé au bureau de la « Fédération », Sammy essaye de plaider la cause de ses parents :

Sammy : Mes parents ont reçu une amende de 7800 $ ce matin pour des *posters.*
Employé de la Fédération de la langue française : Affiches.
Sammy : Mes parents ont pas fait une vente de garage.
Employé : Mon anglais est peut-être modeste, mais je sais très bien ce que ça veut dire « *Garage sale* ».
Sammy : Non ! [pointe l'affiche] C'était « Garage sale », monsieur. On voulait juste de l'aide pour nettoyer le garage qui était tout crotté. C'est vrai regarde ! Je vais te montrer. [saisit un dictionnaire sur le bureau et le feuillette] Garage : nom masculin. Atelier où on effectue la réparation des véhicules automobiles. Exemple : un mécanicien de garage. Maintenant, sale. [l'employé reprend le dictionnaire des mains de Sammy]
Employé : Est-ce que vous prenez les employés de la fédération de la langue française pour des imbéciles, Monsieur Khullar ?
Sammy : [silence] (Sugar Sammy *Un petit montage de Ces gars-là juste à temps pour la Saint-Jean-Baptiste*)

Le silence de Sammy est assez éloquent pour que le spectateur devine l'opinion de celui-ci. Si le nom de l'organisme a été changé, son personnage porte le même nom de famille que lui, ce qui suggère un aspect autobiographique. La série *Ces gars-là* lui a souvent donné l'occasion de se moquer des souverainistes et nationalistes québécois. Cette vidéo publiée sur Instagram à l'occasion de la Saint-Jean-Baptiste, la fête nationale du Québec, rassemble notamment d'autres extraits de la série dans lesquels par exemple il rencontre une femme et découvre avec horreur le lendemain matin qu'elle est souverainiste, avant de lui avouer par la suite qu'il n'adhère pas à ses idées en lui affirmant : « Toi, tu veux que le Québec soit un pays, moi je veux pas être pauvre » (Sugar Sammy, *Un petit montage de Ces gars-là juste à temps pour la Saint-Jean-Baptiste*). Son fédéralisme est en contraste complet avec la position de certaines personnalités québécoises que nous avons pu citer précédemment.

Si cette situation peut sembler exagérée et romancée, elle s'inspire d'une véritable disposition de la Loi 101 :

> À l'origine, la Loi 101 prescrivait que, sauf pour quelques exceptions, l'affichage public et la publicité commerciale devaient être uniquement en français. Ces exigences ont été considérées par la Cour suprême du Canada comme incompatibles avec la liberté d'expression garantie par la Charte canadienne des droits et libertés contenue dans la Loi constitutionnelle de 1982 (arrêt Ford de 1988). Dans des constatations déposées le 31 mars 1993, le Comité des droits de l'homme des Nations unies, institué en application du Pacte international relatif aux droits civils et politiques, est arrivé à la même conclusion : les dispositions de la Loi 101 sur l'affichage et les raisons sociales violaient la liberté d'expression garantie à l'article 19 du Pacte. À la suite de cette double condamnation, le gouvernement du Québec a fait adopter en 1993 une modification à la Loi 101 qui instituait un nouveau régime dans lequel l'affichage public et la publicité

commerciale pouvaient désormais être à la fois en français et dans une ou plusieurs autres langues, pourvu que le français y figure de façon nettement prédominante (Woehrling 198–199).

Après avoir tenté d'imposer que l'affichage public se fasse uniquement en français, ce qui était contraire aux législations fédérales, le gouvernement québécois a toutefois réussi à rendre obligatoire la présentation majoritaire du français sur celui-ci. Il n'est donc pas étonnant pour le spectateur de voir les parents de Sammy être sanctionnés pour un affichage uniquement en anglais. Il peut même y voir un clin d'œil au coup d'éclat de Sugar Sammy qui, le 18 novembre 2014, a affiché une publicité dans le métro de Montréal pour les fêtes dont le texte indiquait uniquement en anglais : « For Christmas, I'd like a complaint from l'Office québécois de la langue française » [pour Noël, je voudrais recevoir une plainte de l'Office québécois de la langue française] (*Le Journal de Québec*). Quelques jours plus tard, son vœu a été « exaucé » puisqu'une seconde affiche a remplacé la première, le 21 novembre suivant, dont le texte en anglais a été barré et remplacé par un autre, en français cette fois-ci : « Pour Noël, j'ai eu une plainte de l'Office québécois de la langue française » (*Le Journal de Québec*).

3.4 Le « vote ethnique »

Son point de vue peut être expliqué par l'émotion suscitée par le discours de Jacques Parizeau (Premier ministre du Québec à l'époque) qu'il a tenu le 30 octobre 1995, quelques instants après l'annonce des résultats du second référendum sur l'indépendance de la province, au cours duquel le « non » l'a une fois de plus emporté, à 50,58 % des suffrages. Lors de ce discours, Parizeau a déclaré : « C'est vrai, c'est vrai qu'on a été battus, au fond par quoi ? Par de l'argent puis des votes ethniques, essentiellement » (cité par Bélair-Cilino). Or, cette citation a été déformée dans les médias francophones et anglophones, modifiant considérablement la portée de ce message, comme l'explique la traductologue Chantal Gagnon. En effet, « des votes ethniques » est devenu dans la phrase « le vote ethnique », tout comme en anglais dans *The Gazette*, sous la plume de Philip Authier, « ethnic votes » est devenu « the ethnic vote » (Bélair-Cilino). Gagnon explique qu'il existe des écarts « pragmatiques », « sémantiques » et « syntaxiques » entre les deux versions, notamment car la version écrite n'a pas retranscrit les hésitations, l'émotion et la colère de Parizeau (Bélair-Cilino), lequel avait choisi de ne pas lire le discours préparé par son conseiller de l'époque Jean-François Lisée (Radio-Canada). De plus, selon Gagnon,

> l'écart textuel accentue le caractère raciste des propos de Parizeau [...] Quand on dit « le vote ethnique », c'est comme si c'était très, très homogène et que toutes les communautés culturelles votaient de la même façon, alors que ce n'est pas ce que M. Parizeau a dit, même si, dans tous les cas, c'était un énoncé extrêmement maladroit et déplorable (Bélair-Cilino).

Les néo-Québécois, fussent-ils anglophones, francophones ou allophones, se sont alors sentis rejetés, car rendus coupables de l'échec du projet indépendantiste. S'il n'est pas revenu sur ses propos au lendemain du discours, Parizeau clarifie sa position en 1997 dans son livre *Pour un Québec souverain* : selon lui, « le seul critère important quant à l'orientation du vote sur la souveraineté, c'est la langue. Ce n'est ni la race ni la couleur, c'est la langue. Je connais beaucoup de souverainistes d'origine haïtienne alors que je n'en connais aucun chez les Jamaïcains... » (Parizeau 41). S'il cherche à écarter un quelconque caractère raciste de son discours, il reste toutefois un aspect discriminatoire à l'encontre des néo-Québécois d'expression anglophone ou allophone. Le statut linguistique du Québec par rapport au reste du Canada creuse cet antagonisme :

> Le Canada est un pays officiellement bilingue, en ce sens que la communication qui émane de son gouvernement central se fait dans les deux langues officielles, l'anglais et le français. Cependant, les gouvernements des provinces et des territoires canadiens sont unilingues, à une exception près (la province du Nouveau-Brunswick est officiellement bilingue). Le contexte québécois est particulier puisque cette province est la seule dont la majorité s'exprime en français, d'où son statut de province unilingue française (Gagnon 599).

Si les anglophones sont obligés légalement de s'exprimer en français dans l'espace public, ce statut unilingue signifie que la réciproque n'est pas forcément vraie, ce qui peut créer un déséquilibre, voire une injustice. Gagnon souligne également « l'absence d'une stratégie de traduction des discours politiques à l'échelle de la province québécoise, contrairement à ce qui existe au gouvernement fédéral du Canada » (599) en 2012, pendant le mandat du Parti Québécois, dirigé à l'époque par Pauline Marois. De plus, la Loi 101 ne permet aux familles nouvellement arrivées au Québec, que ce soit de l'étranger ou d'une autre province, d'inscrire leurs enfants dans des écoles anglophones que sous certaines conditions. En effet :

> Dans le domaine de la langue d'enseignement, la Loi 101 comportait [...], à l'origine, une règle communément appelée « clause Québec », selon laquelle n'étaient admissibles à l'école publique anglaise – primaire et secondaire – que les enfants (ainsi que leurs frères et sœurs cadets) dont l'un des parents avait lui-même reçu, au Québec, son enseignement primaire en anglais. En pratique, cette règle avait pour effet d'exclure de l'école publique anglaise les immigrants, quelle que soit leur origine, y compris ceux dont la

> langue maternelle ou usuelle était l'anglais ; les francophones du Québec eux-mêmes ; les Canadiens des autres provinces venant s'établir au Québec, à moins qu'une entente de réciprocité n'ait été conclue entre le Québec et leur province d'origine ou que celle-ci n'offre des services comparables aux francophones qui y résidaient. (Woehrling 199)

En d'autres termes, si l'un des parents n'a pas été scolarisé lui-même dans une école anglophone, cette clause oblige les familles à inscrire leurs enfants dans une école francophone. C'est cette clause qui a déterminé la scolarisation de Sugar Sammy, fils d'immigrés (Bilefsky, « A Québec) ». Les nombreuses blagues de Sugar Sammy sur les séparatistes lui ont valu, au cours de sa carrière, des menaces de mort de la part de ces derniers (Bilefsky, « À Québec »). Malgré tout, Sugar Sammy semble incarner un nouveau visage du Québec, plus moderne et moins attaché aux traditions que certains autres humoristes, même si certains de ses détracteurs, comme Mathieu Bock-Côté du *Journal de Montréal*, déclarent : « Si Sugar Sammy représente l'avenir du Québec, le Québec n'a plus d'avenir » (Bock-Côté). La position marginale de Sugar Sammy face à un front francophone majoritaire dans les médias pourrait être vue comme un acte de résistance.

4. *You're gonna rire* : le bilinguisme au service de l'humour

En 2012, Sugar Sammy inaugure son spectacle *You're gonna rire*, un spectacle bilingue anglais-français qui constitue une première au Québec. Il a déjoué tous les pronostics du monde du spectacle et rencontré un vif succès (Bilefsky, « A Québec »). L'anglais est la langue qu'il a apprise en communiquant avec ses amis tandis qu'il a appris le français à l'école, le passage de l'un à l'autre renforce donc son naturel et renforce l'idée de connivence entre l'humoriste et son public. L'un des ingrédients de son succès semble être son jeu constant entre ses identités canadienne, québécoise et indienne. Cette triple identité lui permet de jouer sur plusieurs tableaux : se revendiquer Canadien et Québécois en Europe et aux États-Unis et Indien au Québec, tout en s'incluant au public québécois. Les souverainistes constituent l'une des « cibles » privilégiées de Sugar Sammy. Dans ce spectacle, lorsqu'il explique dans quel contexte il a vécu le deuxième référendum face à un professeur d'histoire souverainiste, il utilise les stéréotypes sur les Indiens dans une figure de rieur aveugle et une règle de trois pour exprimer sa peur :

> SS10: *And the day of the referendum, history was our last class, right before the bell rings, the teacher looks at us with all the tension that was mounting between us and him for months and months … and he goes*[4] [imite le prof] « Juste pour vous dire là,

4 Nous traduisons : [Et le jour du référendum, notre dernier cours c'était le cours d'histoire, juste avant que la cloche ne sonne, le professeur nous regarde, avec toute

> mes Ostis… »/P10 : +/SS11 : « **Demain**, on va être un **pays** ! » yo, moi j'ai chié dans mes pantalons un petit peu… /P11 : ++/SS12 : Nan, y'a un morceau qui est sorti, sûr sûr… /P12 : +++//SS13 : ça sentait les épices !/P13 : +++/(Sugar Sammy, *You're gonna rire*).

Dans cette blague, l'effet de surprise provient du passage du sens figuré de l'expression « chier dans [ses] pantalons » au sens propre de la mention du « morceau » et enfin le stéréotype sur les épices, qui provient de l'utilisation d'épices variées dans la gastronomie indienne. Ce stéréotype apparaît régulièrement dans ses blagues et ses publicités, notamment dans la suite de la fameuse affiche de Noël où il réclamait une plainte de l'OQLF qui indiquait « Offrez le bonhomme qui sent les épices » (*Le Journal de Québec*) en référence au *gingerbread man*, le bonhomme en pain d'épices régulièrement consommé pour les fêtes. Cette autodérision permet au public de mieux accepter les blagues à son encontre, typique de la théorie de la supériorité en humour. Celle-ci exploite les faiblesses d'une cible (qu'il s'agisse d'un individu ou d'un groupe) pour faire rire le lecteur (ou spectateur) et faire naître chez lui un sentiment de supériorité. Cependant, dans cet extrait, il existe un sentiment de réciprocité qui prouve le second degré de ses piques et la notion de jeu entre le public et l'humoriste.

En effet, si les souverainistes sont souvent la cible de ses blagues, Sugar Sammy précise la portée humoristique de son message et utilise une blague sur une référence québécoise, mariée à une figure de pied-de-la-lettre :

> SS 7 : non mais les souverainistes qui sont ici ce soir, vous êtes ici parce que vous avez un sens de l'humour. Vous êtes capables de rire de vous-même, *right* ? Parce que vous savez ce qui s'en vient./P7 : ++/SS 8: [rire] *Because a lot of sovereignists* [sic] *have no fucking sense of humour about my jokes*[5]. *It's true. There are jokes I've done five years ago that sovereignists are still mad about.* Ouais, y'a cinq ans, ok ? Quand vous dites « je me souviens » vous *fucking* niaisez pas !/P8:+++(Sugar Sammy, *You're gonna rire*).

Il fait ici référence à la devise officielle du Québec, « je me souviens », et s'en sert pour expliquer la rancœur des souverainistes face à sa blague qui était la suivante : « Il y a 2 sortes de Québécois. T'as les Québécois qui sont éduqués, cultivés, bien élevés, pis t'as ceux qui ont voté oui » (Sugar Sammy, *You're gonna rire*). Il s'agit d'une nouvelle référence au référendum sur l'indépendance, qu'il a vécu depuis le camp du « non », ce que l'on comprend plus en détail dans ce

cette tension qui s'accumulait entre nous et lui depuis des mois et des mois, et il nous dit :]

5 Nous traduisons : « car beaucoup de souverainistes n'ont pas de putain de sens de l'humour avec mes blagues. C'est vrai. Il y a des blagues que j'ai faites il y a 5 ans qui énervent toujours les souverainistes.

spectacle. Le bilinguisme de cette œuvre lui permet de rassembler les fameuses deux solitudes grâce à l'humour qui, même s'il n'est pas toujours universel, rassemble les cultures.

5. Conclusion

La résistance à la langue anglaise a caractérisé depuis très longtemps l'évolution de la langue française au Québec. C'est lorsqu'elle a mesuré la perméabilité de la langue française aux anglicismes que la province a mis en œuvre plusieurs dispositifs pour la préserver, notamment grâce à l'OQLF. Mais si les Québécois ont dû livrer nombre de batailles pour préserver leur langue française face à la menace représentée par la majorité canadienne anglophone, certaines de ces batailles ont pu s'avérer fratricides. La majorité francophone de souche a parfois laissé de côté allophones et familles immigrées au prix de la victoire de la langue française sur la langue anglaise. Dans tous les cas, le débat linguistique et le bilinguisme ont largement inspiré les humoristes, qui se les sont appropriés pour faire rire le public, mais aussi, dans le cas de Sugar Sammy, pour dénoncer l'excès de zèle dont peuvent faire preuve l'OQLF et les souverainistes.

Bibliographie

Bélair-Cilino, Mario. « Référendum de 1995 : La déclaration choc de Jacques Parizeau décortiquée », *Le Devoir*, 2020 : https://www.ledevoir.com/politique/quebec/588468/referendum-de-1995-la-declaration-choc-decortiquee, consulté le 02.12.2020.

Bélanger, Mario. *Petit guide du parler québécois*. Stanké, 2004.

Bilefsky, Dan. « Le Québec Veut Dire Au Revoir à " Hi" et Salut à " Bonjour" », *The New York Times*, 2017 : https://www.nytimes.com/2017/12/07/world/canada/quebec-hi-bonjour.html?action=click&module=RelatedCoverage&pgtype=Article&region=Footer, consulté le 15.09.2019.

Bilefsky, Dan. « A Quebec Comedian Is Happy to Offend in Any Language », *The New York Times*, 2018 : https://www.nytimes.com/2018/08/11/world/americas/quebec-sugar-sammy-comedian.html, consulté le 09.11.2018.

Bock-Côté, Mathieu. « Le Québec de Sugar Sammy, » *Le Journal de Montréal*, 2013 : https://www.journaldemontreal.com/2013/05/14/le-quebec-de-sugar-sammy, consulté le 03.12.2020.

Cadoret, Martin. « S'il vous plaît, arrêtez de vous moquer des titres de films québécois », *Slate.fr*, 2017 : http://www.slate.fr/story/155672/cinema-titres-films-quebec-francais, consulté le 04.04.2019.

Corbeil, Pierre. *Le Québécois pour mieux voyager.* Ulysse, 2010.

Durocher, René. « Révolution tranquille ». *L'Encyclopédie canadienne*, 2019, https://thecanadianencyclopedia.ca/fr/article/revolution-tranquille, consulté le 14.10.2019.

Gagnon, Chantal. « Québec et Canada : Entre l'unilinguisme et le bilinguisme politique » [2014], dans *Meta : journal des traducteurs / Meta: Translators' Journal*, 59(3), https://doi.org/10.7202/1028659ar, p. 599.

Gémar, Jean-Claude. « Les grandes commissions d'enquête et les premières lois linguistiques », *Le français au Québec : 400 ans d'histoire et de vie*, P. Georgeault & M. Plourde (dir.), Fides, 2008, p. 309.

Godin, Pierre. « LÉVESQUE, RENÉ », *Dictionnaire biographique du Canada*, vol. 21 : (1981-1990). Université Laval/University of Toronto, 2011, http://www.biographi.ca/fr/bio/levesque_rene_21F.html, consulté le 27.01.2021.

Harvey, Fernand. « Le Canada français et la question linguistique », *Le français au Québec : 400 ans d'histoire et de vie*, P. Georgeault & M. Plourde (dir.), Fides, 2008.

Lamarre, Patricia ; Lamarre, Stéphanie. « Montréal "on the move" : pour une approche ethnographique non-statique des pratiques langagières des jeunes multilingues », *Formes et normes sociolinguistiques : ségrégations et discriminations urbaines*, Thierry Bulot (dir.), L'Harmattan, 2009, p. 105–134.

Le Journal de Québec. « Le vœu de Sugar Sammy exaucé pour Noël ? » *Le Journal de Québec*, 2014 : https://www.journaldemontreal.com/2014/11/21/le-voeu-de-sugar-sammy-exauce-pour-noel, consulté le 03.12.2020.

Lesacher, Claire. « Rap, genre, langage et québéquicité : Enjeux et tensions sociolinguistiques de l'accès aux espaces médiatiques à Montréal », *Cahiers internationaux de sociolinguistique*, vol. 10, n° 2, 2006, p. 233–256.

Marshall, Tabitha. « Bataille des Plaines d'Abraham », *L'Encyclopédie Canadienne*, 2015 : http://www.encyclopediecanadienne.ca/fr/article/bataille-des-plaines-dabraham/, consulté le 17/03/2018.

Parizeau, Jacques. « Pour un Québec souverain ». *VLB Éditeur*, 1997.

Radio-Canada. « La déclaration sur "l'argent et le vote ethnique", l'expression d'une profonde colère Jacques Parizeau 1930-2015 », *Radio-Canada.ca*, 2015 : https://ici.radio-canada.ca/nouvelle/723489/jacques-parizeau-reactions-deces-monsieur-souverainete-parti-quebecois, consulté le 02.12.2020.

Rock et Belles Oreilles. « Le Bureau de vote ». 1994, https://www.youtube.com/watch?v=gCZn0amqyRA, consulté le 23.09.2020.

Sugar Sammy. « Sugar Sammy vs les souverainistes », *YouTube*, 2020 : *https://www.youtube.com/watch?v=_jSp-uZiMMs*, consulté le 24.12.2020.

Sugar Sammy. « Un petit montage de Ces gars-là juste à temps pour la Saint-Jean-Baptiste », *Instagram*, 2020 : https://www.instagram.com/tv/CBvjT_eHrZU/, consulté le 19.11.2020.

Sugar Sammy. You're Gonna Rire [DVD]. Khullar Television Inc, 2018.

Suh, Duck-Yull. « Les caractéristiques linguistiques du français québécois ». *Asian Journal of Canadian Studies*, vol. 16, n° 1–2, 2010, p. 135–151.

Thériault, Joseph Yvon. « La langue symbole de l'identité québécoise », *Le français au Québec : 400 ans d'histoire et de vie*, P. Georgeault & M. Plourde (dir.), Fides, 2008, p. 318–324.

Woehrling, José. « Les anciens et les modernes : Une conciliation difficile au Québec ». *Raisons politiques*, vol. 2, n° 2, 2001, p. 195–206.

Paul Grundy

Une poésie novatrice ? L'anglais dans la musique de Serge Gainsbourg

Bien que la musique de Serge Gainsbourg dépasse la tradition monolingue, il n'est pas évident d'évoquer le plurilinguisme, qui concerne la « capacité à maîtriser plusieurs langues » d'un individu (Anokhina, Sciarrino 4). Chez Gainsbourg, cette aptitude est discutable. Loin d'être polyglotte, il s'est pourtant appliqué à entremêler les langues, notamment le français et l'anglais. Ces productions correspondent mieux à l'hétérolinguisme, le terme signifiant, selon Rainier Grutman, « la présence dans un texte d'idiomes étrangers » (37).

Le brassage pratiqué par Gainsbourg a élargi les horizons, offrant l'évasion dans l'univers libertaire du *rock and roll* et de la Harley Davidson. L'anglais est également révélateur d'identifications littéraires, de Wilde à Poe, sans oublier Nabokov, qui, lui, incarne l'auteur plurilingue.

Néanmoins, la surexploitation de l'anglais et du franglais dans la chanson française interroge. On songe à l'« anglomanie » déplorée par Étiemble dans les années soixante (47). Même si le recyclage, musical et textuel, fait partie intégrante de son univers, Gainsbourg n'aurait-il pas compromis sa poésie ? Est-il tombé dans la posture ? Stéphane Chaudier observe que l'anglais signale chez lui « le désir d'être autre et mieux que soi, mais aussi l'imposture ou la chimère de se vouloir aristo, élégant, séducteur, polyglotte, quand on n'est soi et rien que soi » (12). Chaudier regrette aussi, sur les derniers albums, l'asservissement de l'anglais à l'obsession sexuelle (11).

Il est vrai que chez Gainsbarre, l'*alter ego* vicelard[1], l'anglais de l'amour devient un chuchotement de blagues salaces. Toutefois, Gainsbourg a réussi à surprendre à toutes les époques. D'ailleurs, quand le narrateur de « Love on the Beat » introduit un jeu entre le(s) sexe(s) et la/les langue(s) – « D'abord je veux avec ma langue / Natale deviner tes pensées » –, on se souvient, au-delà de la comédie érotique, des trois décennies d'expérimentations linguistiques. Le brassage apporte un relief ironique, une altérité. La globalisation, à laquelle l'artiste se montre sensible dès « Made in Japan », et les dérives du capitalisme

1 Né au début des années quatre-vingt, Gainsbarre est à la fois un personnage provocateur et arrogant créé pour les médias et un reflet de l'excès réellement pratiqué par Gainsbourg.

sont des thèmes qui vont de pair avec la rencontre des langues. Les sujets sensibles – l'identité, le racisme, la tyrannie – qui n'auraient peut-être pas vu le jour sans l'échappatoire d'une seconde langue ont été abordés.

Sans l'avantage du bilinguisme, une matière pluriculturelle s'est donc proposée à un public peu angliciste. Le défi était à relever, car même si le vocabulaire simpliste de la pop en « baby » et « love » pouvait apparaître, Gainsbourg ne s'en est pas contenté. Si l'anglomanie engendre un certain nivellement par le bas, la plume ludique de Gainsbourg tire vers le haut. Il en émane, dans cette étude, des lectures divergentes. Celle d'un anglophone attentif aux maladresses du non-natif, et celle d'un musicien intrigué par une inventivité sans bornes.

1. La dérive anglomane

1.1 Une manie avouée

Étiemble a repéré, dans un éditorial du *Figaro* en août 1959, la critique suivante : « Les Français, assurément, ont le défaut d'être chauvins. Mais ils ne le sont pas assez dès qu'il s'agit de leur propre langue – et je ne sais quelle rage les pousse à recourir en toutes occasions aux vocabulaires étrangers ; plus spécialement aux expressions anglo-saxonnes » (48).

Sept ans plus tard, « Je préfère naturellement », hommage comique aux Beatles interprété par Dalida, illustrait une obsession qui habiterait réellement l'œuvre gainsbourgienne :

À force d'écouter ce groupe anglais
D'entendre tous leurs succès en anglais
De les appeler par leurs prénoms anglais
Je crois que j'ai attrapé l'accent anglais

Il s'agit, bien entendu, d'un clin d'œil amusé à la vogue générale, mais l'auteur lui-même est impliqué, puisque ses chansons font exactement ce qu'il dit : elles ne cessent d'appeler les phénomènes anglais par leurs noms. Quant à l'« accent anglais », l'enthousiasme fanatique n'a jamais permis à Gainsbourg de l'« attraper ». Les versions anglaises qu'il réinterprète, comme « Bonnie and Clyde » ou « Mister Iceberg », en témoignent.

Les problèmes de langue associés à l'anglais, et les pièges du franglais, reflètent l'envergure du défi poétique que Gainsbourg s'est lancé.

1.2 Une grammaire erratique

Certaines erreurs de grammaire se fondent avec le personnage de séducteur. C'est le cas des paroles auto-parodiques qui ouvrent la version anglaise de « Sea,

Sex and Sun » : « I am a French man and I'm used to say je t'aime » – Je suis français et j'ai l'habitude de dire je t'aime. Ici, la grammaire défectueuse – « say », l'infinitif, au lieu du gérondif « saying » – est assumée, car elle correspond au rôle.

Plus tard, chez Gainsbarre, la séduction, devenue beaucoup plus cynique, entraîne des fautes de langue qui sont aussi des fautes de goût. Dans « Suck baby suck », des noms propres du monde musical anglo-saxon riment avec le mot « suck » – sucer – dans des tournures improbables en anglais comme « Suck / With the CD of Chuck » – sucer avec l'album de Chuck (Berry). « As we listen to Chuck » – en écoutant Chuck – aurait mieux convenu. Fidèle à son titre, la chanson manque de subtilité.

L'anglais est la langue du journal intime de Gainsbarre (« my little book »), notamment dans « You you you but not you ». Plus la grossièreté s'installe, plus la grammaire se dégrade : « J'aime les blondes filasses / I look to their asshole, that's / All ». Le pervers misogyne, qui se focalise ici sur les fesses des blondes, n'est pas à une erreur de préposition près (« to » au lieu de « at »), et se contente de rimes pauvres comme « hole » / « all ».

1.3 La mélodie et l'intonation

La composition en langue étrangère peut poser problème sur le plan de la mélodie, qui est associée à l'intonation. Dans certains cas, il s'agit avant tout de choix musicaux. Prenons l'exemple du refrain très connu de « Sorry angel » (1984) :

> Sorry angel
> Sorry so
> Sorry angel
> Sorry so

L'enjambement « so / Sorry » entre les lignes deux et trois ne perturbe pas la lecture, mais à l'écoute, le sens de « so sorry » – si désolé – se perd facilement, ce « so » étant mélodiquement dissocié du « sorry » : le « so » remonte à la même note que la première syllabe du premier « sorry ». On croirait entendre un deuxième substantif à la place de ce « so », comme « soul » (âme), éventuellement.

Vis-à-vis du sens, il s'agit là d'une rupture mélodique illogique. Dans l'absolu, le compositeur pourrait la défendre, puisque le refrain est musicalement plaisant. D'autres chansons à succès présentent des fautes de langue véritables. En louant chez Gainsbourg « l'utilisation systématique et goûtue du franglais et des expressions anglaises », Gilles Verlant cite « Comic strip » (1967) et « Elaeudanla Téitéia » (1963). Or ce sont justement des chansons qui froissent l'oreille anglophone.

Dès le début de « Elaeudanla Téïtéïa », on se heurte à la nature traîtresse des noms étrangers, ceux que Gainsbourg affectionne pour dépayser l'auditeur. Dans le vers « Sur ma Remington portative / J'ai écrit ton nom Laetitia », la deuxième syllabe de Remington est appuyée, alors qu'en anglais on appuie la première. Ainsi le chanteur aplatit le nom et l'aura même de l'appareil symbolique, la machine à écrire portative du poète voyageur.

L'accent tonique est en effet peu respecté. Dans « Comic strip », il est déplacé sur la deuxième syllabe de « comic », et produit un schéma identique à celui de 'comique' : « Viens petite fille dans mon comic strip ». De surcroît, la mélodie, née en fonction de cette intonation dénaturée, monte sur la deuxième syllabe et amplifie le décalage par rapport au mot anglais, qui donne pourtant le *leitmotiv* de la chanson.

La même incompatibilité intonative se produit dans « Scenic railway » (1963). Dans la phrase hybride « sur le scenic railway », le chanteur accentue le mot grammatical « le » plutôt que la première syllabe de l'adjectif « scenic ». Ce choix, ou accident, peut tromper l'oreille. Le résultat, qui ressemble à un adjectif imaginaire (« euscénique » ?), reflète une pratique de l'approximation là où la précision s'impose. La langue produite est hermétique, car elle se confine à la scène française.

Cette situation était ironique par rapport à un artiste attentif à l'influence de la langue sur la musicalité qui, en outre, souhaitait être compris et diffusé plus largement, notamment dans le monde anglo-saxon.

1.4 L'emprunt excessif

La répétition systématique d'anglicismes est une forme de facilité dont Gainsbourg ne s'est pas privé. Dans « Hold-up » (1967), le terme est chanté trente-cinq fois. Le texte entier de « Bubble gum » (1965) repose sur ce même substantif. L'expression « no man's land » est répétée tout le long de la chanson du même titre (1965). Cette pratique traverse les décennies, de « No no thanks no » (1963) à « No comment » (1984).

L'emprunt frôle aussi le plagiat. Pour ne citer qu'un exemple, le refrain de « Made in China » (1989), « You're so fine / That you blow my mind », s'inspire clairement d'un tube de Toni Basil : « Oh Mickey you're so fine, you're so fine you blow my mind » (1982) – Oh Mickey, tu es si beau que tu me rends dingue.

En contrepartie, la démarche de Gainsbourg reflète une riche connaissance de la culture anglo-saxonne, et au-delà. L'emprunt lui sert pour symboliser la mondialisation. L'expression « made in » apparaît dans « Made in China », où le narrateur évoque « Des petits crackers made in China » et dans « Le talkie-walkie » (1963), l'appareil en question étant « made in Japan ». En parallèle, une préoccupation avec les dérives du capitalisme s'exprime, notamment dans « Torrey Canyon » (1967), chanson sur le pétrolier qui a fait naufrage au Sud-Est de la Grande-Bretagne.

1.5 Les pièges du franglais

Bouvier et Vincendet associent l'utilisation du franglais dans les chansons de Gainsbourg à la recherche de polysémie : « Le franglais, les mots dont la phonétique induit d'autres significations, sauront créer l'ambiguïté qu'aime tant l'auteur » (32). Ajoutons que l'ambiguïté trouvée dans le franglais, pseudo-langue qui dénature, est souvent traître, et même ingrate pour l'auditeur anglophone, qui est souvent laissé dans l'incompréhension.

Le franglais discrimine peu entre les noms dénombrables et indénombrables, les adjectifs, les substantifs et les verbes. Une certaine inélégance s'y associe. Dans « Les omnibus » (1965), les passagers de train sont des « hommes sleepings ». Les personnages de « Five easy pisseuses » se rencontrent dans « un dancing » (1987). « You're under arrest » présente « deux police blacks / Qui pratiquaient le slang » (1987).

Néanmoins, chez Gainsbourg, toute ressource peut être bien exploitée. C'est le cas de « Tennisman » (1977). Ici, il navigue dans une langue imaginaire, car « tennisman » est un substantif qui n'a jamais existé en anglais. L'anomalie a d'ailleurs provoqué Étiemble : « Pour ne pas dire en français "joueurs de tennis", nous en sommes donc à inventer des mots pseudo-anglais » (76).

Toutefois, même en pratiquant ici un franglais à outrance, Gainsbourg conserve son panache. À travers ce « match au finish, en trois sets », il parvient à produire des sonorités claquantes, en passant par l'homophonie et l'allitération, ces effets servant à mimer la partie de tennis imaginée : « Que tu sois vaincu vainqueur / Le racket d'la raquette, les rockets / Smash et passing-shot il connaît par cœur ».

2. La chanson hybride et l'ouverture culturelle

Si une certaine anglomanie envahit l'œuvre, les chansons hétérolingues de Gainsbourg ne sont pas simplement une collection de gimmicks. L'érudition de l'auteur permet une grande variété de registres, du plus simpliste au plus savant. Son immersion dans la culture anglo-saxonne invite l'auditeur à s'ouvrir, la recherche de résonance et d'hybridité ouvrant la voie.

2.1 La phrase hybride et l'art du nonsense

Chez Gainsbourg, l'art du nonsense, que l'on associe aux univers de Lear ou de Carroll, se pratique de manière décomplexée. Dans « You're under arrest », la forme prime sur le fond, notamment dans le refrain, qui a marqué les esprits : « You're under arrest / Cause you're the best / I slip it a slam for boom bang HA! Gainsbourg » – Vous êtes en état d'arrestation / Parce que vous êtes le meilleur / Je slame en booms et bangs HA ! Gainsbourg.

Ce passage d'« Elle est si » (1972) est composé de phrases hybrides riches en rimes et allitérations. Le substantif anglais « lady », qui fait écho à « laide », est transformé en adjectif :

Elle est si laide que je lui dis bouh
Et si lady que je lui dis you
Elle est fainéasse, je lui dis « Do
Something, remue tes roudoudous ».

Dans « Unsexe me here unsexe me now » (1983), Gainsbourg tente le verbe « unsexe », qui s'accompagne de rimes hybrides (« here », « s'abstenir », « consentir », « dear »), les mots anglais étant simples et connus, comme ceux de « Elle est si ».

Unsexe me here
Sinon sérieux s'abstenir
So unsexe me unsexe me
Here je ne veux consentir
Qu'au pire so dear

Si ce dernier texte, qui n'a donné lieu à aucun disque, laisse perplexe, il offre plus d'originalité que la chanson écrite pour Catherine Deneuve, « What tu dis qu'est-ce que tu say? » (1981). Ici, l'hybridité semble forcée, et relève d'un esprit quelque peu potache. On se rappelle le tube de Renaud, sorti un an plus tôt, « It is not because you are » (1980). Renaud mélangeait l'anglais et le français familier : « I put a spell on you / And you roule a pelle to me ».

2.2 Les onomatopées

Le langage emprunté aux bandes dessinées, ressource idéale pour combler tout déficit linguistique, a apporté du succès. Dans « Comic strip », l'auteur contourne la grammaire avec des termes d'action : « J'distribue les swings et les uppercuts ». Il confie à Brigitte Bardot des réponses onomatopéiques, dont les célèbres « SHEBAM ! POW ! BLOP ! WIZZ ! ». L'usage des onomatopées de bandes dessinées fleurira dans bien d'autres chansons, notamment « Des vents des pets des poums » (1973), « Comme un boomerang » (1975) et « Flash forward » (1976), pour en citer quelques-unes.

2.3 Les noms propres

Le recours aux noms propres s'avère tout aussi efficace. « Ex-fan des sixties » (1978) est composé de noms de musiciens anglo-saxons. « New York USA » (1964) est une liste de monuments et de gratte-ciels interrompue en français seulement par l'interjection « Oh c'est haut ! ».

Si certains procédés onomastiques paraissent faciles, l'impact des noms bien choisis, comme « Harley Davidson », qui, après le succès de 1967, donne aussi lieu au jeu de mot anglais « Harley David son of a bitch » (1984), n'est plus à démontrer. Les noms propres universellement connus permettent la juxtaposition d'univers contrastés. Dans « King Kong » (1972), Gainsbourg domestique le fameux gorille en faisant rimer son nom avec des substantifs français : « jongle » (adapté de 'jungle'), « gong » et « ongles ».

La force métaphorique d'un nom propre peut porter un disque entier. C'est le cas de l'album-concept *Histoire de Melody Nelson* (1971). À ce sujet, Bouvier et Vincendet sont éclairants : « Le nom de l'amiral Nelson, figure emblématique de l'histoire d'Angleterre, est ici utilisé comme nom d'emprunt pour l'Anglaise Jane Birkin et comme symbole de la musique (ou mélodie) venue d'Outre-Manche, source d'inspiration pour l'auteur » (412).

Toute la poésie de « Ballade de Melody Nelson » découle du nom. « Nelson » est prononcé à la française pour permettre des rimes en [ɔn], comme « étonne », « automnes » et « garçonne ». L'auteur y ajoute une locution latine pour créer les célèbres vers suivants :

> ELLE – Melody Nelson
> LUI – Aimable petite conne
> Tu étais la condition
> Sine qua non
> De ma raison

Ce mélange de langues et de registres – le français idiomatique, l'anglais et le latin – incarne les tensions majeures de l'univers gainsbourgien. L'amour tendre, envers Melody (la bien-aimée et la musique anglaise), s'accompagne de l'irrévérence tourmentée et misogyne que l'oxymore surprenant « aimable petite conne » exprime. On en déduit que le désir d'être à la hauteur de la musique anglo-saxonne obsède l'auteur comme une vieille histoire d'amour. Ces passions entrent ensuite en collision avec la froideur juridique de l'expression latine finale.

2.4 Les noms de marque

Les noms de marque accrocheurs abondent, leur potentiel émotionnel étant richement exploité. « Flash-back » (1972) exemplifie la démarche. Le rapprochement de l'anglicisme « flash-back » et de la marque « kodak », qui rime ensuite avec « craque », incarne le souvenir :

Tout me revient à l'esprit
En un flash-back
Comme sur l'objecti
F d'un vieux kodak.

Les consonnes percussives fonctionnent en tandem avec le rejet d'une lettre. Ici, le 'f' dans le mot « objectif » passe au vers suivant. L'auteur obtient ainsi une rime originale (avec « esprit »), et renforce l'allitération.

Les marques offrent des sonorités singulières et, par ce biais, des rimes inattendues. Dans « Negative blues » (1963), une marque allemande d'appareil photographique, Rolleiflex, apporte une touche de modernité venue d'ailleurs. L'auteur en exploite la lettre « x » : « Elle est dans mon Rolleiflex / Je la regarde perplexe ». L'introduction d'une deuxième marque, avec un « x » supplémentaire (le lastex, textile élastique de fabrication américaine), confirme les intentions du narrateur : « Je revois la p'tite chérie / Posant pour mon Rolleiflex / Un petit machin en lastex / Lui donnait un peu d'esprit ».

Emblèmes du désir, les noms de marque symbolisent souvent la débauche chez Gainsbarre. « Glass securit » (1987) illustre toute la démarche. Ce titre est une traduction de « verre sécurit », nom déposé d'un type de verre dont les éclats ne sont pas coupants. Par ce biais, l'auteur sert un cocktail virevoltant de sexe, d'alcool et de drogue à l'aide, encore une fois, d'un mélange de registres et de langues. De « glass securit », on arrive à « clit », « shit », « Aphrodite » et même « Mallarmé dixit, je cite / Tequila aquavit ».

2.5 « Tous mots anglais dits par les chœurs »

Dans un manuscrit associé à « Ford Mustang » (1968), cité par Bouvier et Vincendet, on peut découvrir la consigne suivante : « tous mots anglais dits par les chœurs » (356). Interprété en duo avec Brigitte Bardot, « Ford Mustang » illustre parfaitement la dualité des langues et des cultures qui régnera à travers les époques. Catherine Rudent résume la dynamique de la chanson avec justesse : « La voix de Gainsbourg chante tout ce qui relève d'une langue française académique et normée ». Celle-ci rencontre les anglicismes chantés par « la voix de femme à sonorité anglaise » que Bardot propose. Ces deux voix, « organisées sur deux ensembles lexicaux dont chacun a sa cohérence », se complètent tout en s'opposant (4).

Rudent soutient qu'une des « réussites extraordinaires » de Gainsbourg « a consisté à entrecroiser deux tendances qui, pendant vingt à trente ans, ont paru antagonistes – la chanson française et le rock anglo-saxon » (1). On peut ajouter que le dialogue a lieu avec d'autres styles que le rock, notamment le gospel, le reggae et le jazz. Il est mené par un va-et-vient entre le narrateur et des chœurs qui semblent, grâce à l'interprétation et à la production, fraîchement recueillis dans ces univers-là. En effet, les chœurs anglais, qui ne cessent de mettre en relief le parlé-chanté de Gainsbourg, sont une arme puissante.

3. L'aboutissement du brassage : liberté d'expression et fusion des langues

3.1 Les chœurs anglais et la conscience politique

Dans la continuité de la réflexion de Rudent, soulignons aussi la liberté d'expression que le brassage procure. Dans les chansons présentées ci-dessous, Gainsbourg aborde des sujets de poids avec humour et poésie. Ses chœurs anglais sont particulièrement mordants dans le domaine politique. Leur légèreté musicale facilite l'introduction de sujets aussi sombres que le racisme, la tyrannie et la guerre.

Dans « Relax baby be cool » (1979), le vocabulaire anglais simpliste (« baby »), qui signale souvent qu'il y a de l'amour dans l'air, prend une toute autre dimension. L'expression ordinaire « be cool » est porteuse d'un sarcasme amer et subversif auquel s'ajoute le décalage entre la gravité du contenu et la bonne humeur musicale.

> LUI Le Klan le Klan la Cagoule
> CHOEURS Relax baby be cool
> LUI Autour de nous le sang coule
> CHOEURS Relax baby be cool
> LUI À la morgue il y a la foule
> CHOEURS Relax baby be cool

En l'espace de quelques vers, répartis entre le narrateur et les chœurs, Gainsbourg produit un effet glaçant. Il mélange les pays et les époques en évoquant le Ku Klux Klan et La Cagoule, surnom donné au Comité Secret d'Action Révolutionnaire (CSAR), un groupe d'extrême droite actif en France dès 1935. Ce dernier s'est rallié en partie au gouvernement de Vichy. L'image de la cagoule renforce l'association des deux.

La chanson « Rock around the bunker » (1975), dont le titre est inspiré par « Rock Around the Clock » de Bill Haley (1955), est construite de façon similaire. L'alternance de couplets onomatopéiques en français (« Y tombe / Des bombes / Ça boume / Surboum / Sublime ») et du refrain anglais structure une vision rocambolesque de la guerre.

3.2 L'identité

Dans « Yellow star » (1975), les interjections théâtrales du chœur anglais donnent la suite de la pensée du narrateur avant qu'il n'ait eu le temps de la formuler. Ces quelques vers anglo-français, qui s'articulent sur fond de *rock and roll* exubérant, expriment tout le malaise de l'artiste concernant sa judéité.

LUI – J'ai gagné la… CHOEURS – Yellow star
LUI – Et sur cette CHOEURS – Yellow star
LUI – Y'a peut-être marqué « Sheriff »
Ou « Marshal » ou « chief »
Sur cette… CHOEURS – Yellow star
LUI – J'ai gagné la… CHOEURS – Yellow star
LUI – Je porte la… CHOEURS – Yellow star
LUI – Difficile pour un juif
La loi du struggle for life
Quand il a la… CHOEURS – Yellow star

Le recours à l'anglais pour désigner l'objet diabolisé – l'étoile jaune – renforce l'ironie déjà instaurée par la musique enjouée. La langue anglaise est aussi, de façon cruelle, porteuse de ce regard d'autrui qui, à travers chaque intervention, rappelle la différence identitaire, phénomène que le narrateur ne peut que subir et dont l'auteur a souffert. Une interview parue dans *Globe* confirme son dégoût pour l'étoile jaune dès l'enfance : « Le jaune était infect, avec *Juif* marqué en lettres gothiques » (1991).

Face à ce vécu douloureux, l'hybridité ludique se présente comme un véritable exutoire. Ici, une fusion des langues est maintenue par la rime, l'allitération et l'homophonie bilingue. L'allitération en 'f' relie le substantif 'juif' et la fin de chaque vers, jusqu'à la locution anglaise « struggle for life », en passant par « sheriff » et « chief ».

3.3 L'adaptation phonétique et orthographique

En parallèle à cette liberté des thèmes, Gainsbourg adapte les langues anglaise et française à ses besoins. Les modifications phonétiques offrent une musicalité bilingue.

Dans « SS in Uruguay » (1975), il opte pour une prononciation à l'anglaise de la dernière syllabe du mot « Uruguay » : [gwaɪ] au lieu de [gwe]. Il obtient ainsi des rimes en [aɪ] entre le refrain, « SS in Uruguay », et chaque fin de vers français : « paille », « papaye », « duraille », « m'assaillent », « représailles » et « aille ».

Il n'hésite pas à inverser le procédé. Dans « En Melody » (1971), une prononciation à la française est utilisée pour la ville d'origine de Melody Nelson. Ainsi 'land' dans Sunderland, que les Britanniques prononcent [lənd], devient [lɑ̃nd] et rime ensuite avec « commandes ». Dans « Charlotte for ever » (1986), une prononciation à la française de « ever », « never », « outsider », « leader » et « dealer » permet les rimes avec « rêveur », « cœur » et « meurent ».

L'orthographe est tout aussi modulable. Dans « Lost song » (1987), 'jungle' devient « jongle », et fait écho à « song », qui est prononcé à la française ici pour la rime. La stratégie s'élargit à trois langues avec l'ajout de 'majong', jeu de dominos chinois.

La prononciation est parfois hybride à l'intérieur d'un même mot. C'est le cas de « six » dans « Amour puissance six » (1988). Ici, le 'x' est prononcé [ks], c'est-à-dire à l'anglaise, tandis que le 'i' est prononcé de manière française – [i:] au lieu de [ɪ]. On remarque aussi que la prononciation anglaise [eks] du « x » de « X-Ray » est conservée pour assurer la rime avec « extraits ». Le procédé bilingue est complété ici par la traduction, puisque le quatrième vers traduit le premier :

Love to the power six
Dreams en X-Ray
Quelques extraits
Amour puissance six

La marge de manœuvre que Gainsbourg se donne dans le fond et la forme est bien résumée par un choix advenu dans la création de « Harley Davidson ». La prononciation à la française de la dernière syllabe de l'anglicisme « starter » – [tɛʁ] – permet une rime efficace avec le mot « terre » : « J'appuie sur le starter / Et voici que je quitte la terre ». Son impact est déclencheur de rêves : la moto américaine, la liberté, le décollage. En réalité, la gratification que procure cette rime franco-anglaise détourne l'attention d'un glissement sémantique, puisque l'usage du terme anglais *starter* en français n'est pas fiable. Ce que l'on appelle *starter* en français ne sert pas à démarrer, mais à modifier l'arrivée d'air dans le carburateur. Le terme anglais est *choke*.

3.4 Une hybridité maintenue

Sur le plan poétique, la différence est grande entre les textes à simples gimmicks linguistiques et ceux qui affichent une hybridité maintenue.

Certains jeux de mots sont assez gratuits, mais contribuent allègrement à l'entremêlement des langues et des cultures, à l'image des titres « Beau oui comme Bowie » (1983) ou « Bâille bâille Samantha » (1987), qui retranscrit l'expression anglaise « bye bye ». D'autres titres paraissent forcés, comme « Help camionneur » (1973). À l'opposé de la fusion, il s'agit là de l'entrechoc des langues.

Toutefois, la collaboration avec Jane Birkin, à l'origine de « Help camionneur », a aussi porté ses fruits. « Le couteau dans le play » (1987), chanson écrite pour Birkin, plonge l'auditeur dans un entre-deux insaisissable. L'écho bilingue de « play » et « plaie », qui signale qu'en amour, le jeu est synonyme de souffrance, annonce aussi les intentions ludiques de l'auteur. Il sature le texte de rimes anglaises en [ak], comme « flash-back », « come-back », « play-back », « black », « black-Jack », et backgammon, et intègre une succession de réponses françaises, également en [ak] : « claque », « d'accord », « arnaque », « vrac », « sac ». Il y ajoute une rime interne, « Les larmes c'est en playback complet », et pousse l'amusement bilingue jusqu'à la tautologie : « Arrête s'il te plaît / De jouer overplay ».

L'interprétation de Jane Birkin apporte une dimension supplémentaire à cette hybridité divertissante. Résumons la démarche : une Anglaise chante en français avec un accent anglais, mais prononce certains mots anglais comme une Française. Ce maniérisme souple favorise la création d'un monde sans frontières. Un certain mimétisme y contribue aussi. L'amante anglaise (Birkin) chante la poésie de son amant français (l'auteur), celui, implicitement, qui la fait souffrir en jouant avec elle, et les mots. Pour mieux se comprendre, mais aussi pour mieux brouiller les pistes, chacun emprunte et joue avec la langue de l'autre. Le fond et la forme sont en phase, le texte ludique étant lui-même métaphorique de l'amour joueur mis en scène.

3.5 L'autorité du narrateur-traducteur

La traduction consécutive assurée par le narrateur prolonge habilement la fusion poétique des langues. Dans « I'm the boy » (1984), une réponse française traduit le refrain anglais qui vient d'être chanté en chœur.

> CHOEURS – I'm the boy / That can enjoy / Invisibility…
> LUI – Le garçon / Qui a le don / D'invisibilité.

Une partie de cette réponse (« Qui a le don / D'invisibilité ») reproduit fidèlement la mélodie du chœur anglais sans en perturber la scansion.

Le rôle de traducteur implique une certaine connaissance du monde. Gainsbourg en joue, notamment par rapport au vice. Ainsi, le monde interlope de la drogue et de la prostitution est étroitement associé à la langue anglaise. Le vocabulaire est souvent pointu, voire codé. Le narrateur de « My lady héroïne » (1977) évoque le « sucre candi », terme qui est une traduction littérale de *brown sugar* (l'héroïne en anglais).

Le statut de connaisseur donne également de la crédibilité au rôle éducatif adopté dans « Aux enfants de la chance » (1987). Ici, Gainsbourg déplore la vente de stupéfiants aux mineurs. Il renforce le message en déployant un chœur accessible – « Shit, shoot, shit » – et l'homophonie : « dis-leur de casser la gueule aux dealers ». Les avertissements livrés dans un vocabulaire spécialisé sont traduits dans le respect de la fluidité du chanté-parlé déjà instaurée. « Touchez pas à la poussière d'ange / Angel dust en / Shoot ou en shit », lance le narrateur, à propos d'une substance hallucinogène. Le « Dragon Chasing », une manière de consommer l'héroïne avec un tube, est traduit et même quelque peu expliqué : « Touchez pas au Dragon Chasing, chasse au dragon qui se prend en shoot ».

Cette mise en garde, qui s'accompagne d'une progression mélodique riche, est très lisse. Dans la vidéo, la gestuelle de Gainsbourg renforce le rapprochement entre l'anglais et la pratique narcotique. Au moment du refrain, il laisse aux chœurs le soin de répéter « shoot » et « shit », choisissant ces moments pour basculer de la tête. Le mouvement rappelle justement la contorsion d'un « shooté » au moment de sa prise de drogue, ou le tic nerveux d'un ancien consommateur.

« Aux enfants de la chance » est une réalisation de fin de carrière à savourer, car il en émane toute la maturité de l'artiste. En effet, la rencontre des langues ici n'est plus seulement un effet sonore, mais un outil de persuasion parfaitement en phase avec la composition musicale et la personnalité du chanteur.

Conclusion

Si les tubes dorés des années soixante et soixante-dix sont des œuvres de pop imparables, l'auditeur sensible à l'effet du brassage linguistique trouvera aussi des trésors dans les années quatre-vingt, car cet aspect de l'écriture n'a jamais cessé d'évoluer.

Le regard projeté au-delà du territoire français, vers un monde en voie de globalisation, Gainsbourg a fait du rôle de passeur culturel un art. Si son écriture hétérolingue est parfois surchargée d'emprunts ou polluée par les maladresses, elle est, avant tout, novatrice. Elle esquisse des passerelles à la fois poétiques et pragmatiques. Lorsqu'il est réussi, le langage hybride est recherché mais accrocheur, prêt à franchir les frontières.

Tout compte fait, le statut international de Gainsbourg ne dépendra pas de sa propre démarche plurilingue. Aujourd'hui, ses chansons sont reprises et traduites dans le monde entier, phénomène qui suggère à quel point la chanson ne demande qu'à dépasser la langue.

Bibliographie

Anokhina, Olga ; Sciarrino, Emilioi. « Plurilinguisme littéraire : de la théorie à la genèse » Enjeux, no 46, 2018.

Boudier, Yves-Ferdinand ; Vincendet, Derge ; « Gainsbourg inédit ». *Globe*, n° 60, septembre 1991, p. 76–98.

Bouvier, Yves-Ferdinand ; Vincendet, Serge. *Serge Gainsbourg – L'intégrale et cætera*. Bartillat, 2005.

Étiemble, René. *Parlez-vous franglais ?* Gallimard, 1964.

Genesis [En ligne], 46 | 2018, mis en ligne le 01 juin 2019, consulté le 18 août 2021. URL : http://journals.openedition.org/genesis/2554 ; DOI : https://doi.org/10.4000/genesis.2554

Grutman, Rainier. *Des langues qui résonnent. L'hétérolinguisme au XIXe siècle québécois*. Fides-CETUQ, 1997.

Rudent, Catherine. « Evil twin ? La poétique de la dualité chez Serge Gainsbourg », Hyper Article en Ligne – Sciences de l'Homme et de la Société, ID : 10670/1.1k7gyn, mis en ligne le 9 avril 2018, consulté le 10 août.

Verlant, Gilles. « L'ombre de Gainsbourg plane toujours sur la chanson française ». *La Presse*, 17.01.2020, https://www.lapresse.ca/arts/musique/201001/17/01-939997-lombre-de-gainsbourg-plane-toujours-sur-la-chanson-francaise.php/, consulté le 3.10.2021.

Titres de Serge Gainsbourg

Amour puissance six. 45 tours, Polydor, 1988.

« Aux enfants de la chance ». *You're under arrest*, Philips, 1987.

« Baby boum ». *Amour année zéro*, CBS, 1981.

« Bâille bâille Samantha ». *You're under arrest*, Philips, 1987.

« Ballade de Melody Nelson ». *Histoire de Melody Nelson*, Philips, 1971.

Beau oui comme Bowie. 45 tours, Philips, 1983.

Bubble gum. 45 tours, Philips, 1965.

« Charlotte for ever ». *Charlotte for ever*, Philips, 1986.

Comic strip. 45 tours, Philips, 1967.

« Elaeudanla Téitéia ». *Gainsbourg confidentiel*, Philips, 1963.
Elle est si. 45 tours, Vogue, 1972.
« En Melody ». *Histoire de Melody Nelson*, Philips, 1971.
« Ex-fan des sixties ». *Ex-fan des sixties*, Philips, 1978.
« Five easy pisseuses ». *You're under arrest*, Philips, 1987.
« Flash-back ». *Comme une prière*, Vogue, 1972.
« Glass securit ». *You're under arrest*, Philips, 1987.
Harley Davidson. 45 tours, Disc' AZ, 1967.
« Harley David son of a bitch ». *Love on the beat*, Philips, 1984.
« Help camionneur ». *Di doo dah*, Fontana, 1973.
« King Kong ». *Casino de Paris*, CBS, 1972.
« Le couteau dans le play ». *Lost Song*, Philips, 1987.
Les omnibus. 45 tours, Philips, 1965.
« Le talkie walkie ». *Gainsbourg confidentiel*, Philips, 1963.
« Lost song ». *Lost song*, Philips, 1987.
« Made in China ». *Made in China*, Philips, 1989.
My lady héroïne. 45 tours, Philips, 1977.
« Negative blues ». *Gainsbourg confidentiel*, Philips, 1963.
« New York USA ». *Gainsbourg Percussions*, Philips, 1964.
No man's land. 45 tours, Polydor, 1965.
« Relax baby be cool ». *Aux armes et cætera*, Philips, 1979.
« Rock around the bunker ». *Rock around the bunker*, Philips, 1975.
« Scenic railway ». *Gainsbourg confidentiel*, Philips, 1963.
Sea, sex and sun. 45 tours, Philips, 1978.
« Sorry angel ». *Love on the beat*, Philips, 1984.
« SS in Uruguay ». *Rock around the bunker*, Philips, 1975.
« Suck baby suck ». *You're under arrest*, Philips, 1987.
Torrey Canyon. 45 tours, Philips, 1967.
« Tennisman ». *Rock 'n rose*, CBS, 1977.
« Unsexe me here unsexe me now » (1983). D'après *L'intégrale et cætera*, p. 809.
« What tu dis qu'est-ce que tu say ? ». *Souviens-toi de m'oublier*, Philips, 1981.
« Yellow star ». *Rock around the bunker*, Philips, 1975.
« You're under arrest ». *You're under arrest*, Philips, 1987.
« You you you but not you ». *Le Zénith de Gainsbourg*, Philips, 1988.

Autres chansons

Basil, Toni. *Hey Mickey.* 45 tours, Chrysalis, 1982.

Haley, Bill. *Rock Around the Clock.* 45 tours, Decca, 1955.

Renaud, Séchan. « It is not because you are ». *Marche à l'ombre*, Polydor, 1980.

Philippe Desse

Penser autrement l'enseignement français des langues étrangères, changer son regard sur la langue de l'autre dans un contexte globalisé : l'apport de la musicologie

Introduction

On prête à Charles Quint la boutade suivante : « Je parle espagnol à Dieu, italien aux femmes, français aux hommes, et allemand à mon cheval » (*Dicocitations*). Cette définition plutôt grinçante du plurilinguisme assigne à chaque langue un statut et un rôle particulier. Or la globalisation, au contraire, tend à uniformiser cultures et sociétés. Dans un tel contexte, la diversité des langues a-t-elle encore sa place ? Celles-ci remplissent-elles toujours une fonction selon leur propre spécificité (économique, commerciale, touristique, culturelle, religieuse), quitte à se voir classées au sein d'une hiérarchie quelque peu réductrice ? Ou bien est-ce la fin des langues au profit de l'impérialisme linguistique anglo-américain ? En ce cas, de quelles armes disposent les nations pour lutter là-contre ? Le veulent-elles vraiment ?

Ce questionnement prend toute son acuité à l'école, premier lieu de ces enjeux linguistiques. Il lui incombe en effet la tâche de former de futurs utilisateurs et locuteurs de langues étrangères. Une telle mission ne saurait se résumer à la seule pédagogie : l'idéologie, la manipulation de masse par les élites politico-médiatiques ne sont pas toujours absentes des choix éducatifs ministériels.

L'enseignement de l'allemand en pâtit. La IVe et IVe République le rendirent élitiste : les germanistes et les latinistes parqués dans des classes d'excellent niveau, les anglicistes dans des classes au profil scolaire plus aléatoire. Quelle donnée scientifique avalise cette pseudo-complexité de la langue de Goethe par rapport à l'anglais ? Pourquoi avoir ainsi limité le nombre de germanistes chez plusieurs générations ?

L'anglais pour sa part avait beau jeu de triompher : la victoire de 1945 le rendait d'emblée sympathique. Il disposait en outre d'un support médiatique d'ampleur internationale : disque, radio, télé, etc. La musique a diffusé et fait aimer l'anglais. Si la manipulation médiatique des masses s'était produite au profit d'une variété allemande internationale, quel visage aurait le monde aujourd'hui ? Le « tube » planétaire *Lili Marleen* n'aura pas suffi pour changer la donne ! Tous ces arbitrages éducatifs ont un certain poids sur l'équilibre géopolitique européen : on peut ainsi orienter les masses vers un positionnement pro-américain, ou rééquilibrer l'offre linguistique scolaire de manière plus « continentale » en privilégiant la culture germanique, russe etc. On peut supposer que les suffrages des électeurs ne se reportent pas sur les mêmes candidats selon l'option choisie. L'impact sur la destinée de la France voire de l'Europe est réel (alliances, implications éventuelles dans les conflits, échanges commerciaux etc.).

Depuis des décennies, l'impérialisme linguistique actuel prospère sur cette fausse idée de langue « facile » et utilitaire. À l'opposé, l'allemand, réputé complexe, fut longtemps relégué au rôle bien superficiel de marqueur socioculturel (Malherbe 171). Ne convient-il pas de prendre en compte les données scientifiques plutôt que des clichés éculés ? Y-a-t-il vraiment des langues faciles ? Selon quels critères : syntaxe, prononciation, lexique ? L'apparente facilité de l'anglais n'est-elle point un leurre ? Son lexique, truffé de mots d'apparence française, contient un certain nombre de faux-amis-s à susceptible d'abuser l'élève francophone. La syntaxe ? Depuis la conquête normande en 1066, elle mélange une logique romane et germanique, d'où une cohérence plus ardue à comprendre (168). À l'inverse, l'allemand reste très unifié dans sa structure, qui a maintenu un certain nombre de traits du germanique ancien, comme par exemple les déclinaisons. En matière de phonologie, la difficulté reste la même pour toutes les langues : il s'agit en effet de se plier à une nouvelle musicalité, faite de hauteurs, de durées et d'accents différents. Le Docteur Tomatis, oto-rhino-laryngologiste, a mis en évidence que c'est justement un problème d'oreille musicale qui explique pourquoi les langues s'altèrent et finissent par se séparer (Clément-Faivre). Ce même mécanisme provoque les difficultés d'intonation chez les étudiants. Est-ce là un mal incurable ? Le chant offre des perspectives pédagogiques prometteuses en ce domaine, car il est à même de fixer les composantes musicales propres à chaque idiome à la manière d'une loupe grossissante. Cela veut dire qu'il exagère le contraste entre voyelles longues et voyelles brèves à cause d'un débit plus lent que celui de la langue parlée.

Cette action sur la prononciation mérite toute notre attention : ne concourt-elle pas à une « globalisation heureuse » puisqu'elle diminue le sentiment de se sentir différent quand on parle une langue étrangère ? Notre premier propos s'attachera donc surtout à comprendre les origines musicales des difficultés d'apprentissage des langues, puis à y remédier. Une fois la difficulté technique dépassée, l'entrave culturelle à l'apprentissage de certaines langues (préjugés notamment) pourra tomber.

D'autre part, une globalisation harmonieuse devrait s'attacher à rapprocher les langues plutôt qu'à les opposer ou à en nier certaines. Dans cette optique, l'approche musicologique permet de découvrir des constantes universelles dans la constitution du langage : la formation d'une partie du lexique reproduirait ainsi par mimétisme l'environnement sonore de l'Homme, ce que l'on appelle en musicologie « figuralisme musical » (Enckel, Rézem 78). Ce phénomène linguistique universel sera l'objet du questionnement de la deuxième partie de notre étude : quelle application concrète peut-on en faire dans l'apprentissage du lexique, en complément de l'approche étymologique ; est-il pertinent d'étendre ce mode de construction lexicale particulier à tout le lexique ? Là encore, l'objectif sera de déterminer s'il est possible de faciliter l'étude du plus grand nombre de langues, et de « sauver » ainsi un modèle de plurilinguisme scolaire le plus élargi possible.

Notre étude s'appuiera sur les principales langues vivantes usuelles enseignées en France, comme l'anglais, l'allemand, l'espagnol, ainsi que le latin et le grec.

1. Bien entendre et bien prononcer, ou mal entendre et accélérer la division des langues ?

1.1 Perturbation de l'oreille et apprentissage des langues

« Kikeriki, cocorico, cookadooledoo » : autant d'onomatopées pour un même volatile ! L'allemand, le français et l'anglais semblent entendre différemment un son pourtant identique lors de son émission. La différentiation entre les langues tiendrait donc avant tout à l'audition ? Les données récentes de la science viennent étayer cette thèse. L'embryon, incapable de parler, commence son apprentissage linguistique par l'ouïe. Or, c'est au stade prénatal que cette appropriation linguistique s'effectue de manière fulgurante, car l'oreille absolue dont dispose le fœtus démultiplie ses capacités d'apprentissage (Leau 45, 140, 141). La perte postnatale de cette oreille absolue a pour conséquence de limiter les possibilités linguistiques du nourrisson. En clair, l'enfant *in utero* maîtrise potentiellement toute langue. Dès la naissance, il perd ce don au profit exclusif d'une seule langue.

Penser le plurilinguisme en termes de perturbation de l'oreille musicale contribue à relativiser la séparation et l'éloignement apparents des langues entre elles : il suffit de régler cette oreille « déficiente ». Le rôle de cet organe a particulièrement guidé les recherches du Docteur Tomatis (Clément-Faivre). Ce spécialiste a pu ainsi associer à chaque langue une bande passante correspondante, c'est-à-dire une hauteur de note minimale et maximale entre lesquelles s'exprime un locuteur. Les hauteurs varient fortement d'une langue à l'autre. Ces divergences constituent autant d'obstacles à l'apprentissage selon le chercheur. Ainsi, la bande passante du français, située entre 100 et 300 hertz, puis entre 1000 et 1800, n'a rien en commun avec celle de l'anglais, comprise entre 2000 et 12000 hertz. Entendre des sons émis à des hauteurs inconnues pour les restituer ensuite constitue la première difficulté rencontrée par le néophyte (Clément-Faivre).

Or cet aspect musical semble totalement négligé dans le système pédagogique classique, notamment pour l'enseignement de l'anglais. Pourtant, combien cette langue réputée plus facile que l'allemand pose de difficultés d'intonation musicale à un francophone !

Notre chercheur va plus loin : l'air impacterait la réception du son ainsi que son émission. Selon le milieu géographique, l'impédance de l'air, autrement dit, sa résistance, changerait significativement. Ces variations influenceraient justement les conditions d'émission de chaque langue, la rendant plus audible dans telle fourchette de hauteurs plutôt que dans une autre. Par exemple, un milieu géographique montagneux contraindra les locuteurs à parler sur un autre ton qu'en plaine, si l'on veut que le son porte le plus loin possible. La performance de l'échange linguistique dépendrait de la hauteur mélodique. La division d'une langue en plusieurs rameaux en fonction des paysages constitue donc un signe d'adaptation aux conditions naturelles ambiantes. Au sein d'un même pays, les patois ne forment-ils pas la première étape de l'éclatement d'une langue ?

1.2 Le rôle des élites (institutions, médias, politiques) dans la déformation de l'oreille et de la langue

Enrayer ce processus est le fait de civilisations dont l'écrit reste suffisamment démocratisé et maîtrisé pour figer la langue à un temps donné. Ce dernier point revêtira toute son importance dans les variations de la langue, qu'elle soit d'ordre diastratique ou diaphasique. Dans le cas du français, le type de langue porté par le rap plastronne maintenant comme forme d'expression littéraire éminemment culturelle. Voilà qui ne manque pas de soulever un certain nombre de questions, notamment pédagogiques : quel français enseigner aux étrangers ?

La philologie moderne a également mis en évidence un autre facteur que l'écrit pour freiner la séparation des langues, à savoir les échanges. Jacques François nous explique ainsi que dans le cas de l'allemand et de l'anglais, la dissociation définitive arriva seulement vers 716, alors que cela faisait déjà trois siècles que la séparation géographique s'était produite. L'émigration anglo-saxonne hors de la mère-patrie aurait dû accélérer la division, mais il y a eu probablement un trafic et une intercompréhension jusqu'aux environs de l'an 600 (François 28).

À l'image des parlers germaniques, le français se divisera-t-il ? La place de l'écrit et les échanges au sein de la société française suffiront-ils à ralentir cet éventuel processus ? De fait, la langue de l'Hexagone commence déjà à modifier sa musicalité en certains lieux. L'accent dit « de banlieue » présente ainsi des voyelles de moins en moins ouvertes (Boula 61). La tendance se dessine depuis l'émergence du rap en France, il y a quelques décennies. Cet « art » constitue un bon instrument de mesure des évolutions possibles de la langue. Ainsi, le mot « faille » se voyait déjà prononcé « foye » en 1998 par le chanteur du groupe Manau dans son succès emblématique *La tribu de Dana*. Le *slameur* dyonisien Grand Corps Malade n'est pas en reste, puisqu'une quinzaine d'années plus tard, son album *Funambule* confirme la diction sourde du « a » et du « o ».

Si cette propension à la fermeture des voyelles devait se généraliser, on assisterait à un cheminement de la langue française à rebours de son histoire : c'est en effet au XVIe siècle que les voyelles se sont au contraire ouvertes, le son « oi » devenant « ai » sous l'impulsion d'une élite courtisane, les fameux « Mignons » du roi Henri III (Lagarde 246). Curieux retournement de l'histoire !

Le rap nous permet de jauger à quel point l'accent tonique s'est déplacé de la dernière syllabe à la première. *La tribu de Dana* n'y fait pas exception : l'accent porte sur le « Da » et non sur le « na » comme il sied en français standard. D'aucuns imputent ce glissement phonétique et musical à l'influence d'une langue allophone sur le territoire français, en l'occurrence, l'arabe (Boula 61). Certes, les fortes communautés d'origine maghrébine vivant en vase clos dans les banlieues depuis la décolonisation n'ont guère eu de modèles susceptibles de rééduquer leur perception des sons du français standard, sinon à l'école et à la télévision. Autant de contre-pouvoirs linguistiques qui semblent avoir échoué dans cette mission. En tant qu'enseignant en milieu social aisé, je constate combien cet accent de banlieue fait tache d'huile, et gagne même la jeunesse favorisée.

Un tel constat remet donc en question l'imperméabilité supposée entre les banlieues et le reste du territoire dans la mesure où le rap gagne toutes les strates de la société. Il perd sa réputation sulfureuse, à tel point que l'année 2021 a vu fleurir ce panneau publicitaire sur les bus franciliens : « le rap est-il la nouvelle variété ? ». Cette entreprise de valorisation du rap avait déjà commencé sous le Ministre de la Culture Jack Lang dans les années 90 (Hammaoui 120).

Le rap peine toutefois à s'imposer comme genre écrit au même titre que la poésie, peut-être justement parce qu'il dépend trop d'un type d'interprétation vocale contraignant. Il lui manque une reconnaissance littéraire universelle. Dans ces conditions, la bienveillance des élites et des médias envers ce genre musical et son modèle linguistique pèsera-t-elle dans la balance pour imposer le français des banlieues comme langue dominante, ou tout du moins contaminer fortement le français standard ? Qui donnera le ton : la majorité ou la minorité ? Pour l'instant, nul ne saurait déterminer si les jeunes des banlieues, dépassant la dimension linguistique locale, s'engageront dans une relation plus « nationale » à la langue. Un tel scénario n'est pas inenvisageable : les cosmogonies antiques ayant trait au langage (épisode de la *Tour de Babel* notamment) se font l'écho de la peur diffuse de l'Homme de se retrouver isolé linguistiquement, et exposent les moyens mis en œuvre pour s'en défaire : « allons, au travail, pour bâtir une ville avec une tour dont le sommet touche le ciel. Faisons-nous un nom afin de ne pas être dispersés » (*TOB* 60). La tour, symbole urbain par excellence, incarne le désir de se regrouper pour échapper à cette dispersion si redoutée. Toutefois, se rassembler n'a aucun sens si tous ne partagent pas le même langage, ce que nous retrouvons plus haut dans l'expression « un nom ».

Sur le territoire de l'Hexagone, l'hypothèse d'une séparation signifierait la présence de plusieurs « mondes » plus ou moins francophones coexistant sur un petit espace, avec des degrés d'échange variables, donc des degrés d'intercompréhension également divers. Evolution probable ? Trancher semble difficile, néanmoins l'on entrevoit les liens entre l'évolution de la langue et l'orientation que prendra la société selon l'un ou l'autre des modèles évoqués : société multiculturelle, société uniformisée avec prédominance de la culture française traditionnelle, ou bien société passée majoritairement à une culture allogène, mais gardant le français comme *lingua franca* approximative ?

Cette interrogation rejoint l'actualité récente : le gouvernement a an effet entrepris de légiférer sur le séparatisme. Or, l'aspect linguistique de cette question ne fut guère débattu, jusqu'à ce qu'à ce que le Ministre de l'Intérieur, Gérald Darmanin, préconise paradoxalement de renforcer l'enseignement de la langue arabe afin de lutter contre le séparatisme (*Le Figaro*). N'est-ce pas là renforcer les sonorités qui génèrent cette langue française parallèle ? Si l'oreille défectueuse n'est pas rééduquée, la restitution du français s'en ressentira, ainsi que le sentiment d'appartenance à la communauté linguistique nationale.

2. Une rééducation phonatoire par le chant ?

2.1 Du chant sur-mesure pour chaque langue

À la lumière des réflexions précédentes, convenons qu'il vaut mieux éviter le recours au rap dans l'enseignement du Français langue étrangère. En adoptant une prononciation connotée « banlieue », l'étudiant étranger ne s'exposerait-il pas à subir quelque préjudice dans la sphère académique ?

À la décharge du rap, toute autre forme de chant paraît également contre-indiquée dans le cadre du FLE, en raison du caractère atone de la langue française, qui possède juste un léger accent sur la dernière syllabe (Malherbe 41). Les voyelles possèdent la même durée sauf effet spécial voulu (théâtralisation, etc.). Or les compositeurs ne respectent pas toujours cette neutralité de la langue parlée : ils faussent les durées, les accents sans pour autant choquer l'oreille française. Le/ la *native speaker* sait revenir à une langue parlée normale après avoir chanté. Mais l'étudiant étranger ?

L'élève francophone apprenant l'allemand ou l'espagnol profitera en revanche du chant, puisque celui-ci épouse les contours de ces langues. À la manière d'une loupe grossissante, il fixe de manière exagérée la durée des voyelles, car une phrase chantée défile plus lentement. Voilà qui permet de mieux s'approprier le contraste entre voyelle longue et voyelle brève, très marqué en ces langues (Schanen, Confais 57–58). La mémorisation se fait inconsciemment grâce au plaisir vocal. Pour la plus grande satisfaction de l'étudiant, son accent d'origine disparaît, ou tout du moins s'atténue. Dans le cadre d'une étude faite pour un colloque organisé par le DAAD qui s'est tenu le 4 décembre 2003 à Windsor, j'ai ainsi enregistré quelques élèves sans la moindre notion d'allemand. Ils devaient chanter, puis dire la même phrase en allemand. Le contraste était saisissant entre la version parlée et la phrase chantée dans laquelle l'accent d'origine n'était quasiment plus perceptible. Une telle méthode gagnerait à être systématisée.

Restituer correctement les voyelles brèves et longues, est-ce seulement une affaire d'esthétique ? Après tout, certains Allemands pourraient trouver la prononciation française fort délicieuse, et donc en tolérer les défauts. Il en va pourtant de la compréhension et de la communication : confondre « bieten » [offrir] et « bitten » [demander] n'est pas sans incidence, car la signification du mot change selon la durée de la voyelle.

La prononciation impacte également la grammaire. Ainsi les particules inséparables *ge-*, *miss-*, *zer-* etc., non accentuées et non allongées, subissent le même traitement dans leur mise en musique : plutôt brèves, elles se placeront en levée

[Auftakt]. Cette configuration musicale marquera l'élève qui l'aura chantée à plusieurs reprises. S'installera alors le réflexe d'accentuer non pas la particule inséparable, mais la syllabe suivante. L'automatisme acquis préviendra toute erreur de construction.

Le chant inhibe-t-il l'élève ? C'est fort possible en cas de chant soliste, mais douteux en situation de pratique collective. Au pire, existent des solutions intermédiaires entre langage parlé et art vocal, en l'occurrence le *Sprechgesang* [chant parlé], immortalisé par le compositeur Schönberg dans son *Pierrot lunaire*. La tournure ludique de cette activité vocale désamorce toute tension : aspirer la syllabe en guise de respiration amuse généralement les élèves du fait des sonorités fantomatiques. L'absence de hauteurs de notes précises permet même aux sujets chantant faux de participer. N'ayant aucune justesse musicale à contrôler, nos germanistes en herbe pourront dépasser la simple restitution de phrases en improvisant des phrases dans un discours construit. Le *Sprechgesang* permet des tempos parfois bien alanguis, ce qui laisse ainsi le temps de la réflexion pour échafauder sa prose.

Il y a bien un bémol à cette pédagogie prometteuse : certaines langues entrent en conflit avec un phrasé chanté en *legato*. Songeons à l'allemand qui ne lie pas les voyelles entre elles, contrairement au français : des microcoupures émaillent l'énoncé du locuteur allemand (Varga 84). De légères attaques glottiques sur les voyelles rendent cette perception encore plus sensible. Le chant, à l'inverse, aurait plutôt tendance à lier chaque note. Si un Allemand passe sans problème de la langue chantée à la langue parlée, en va-t-il de même pour un Français ? Il aura pris l'habitude de chanter « lié » en allemand, ce qui risque de le conforter dans une diction où tous les sons s'agglutinent en une bouillie sonore. Un corpus vocal adapté devrait donc privilégier un phrasé plutôt *staccato*.

2.2 Langues mortes et oralité

Si les langues vivantes bénéficient amplement de cet outil, qu'en est-il des langues « mortes », latin, grec, essentiellement cantonnées à l'écrit ? Du reste, pourquoi cet absolu de l'écrit ? La raison tient sans doute au fait que bien des familles choisissent ces langues pour des motifs liés à l'étymologie : en maîtrisant ce corpus linguistique, l'enfant commettra moins de fautes d'orthographe en dictée. À côté de cette raison fort utilitaire, le désir d'ancrer l'enfant dans l'héritage gréco-latin qui a construit l'Europe fait sans doute plus pâle figure. Aussi on ne s'étonnera guère du peu d'attractivité mise en œuvre pour enseigner le latin et le grec : point de support sonore interactif, de jingles, de saynètes, comme dans les méthodes de langues vivantes. Seul compte l'écrit.

Les accents ne figurent même plus dans les éditions récentes des manuels de latin (Brindejonc, Hébert).

Ainsi se « momifie » définitivement l'apprentissage de cette langue. Or, si l'on ignore la place des accents en latin, il faudra mémoriser les langues romanes sans voir la logique de leur formation, donc apprendre des mots au cas par cas. Quel pensum ! A l'inverse, en sachant accentuer correctement le terme « bonitatem » [bonté], l'élève saura transformer automatiquement le latin en langue romane : il n'aura qu'à appliquer la règle selon laquelle la syllabe appuyée « ta » se maintient, la syllabe atone et la consonne médiane subissant pour leur part un affaiblissement ou une disparition en français, d'où la transformation finale en « bonté » (Braunschvig 3).

L'exploitation pédagogique du chant en latin se justifie donc pleinement pour rendre vivante cette langue. Or le chant sacré, principal vecteur de diffusion du latin (chant grégorien, cantates etc.), présente des mélodies ardues et de très longues vocalises susceptibles d'entraver la mémorisation. Quel compositeur mettra enfin en musique simple des textes latins ou grecs à destination de nos jeunes élèves ?

Le cas de la langue hellénique, enseignée optionnellement dans les établissements secondaires français, diffère quelque peu du latin. Langue de pensée, elle se signale surtout par ses applications orthographiques et à la compréhension des mots savants, mais sur un corpus de mots moins étendu que celui du latin. Soigner l'oral importera donc encore moins. Peu importe, du reste, car les pièces vocales antiques poseraient quelques difficultés aux élèves : elles obéissent en effet à un système mélodique dit « modal » qui sonne de façon bien étrange à nos oreilles peu accoutumées.

À défaut, l'on pourrait proposer de la variété grecque moderne telle la chanson du film *Les enfants du Pirée*, car cette langue a peu évolué depuis l'Antiquité (Mirambel 5). Toutefois c'est justement quand deux langues se ressemblent trop que la mémorisation devient difficile : les pseudo-similitudes favorisent alors la confusion. Comme dans le cas du latin, le besoin de pièces vocales simples en grec ancien se fait sentir.

3. Aux sources musicales du lexique : le figuralisme (ou mimétisme sonore)

3.1 Quelques repères anthropologiques et épistémologiques

La théorie du figuralisme musical comme matrice pédagogique du langage a fait beaucoup couler d'encre au cours des siècles. La philosophie grecque s'y intéresse déjà, ce que P. Enckel et P. Rézem résument ainsi : « [...] les mots imitent-ils les choses par nature (physei) ou sont-ils le fruit d'une convention culturelle (thesei) » (78) ?

Les tenants de cette vision postulent que l'Homme ne saurait avoir élaboré le langage ex nihilo, mais selon un modèle sonore ambiant préexistant. Reste à déterminer la marge de liberté de l'Homme dans l'élaboration du langage par rapport à ce modèle : servile reproduction, stylisation ?

Chaque culture a sa réponse : les Bambaras d'Afrique rattachent le don de la parole à l'oiseau (Hausberger 236), à l'instar de la tradition coranique (sourate XXVII), où le langage aviaire est transmis à des hommes éclairés : « Salomon hérita de David et il dit : "O vous les Hommes ! On nous a appris le langage des oiseaux" » (*Le Coran*). Pour sa part, le livre de la Genèse assigne à l'Homme un rôle d'invention du langage sans injonction extérieure : de lui-même, Adam nomme les êtres vivants que le Créateur lui amène (*TOB* 47).

Dans le cadre de ce questionnement anthropologique, l'intercompréhension Homme/ Animal est-elle un conte de Noël bien gentillet, ou bien peut-elle prendre corps scientifiquement ? Quelle place pour la recherche face à ces récits fabuleux où la nuit de la Nativité restaure un Paradis perdu : la conversation des bêtes, pleine de sensibilité, y devient alors intelligible aux humains (Bichet 296). La science moderne commence maintenant à entrer en résonance avec ce vieux rêve de communication linguistique en développant le concept d'un « musilangage » primitif commun à l'Homme et à l'espèce animale (Boë 3).

3.2 L'approche mimétique en complément de l'approche étymologique : optimiser la mémorisation lexicale

Pour sa part, le neurobiologiste Mark Changizi va un peu moins loin, car il ne voit dans le lexique humain qu'une simple imitation de l'environnement sonore, animal ou non : sons de collisions (occlusives b/p/d/t/g, brèves comme un choc), sons de frottements (fricatives s/sh/th/f/v/z, plus longues, comme un glissement), sons sonnants (voyelles et consonnes l/r/y/w/m/n). L'ordre de ces événements sonores dans un mot revêt une certaine importance. Si un objet roule avant de tomber, les fricatives précèderont donc en ce cas les occlusives (Changizi 30–31). Rapprochons ainsi certaines formes germaniques, comme *werpen* en néerlandais [lancer], du latin « verbero » [frapper] : le frottement qu'exerce l'objet sur l'air, matérialisé par la fricative initiale, précède l'impact symbolisé par le son « p » ou « b ». Même schéma entre le latin « stringo » [resserrer] et l'allemand « streng » [dur, strict], ainsi qu'entre l'allemand « saugen » [sucer, têter] et le latin « sugo », de même signification. De l'aspiration au claquement de langue, c'est la même précision musicale de la langue ! On notera que chaque exemple retenu ici, non exhaustif, se situe à la croisée de deux approches : l'une, étymologique, qui rapproche des racines communes, l'autre, sonore.

Ce processus de construction lexicale étendu à des concepts plus abstraits fait du lexique une gigantesque *human beat box*. Cet anglicisme désigne une percussion vocale articulée sur différentes sortes de consonnes, en vogue chez les rappeurs. Appliquée à l'enseignement, cette donnée linguistique s'avère précieuse dans la mémorisation d'un lexique universel courant : il suffit d'apprendre celui-ci sous forme d'enchaînements de consonnes communs à plusieurs langues. Etudier plusieurs idiomes sans surcharger la mémoire devient alors possible.

Osons aller plus loin. En définitive l'ordre des consonnes importe peu : entre « hypnotiser » et « hynoptiser » (confusion de langage habituelle des enfants), ou bien entre le français « moustique » et l'espagnol « mosquito », existe juste une inversion de consonnes qui n'entrave guère la compréhension. La divergence apparente entre deux racines cache potentiellement une permutation de consonnes communes. Ce rapprochement intuitif des langues sous la forme d'une combinaison de consonnes permutables remonte aux siècles passés, mais n'avait pas fait l'objet d'une mise en œuvre pédagogique. Ainsi en 1606, Étienne Guichard, dans son *Harmonie étymologique*, interprétait la forme latine « senex » (prononcé S-N-CS) comme une permutation de l'hébreu « zacen » (Z-C-N), signifiant « vieux » tous les deux (247).

Le reste de l'ouvrage est à l'avenant. Nous mesurons donc combien notre capacité d'apprentissage lexical est sous-exploitée. Sciemment ? Par ignorance de toutes les avancées scientifiques ? En tout cas, plus rien ne permet de justifier l'apprentissage d'une seule langue étrangère, en l'occurrence l'anglais.

Face à la théorie figuraliste, s'élèvent certes quelques réticences. Bernard Vittori, Directeur de recherche au CNRS, objecte : « si le son OUAH-OUAH s'était imposé initialement dans une langue mère pour désigner le chien par exemple, pourquoi ce son se serait-il perdu pour céder la place à des conventions totalement arbitraires (le mot "chien" en français, en anglais "dog", "Quan" en chinois etc.) » (Mérat 102). Cette réfutation de la « langue ouah-ouah » ne prend pas en compte l'évolution ou la proximité des espèces : il ne suffit pas de se pencher strictement sur le mot « chien » actuel, mais il convient d'étudier les désignations d'animaux voisins tels le loup et le renard. Le hurlement de ces canidés résonne dans la voyelle accentuée « o » ou bien « ou » que contient le « wolf » germanique [loup], le *vulpes* [renard] latin, ainsi que son équivalent grec « alopex », ce dernier se voyant nanti d'un accent montant, à l'instar du cri de ces animaux, toujours en mélodie ascendante. L'analyse de ce lexique animal en termes musicaux diverge toutefois de l'approche étymologique classique, qui voit dans le terme « Wolf » « celui qui déchire » (*Duden* 1451). Au-delà de l'apparente contradiction entre ces deux angles didactiques, s'esquisse une complémentarité fort utile dans l'enseignement linguistique.

Conclusion

Au terme de notre étude, nous avons constaté combien l'apport des données scientifiques d'autres disciplines que la linguistique s'inscrit dans un cercle vertueux. On comprend mieux l'origine des difficultés rencontrées par les élèves, notamment dans la restitution d'une bonne prononciation. Ensuite, le chant fonctionne comme correcteur, et peut donner le goût des langues, de TOUTES les langues, sans exclusive. Un véritable plurilinguisme scolaire équilibré ne règnera-t-il pas lorsque parents et élèves sauront choisir une langue par affinité, et non par utilitarisme ?

La cause du plurilinguisme progressera si on emploie les mêmes armes musicales que celles du monde anglo-américain. Ce dernier monopolise le domaine du show-biz et de la création vocale, et, de ce fait, recueille les suffrages et l'estime de la jeunesse dans le classement des langues favorites. L'aspect utilitaire de l'anglais et son intérêt géostratégique ne s'émousseron-t-ils pas progressivement avec le *Brexit* et l'émergence d'autres puissances rivales des Etats-Unis ? Espérons que les dernières avancées scientifiques évoquées précédemment deviendront de plus en plus médiatisées afin de convaincre les acteurs de la politique éducative en matière linguistique.

Cette interdisciplinarité dont se réclame notre étude peut même devenir une science intégrale en englobant d'autres domaines que la prononciation et le lexique : n'a-t-on pas constaté précédemment la porosité entre prononciation et grammaire à propos des particules inséparables en allemand ? Le lexique n'empiète-il pas également sur la syntaxe ? Il demande en effet à être utilisé dans un système de relations : quelle fonction grammaticale occupe le mot dans la phrase (sujet, objet etc.) ? Le lexique génère donc un besoin de grammaire.

C'est, semble-t-il, une constante anthropologique déjà présente dans les anciennes cosmogonies. Le rédacteur de la *Genèse* met ainsi en scène une phase lexicale initiale où Adam nomme chaque être vivant. L'invention du lexique animal lui fait prendre conscience de son manque et d'un besoin relationnel extrême. Avec l'arrivée de la Femme, le voici qui émet sa première tournure grammaticale, proche du superlatif sémitique archaïque : « Chair de ma chair », « Os de mes os » pour désigner sa compagne (*TOB* 47). Cette exclamation admirative à l'égard de la Femme, qui fait d'elle le superlatif de l'Homme, manifeste alors le sentiment de complétude du protagoniste. Notons que cette manière de marquer l'intensité en dupliquant le mot possède son équivalent dans la mélodie juive antique quand il s'agit de la rendre emphatique (psaumes solennels etc.) : on répète le même motif en l'amplifiant (Haïk-Vantoura). Cet exemple illustre à quel point le lexique et la syntaxe sont solidaires, de même que la musicologie et la linguistique.

Quelles perspectives d'études naîtraient de l'émergence d'une nouvelle science, synthèse de ces deux domaines ? Outre une meilleure compréhension du passé des langues, ladite recherche serait en mesure de nous dessiner certaines évolutions futures. Professeurs, chercheurs, acteurs de la vie politique, décideurs, tous gagneraient à acquérir une vision à long terme des enjeux de l'enseignement linguistique, car l'évolution des langues, notamment dans leur musicalité, impacte les sociétés.

À travers l'exemple suivant, voici quelques pistes de recherches ultérieures prometteuses : à des moments-clefs de leur histoire, certaines langues « s'emballent », exagérant leur musicalité, ce qui accélère leur évolution. Dans le cas du latin tardif, ce phénomène aurait hâté sa transformation en diverses langues romanes. En effet, l'Empire romain, qui drainait sur son sol de nombreux peuples étrangers conquis, a dû faire face au défi linguistique de l'intercompréhension : les Romains auraient ainsi particulièrement souligné les accents et amplifié la phonétique générale afin que les étrangers les comprennent mieux (Chairopoulos 61). En termes musicaux, cela signifie plus de volume sonore, des durées plus marquées, bref, une hypermusicalité de la langue à des fins « pédagogiques ».

Ici, notre toute nouvelle « musicologie linguistique » pourrait corréler cette musicalité excessive avec la perte des déclinaisons. En effet, en accentuant démesurément une syllabe, la suivante se trouve affaiblie, et par contraste très peu audible. Elle aura donc tendance à disparaître. Or, si cette syllabe qui disparaît porte la fonction du mot au sein de la phrase sous forme d'une déclinaison, la perte de sens est totale. Une solution existe : remplacer les désinences finales, faiblement accentuées, donc périssables, par des mots courts, stables, à savoir des prépositions, porteuses de la même signification grammaticale.

La question reste ouverte : le latin aurait-il évolué si vite si Rome n'avait pas grandi en un empire démesuré ? Extrapolons cette hypothèse à tous les empires linguistiques cosmopolites, à commencer par celui de l'anglais. De fait, en examinant les bandes passantes, on constate que l'anglais a rendu son système phonétique beaucoup plus aigu que l'allemand, sa langue-sœur. La fréquence de l'anglais va de 2000 Hz à 120000, contre une fourchette comprise entre 125 et environ 3000 Hz pour la langue de Goethe. Cette possibilité de plus grands contrastes mélodiques ne s'expliquerait-elle pas par la nécessité d'exagérer la diction afin de la rendre compréhensible aux envahisseurs normands francophones ? Or, à l'instar du latin, l'anglais a perdu ses déclinaisons et la plupart de ses désinences verbales au Moyen Âge (Crépin 64, 65, 73). Et l'évolution phonétique se poursuit : l'anglais nord-américain est, à l'inverse, devenu plus grave, entre 500 et 3000 Hz, ce qui n'est pas sans soulever des questions de société. En effet, une telle variation n'aurait-elle pas des répercussions possibles sur le modèle vocal féminin distillé par les médias (chansons de variété, films) ? S'y identifier, et adopter une voix plus grave, ne conduit-il pas modifier la représentation de la féminité, l'image de la femme, donc, à terme, à transformer la structure de nos sociétés ? On entrevoit donc l'immense portée politique, culturelle et sociale de ces phénomènes musico-linguistiques.

Bibliographie

Bichet, Robert. *Racontottes de Franche-Comté*. Cêtre, 2008.

Boula de Mareuil, Philippe. « La diversité des accents en France ». *Dossier pour la science* n° 82, 2014, p. 58–63.

Braunschvig, Marcel. *Notre littérature étudiée dans les textes I*. Armand Colin, 1923.

Brindejonc, Marie-Christine ; Hébert, Valérie ; *Latin 5e*. Hatier, 2010.

Chairopulos, Patricia. « Les langues se délient ». *Les cahiers de Science et Vie*. N° 118, 2010, p. 58–63.

Changizi, Mark. *Harnessed: How Language and Music Mimicked Nature and Transformed Ape to Man*. Ben Bella books, 2011.

Crépin, André. *Histoire de la langue anglaise*. PUF, 1982

Deutsches Universalwörterbuch. Dudenverlag, 1983.

Enckel, Pierre ; Erlanger, Philippe. *Dictionnaire des onomatopées*. PUF, 2003.

François, Jacques. *De la généalogie des langues à la génétique du langage*. Peters, 2018.

Guichard, Etienne. *L'harmonie étymologique*. Guillaume Pele, 1606.

Hammoui, Karim. *Une histoire du rap en France*. Découvertes, 2012.

Hausberger, Martine. « L'apprentissage du chant chez les oiseaux ». *Parole et musique*, Stanislas Dehaene ; Christine Petit (dir.), Odile Jacob, 2009, p. 236–238.

Lagarde, André ; Michard, Laurent. *XVIe siècle*. Bordas, 1985.

Le Coran. Denise Masson (trad.). Gallimard, 1980.

Leau, Jean-Marie ; Adriansen, Sophie. *Naître et grandir en musique*. Télémaque, 2016.

Malherbe, Michel. *Les langages de l'Humanité*. Laffont, 1995.

Mérat, Marie-Catherine. « Le langage résonne des sons de la nature ». *Les Cahiers de Science et vie*. N° 118, 2010, p. 98–102.

Mirambel, André. *Grammaire du grec moderne*. PUF, 1969.

TOB. *Traduction œcuménique de la Bible*. Cerf, 1975.

Schanen, François ; Confais, Jean-Paul. *Grammaire de l'allemand. Formes et fonctions*. Nathan, 1986

Varga Renata ; Blanc, Nathalie. *Expérience d'apprentissage d'une langue nouvelle*, 2017.

Sites internet

Boë, Caroline. « Le musilangage : une hypothèse d'origine commune entre la proto-musique et le proto-langage », https://hal.archives-ouvertes.fr/hal 602004782v3, consulté le 23/10/2021.

Dicocitations.com/citations/citation-34318.php, consulté le 21/10/2021

Lefigaro.fr/actualite-France/gerald-darmanin-enseigner-l-arabe-a-l-ecole-c-est-aussi-unmoyen-de-reduire-le-pouvoir-des-religieux-2020-1004, consulté le 27/10/21

Discographie

Livre-audio

Clement-Faivre. *La méthode Tomatis*. Compagnie du Savoir, 2017.

Grand Corps malade. *Funambule*. Anouche Productions, 2013.

Haïk-Vantoura, Suzanne. *La musique de la Bible révélée*. Harmonia mundi, 1976.

Manau. *La tribu de Dana*. Polydor, 1998.

Jeux multi- et plurilingues dans la littérature

Brigitte Friant-Kessler

Mosaïque de lotte, Marmite et mascarpone. Le goût de l'autre dans *Gemma Bovery* de Posy Simmonds et sa traduction

Gemma Bovery, publié en anglais, en 1999, reste à ce jour une production graphique et littéraire d'exception dans l'œuvre de Posy Simmonds (Monthéard). Réputée pour son regard aiguisé, sa critique acerbe de la société anglaise, des cercles littéraires et de l'*intelligentsia* londonienne, Simmonds est aussi une grande connaisseuse de la culture littéraire française, depuis son jeune âge. Elle s'en inspire dans *Gemma Bovery* pour brosser le portrait satirique d'une classe moyenne supérieure, vivant essentiellement à Londres, durant les années 1990. Peu de temps après l'ouverture du tunnel sous la Manche (6 mai 1994), une frange de la société anglaise, attirée par la possibilité de résidences secondaires faciles d'accès, augmente sensiblement[1]. Dans les épisodes feuilletonés du *Guardian*, Simmonds transpose l'état d'esprit de ces Anglais en quête d'un nouveau pastoralisme. La Normandie devient ainsi terre d'élection, et Flaubert inspire à l'artiste, francophile et grande admiratrice de l'écrivain, une toile de fond idéale pour brocarder les défauts observés chez ses compatriotes britanniques (Wargny), tout en rendant hommage à l'auteur d'*Emma Bovary.*

Le trait de Simmonds, qui est aussi illustratrice de livres d'enfants, est empreint de délicatesse mais sans complaisance, autant sur un plan visuel que textuel. La ligne de Simmonds n'est ni mordante ni grotesque, même dans une approche satirique. Le texte, en revanche, est souvent acide. Se décrivant comme héritière de Thomas Rowlandson et Ronald Searle, elle égratigne volontiers, par les mots et le geste, les petits penchants et faiblesses du genre humain des deux côtés de la Manche. L'autodérision n'est pas non plus absente du tableau. Simmonds appartient, à bien des égards, à ce microcosme qu'elle dépeint, comme celui de *Literary Life.*

1 Dans une interview avec Paul Gravett, elle après s'étonne « a whole magazine called France just for Francophiles » [tout un magazine qui s'appelle France, juste à destination de francophiles], notre traduction.

Gemma Bovery en anglais joue sur le contact entre langues et cultures : la langue anglaise et le français, les Anglais et les Français, mais aussi les Anglais entre eux. Les écarts entre des approches culturelles très divergentes se manifestent notamment à travers la nourriture. Selon Barthes la nourriture « n'est pas seulement une collection de produits, justiciables d'études statistiques ou diététiques. C'est aussi, et en même temps, un système de communication, un corps d'images, un protocole d'usages, de situations et de conduites » (Barthes 979). Si l'alimentation constitue un système au sein duquel des unités signifiantes sont à même d'être organisées pour générer une syntaxe alimentaire et culinaire, Simmonds s'en sert pour varier autant les registres, les voix, que les formats et donc le sens. Elle utilise la nourriture comme « culturème » (Badea 55) et met ainsi en scène des situations plurilingues dans lesquelles le français, écrit ou oral, des locuteurs anglophones ou non, joue un rôle important. Se pose donc la question de la traduction en français de ces fragments hétérogènes constitutifs d'un roman graphique multimodal (Giaufret), d'autant que ces scènes sont aussi souvent marquées par l'humour et la satire (Zanettin).

Comment interpréter la multimodalité, l'hétérogénéité linguistique et l'emploi de la langue française, déjà présente dans la version d'origine ? Dans cet article, la satire sera prise au sens de mélange de plats, du latin, *satura lanx*[2]. On analysera les stratégies mises en œuvre qui permettent de déployer les effets humoristiques et satiriques, notamment en s'appuyant sur un plurilinguisme qui intègre les langues parlées et écrites, le dessin et la nourriture.

Si la nourriture, comme le souligne Barthes, constitue un système de communication, la question du dessin comme langue /langage reste un débat entre les tenants d'une épistémologie systémique et neuro-cognitive, ceux qui articulent dessin et écriture en un même geste de marquage (Riley) et ceux qui considèrent que le dessin, en particulier lorsqu'il a pour objectif d'être narratif comme dans la bande dessinée, a besoin d'être interprété au sein d'un écosystème intersubjectif qui inclut à la fois l'artiste, le regardeur et l'interprétation culturelle (Grennan). Les artistes eux-mêmes, lorsqu'on leur pose la question, sont d'avis que le dessin est un langage mais qu'il n'est pas réductible pour autant à un système lexico-grammatical et encore à moins des structures normatives. Matthiessen argumente en faveur d'un parallèle entre dessin et langue

---

2 lat. *satura*, var. *satira* (d'orig. incertaine, Ern.-Meillet), terme populaire appliqué à toutes sortes de « mélanges » [plat garni de diverses sortes de fruits et de légumes ; ragoût]. https://www.cnrtl.fr/etymologie/satire, consulté le 15 novembre 2021.

en raison d'une multimodalité intrinsèque aux langues (Matthiessen). Dans mon étude de *Gemma Bovery*, la nourriture (cuisinée ou non) et le dessin sont considérés comme des modes de représentation et d'expression au sein de systèmes de communication.

1. La place du français et la multimodalité d'un objet-livre polyphonique

L'objet-livre *Gemma Bovery*, issu des planches du *Guardian*, se présente en format « girafe » (28,8 x 16, 8 cm), 112 pages, non paginées en français, et plusieurs sections avec des titres tels que « Le passé de Gemma » ou « Normandie ». Dans la seconde édition française de 2014, on trouve une série de croquis préparatoires annotés qui figurent en préface et qui n'existent pas dans la version originale. La mise en page est assortie de nombreux éléments composites. Encarts, incrustations, collages de sources et de documents divers rythment une lecture multimodale (Gibbons) et aboutissent à une perception à angles multiples parfois d'un même événement, ou d'un même personnage.

Les pages sont denses et complexes : on note des variations typographiques, l'imitation de l'écriture manuscrite, l'insertion de dessins qui reproduisent des publicités dans les vitrines, ou encore des illustrations de menus. Outre l'aspect esthétique de ces jeux visuels qui induisent en soi un régime de multimodalité, les extraits du journal intime de Gemma donnent l'occasion de reconstituer le récit par fragments. La reproduction skeuomorphique (Martin 6) de pages remplies de son écriture manuscrite crée un espace partagé d'intimité avec le personnage dont on a l'impression d'entendre littéralement la voix. À l'inverse, la reproduction presqu'intégrale d'une lettre officielle ou d'un courrier provenant, par exemple, d'un cabinet d'avocat français marque la distance culturelle et linguistique avec le pays et l'administration, surtout si ce courrier est une sommation et que sa teneur n'est pas traduite en anglais. Les images et les textes donnent à l'ensemble une dimension polyphonique, au sens bakhtinien du terme, dans la mesure où l'oralité et la pseudo-oralité (Rodriguez Rodriguez) se conjuguent à l'écrit sous des formes et des formats très différents. La multimodalité et la plasticité des médias et des différents modes de représentations graphiques chez Simmonds contribuent à la construction d'une forme de plurilinguisme qui rejoint, à cet égard, partiellement le point de vue de Simon Grennan sur l'intersubjectivité. Par ailleurs, Simmonds elle-même souligne son approche du dessin en tant que voix narrative supplémentaire. Elle explique dans une interview « the actual drawings could be another voice as well » [les dessins eux-mêmes peuvent représenter une voix de plus], ce qui complète la polyphonie[3].

Le récit est livré par la focalisation interne de Joubert, le boulanger de Bailleville, où les Bovery s'installent. La planche d'ouverture le montre en maître des lieux de sa boulangerie, entouré d'affichettes en français qui vantent son bon pain. De même, les magasins et la pharmacie sont dessinés pour rendre le contexte réaliste et y intégrer les publicités en français. La présence de la langue française sert de marqueur social et culturel. Il y a moins de dix pages qui ne comportent aucun mot en français. Même la partie qui relate le passé de Gemma en Angleterre contient des passages en français puisque Joubert ponctue la lecture du journal intime par ses commentaires, parfois avec un dictionnaire en main. D'autres planches, en revanche, font l'économie d'une traduction en illustrant l'objet ou la situation associés au texte en français.

En ce qui concerne la présence du français sans traduction, on note une prédilection pour un registre plutôt informel, voire très familier, avec une forte récurrence de « Merde », « MERDE !! » (parfois en gras), « emmerdeur », « je suis dans la merde », « fais chier, qui vient m'emmerder » (51) et des qualificatifs du genre « petit con », ou des expressions comme « c'est la cata », « tu es casse-pieds », « t'es complètement givré », tous en français dans les bulles ou le texte. Ces occurrences redoublent la charge émotionnelle des moments de crise ou de colère chez les personnages (Dewaele 205). Loin d'être à visée caricaturale ou satirique de la part de Simmonds, ce choix relève aussi d'une affection qu'elle dit porter à la possibilité de s'exprimer de cette manière en français dans la littérature ou dans l'espace public et médiatique. Là où les éditeurs britanniques appliquent une forme de censure, elle se sent libre d'employer des mots vulgaires et orduriers, ceux que Jean-Marc Dewaele nomme des « S-T words » (Swear and Taboo words, littéralement « jurons et mots tabous »), puisque c'est dans une autre langue et elle le fait avec jubilation. Dewaele utilise la métaphore de la mosaïque multifacettes et multicolores dont les fragments constitués de jurons et mots tabous apportent un éclairage indirect sur l'usage d'une langue étrangère (Dewaele, cité dans Allan). Ainsi la phrase de Raymond Joubert le boulanger en train d'observer Gemma se promenant : « je suis prêt à parier ma couille gauche qu'elle a un amant » en français dans le texte (41) figure en note, en anglais « I'll bet she's got a lover » [Je parie qu'elle a un amant]. La

3 Voir, par exemple, aussi les points de vue d'autres artistes graphiques, comme Tom Gauld ou Pierre Thomé à ce sujet sur le site *Visual Narrative* de l'Université de Lucerne.

formulation en anglais montre bien cette volonté d'euphémiser la grossièreté de l'expression en français. Les aspects liés à l'usage du français sont à la fois d'un ordre esthétique et rhétorique, dans la mesure où de nombreuses scènes reflètent le rapport aux deux langues, les relations entre les langues et les locuteurs. La multimodalité du roman graphique se manifeste également dans une dimension multisensorielle et gustative.

2. La Marmite, entre nostalgie et spécialités globalisées

Dans *Gemma Bovery*, la langue, outil de communication, est aussi l'organe qui est en contact avec la nourriture, et au fil du récit, les deux sont très souvent mises en relation l'une avec l'autre. L'action de manger, savourer ou faire déguster, ou au contraire détester, renvoie indirectement au plaisir de la chair, soit par l'expérience des personnages, soit par le biais du voyeurisme de Joubert. La sensorialité, voire la sensualité de l'alimentation et l'absorption des plats régionaux, ou typiques de l'un des deux pays, est omniprésente. Les commentaires sur l'alimentation occupent une place importante, non seulement dans le texte, mais également dans les planches. D'ailleurs à Londres, Gemma travaille comme illustratrice de menus gastronomiques. Ces illustrations constituent une mise en abyme du discours sur et de la nourriture. Une tresse d'ail et des saucissons secs accrochés au plafond apportent ainsi une touche sensorielle et presqu'olfactive, tout comme un saucisson à l'ail dont elle dit qu'il répand une forte odeur. Ces images ne sont pas exclusivement pensées pour illustrer le contenu des phylactères ou de la narration. Elles renforcent la multisensorialité et multiculturalité (sashimi, Picard surgelé), en complément des interactions plurilingues. Si l'on admet qu'ils peuvent constituer des « culturèmes » (Badea 55), il serait logique de ne pas les traduire, ce qui est le cas pour *Gemma Bovery.*

L'arrivée d'Emma en Normandie est marquée par une scène où elle s'extasie sur les vingt-cinq sortes de pain proposées dans la boutique de Joubert, qui commente en italique et en français « *une pure volupté* », sans note de traduction. Le lien sentimental et romantique qui s'établit peut être interprété comme un désir que Joubert prend à son compte. Sa relation avec Gemma est ambiguë. Elle oscille entre sollicitude courtoise et désir de rapprochements fantasmés. Principalement motivées par une obsession quasi pathologique de la similitude entre les Bovery venus de Londres et les Bovary de Flaubert, ses actions sont tantôt comiques et absurdes, tantôt tragiquement désastreuses. Outre une succession de scènes champêtres, le rapport sensoriel et gustatif à la France s'opère par le biais du palais et de la bouche. On aime la France parce qu'on la mange, et on utilise le français par bribes pour donner un goût différent au texte. La nourriture, comme le suggère Barthes, est « un système de communication, un corps d'images, un protocole d'usages, de situations et de conduites. » (Barthes 979). À cet égard, la nourriture et le dessin représentent les éléments constitutifs bien que non verbaux de la multimodalité.

Les références sont multiples en matière de spécialités culinaires, et plusieurs sont associées à une certaine nostalgie. La pratique culinaire et alimentaire des Anglais se porte sur des produits introuvables. Elle témoigne ainsi d'une vision globalisée qui trouve ses limites dans la ruralité. Maffesoli décrit le phénomène avec une figure de style littéraire : « a "kitchen oxymoron", where popular dishes are associated with luxury foods and dishes can also put together cultural traditions very distant from each other » [un « oxymore dans la cuisine », où des plats populaires sont associés à des produits de luxe, mais où des plats peuvent également rapprocher des traditions culturelles éloignées l'une de l'autre] (cité par Grassi 196). Chez les Rankin, voisins des Bovery, mais bien plus aisés, on mange des blinis au caviar et on aime les saveurs italiennes (mascarpone, pecorino, bottarga) ou les condiments orientaux (labneh du Liban, norimake ou shiso du Japon). On les préfère aux ingrédients français, même lorsque le repas se veut festif et qu'il est censé rendre hommage à la gastronomie française. Certes, le repas peut être accompagné d'un Château-Latour 1970, et avant le dessert on sert du Brillat-Savarin[4], acheté au « shop Le Clerc » à Rouen.

L'occurrence de l'enseigne des supermarchés Leclerc en deux mots semble correspondre ici à une réalisation homographique de la prononciation des Anglais. Pourtant, à cette même table, on se lamente de l'absence de mascarpone ou d'algues japonaises dans l'épicerie du coin. En guise de madeleine proustienne, à l'apéritif, on présente pour les Français une boisson alcoolisée à faire goûter : « ça est Pimms, tray tray anglay » (une marque qui s'écrit normalement Pimm's). La représentation écrite du « ay » indique l'interférence phonologique d'une diphtongue anglaise. Simmonds transpose l'oralité de locuteurs anglophones qui font le même type d'erreurs. La graphie « ay » donnera aux lecteurs anglophones le sentiment d'entendre leur propre français. Sur le plan alimentaire, Simmonds ne cherche pas tant à valoriser la finesse d'un fromage français ou d'un bon vin qu'à pointer du doigt le snobisme des Londoniens et leur besoin d'exotisme, voire d'excentricité parfois mal à propos, avec des relents de nostalgie proustienne puisque Wizzy Rankin a planté à côté de sa

4 Brillat-Savarin publie en 1825 un traité, *La physiologie du goût*, sur les modes culinaires et les rapports à tous les domaines de la vie.

piscine deux cabines téléphoniques rouges vintage, et elle a l'habitude de rapporter « son panier anglais » en France (Marmite[5], Weetabix[6], *The Times*)[7].

Lorsque Gemma Bovery se refuse à servir à ses convives un « plat paysan » (les fameux « fayots » locaux) qui pourrait être, *a priori*, perçu comme rustique et authentique, et ainsi correspondre à l'idéal de la vie sobre à la campagne qu'elle entrevoyait dans ses rêves, elle n'a pas pour dessein d'améliorer son ordinaire, mais bien plus celui de marquer une rivalité. Dans ce coin de Normandie, ces Anglais-là reproduisent, au sens bourdieusien du terme, leur *habitus*, à savoir les hostilités et les petites mesquineries entre Britanniques. Le clivage sépare ceux qui ont grandi avec une conscience aiguë de ce que signifie appartenir à une classe sociale, et moins ceux qui parlent plus une langue qu'une autre. Rejouer la partition à l'étranger n'y change rien, si ce n'est que le lecteur français (francophone ?) ne pourra pas forcément percevoir cette guerre froide interne, ni la dimension symbolique de ces références à la nourriture à partir de la traduction, alors que le rapport à la nourriture, française ou anglaise, est loin de n'être qu'à visée touristique.

3. Symbolique alimentaire et discours de/sur la nourriture

La symbolique des aliments est régulièrement mise en scène, qu'il s'agisse de conflits familiaux, de la différence entre statuts sociaux, ou pour en faire un ressort narratif (Constable). En ouverture, Joubert annonce que Gemma est enterrée depuis quelques semaines. Ce principe de récit-cadre fait écho à l'importance du pain. À Bailleville, on fait, vend, achète et mange du pain, du début à la fin. La boulangerie est un lieu déterminant (Monthéard) et la mort de l'héroïne éponyme est provoquée par un morceau de pain, ironiquement offert par Joubert. Il décrit le produit de son labeur pétri d'une seule pâte tout en mélangeant les deux langues (75) : « breads on their couche » et « rounded

---

5 Il s'agit d'une épaisse pâte à tartiner, très sombre et au goût particulier, faite d'extrait de levure et importée d'Allemagne au début du XXe siècle en Grande-Bretagne, où c'est devenu populaire et largement consommé encore de nos jours. Il existe même un musée entièrement consacré à ce produit. https://www.marmitemuseum.co.uk/marmite-history/. Consulté le 28 novembre 2021.

6 Weetabix correspond à un pavé de céréales qui se dissout presqu'instantanément dans le lait du petit-déjeuner. Dans les sondages réalisés par le gouvernement du Royaume-Uni, Weetabix figure au rang du 14e aliment préféré. https://yougov.co.uk/topics/food/explore/brand/Weetabix. Consulté le 28 novembre 2021.

7 Une enquête sur les Anglais à Toulouse intitulée « Baked beans ou cassoulet ? » rejoint le même point de vue sur la nostalgie alimentaire. Voir Bundy et Cazez-Valette.

boules ». Dans la rubrique des faits divers locaux qui annonce le décès de Gemma, curieusement, le « pain » devient « croissant ». Est-ce pour marquer davantage un stéréotype du mode de vie à la française ? Est-ce l'occasion pour Simmonds de faire réfléchir à la non-crédibilité des informations dans la presse qui attache peu d'importance aux détails et puise ses sources dans les ragots ? Croissants et pain sont tous deux porteurs de mauvais augure. Peu de temps après l'arrivée en France, Gemma note dans son journal intime une source de désenchantement : son mari est dessiné avec une baguette sous le bras et un béret vissé sur la tête.

Il semble s'être adapté autant par mimétisme que par flegmatisme, tout en parodiant le stéréotype. Consommés au petit-déjeuner, ces deux aliments sont aussi des catalyseurs. Lorsque Joubert entend en italien le célèbre air de la Comtesse « Dove sono i bei momenti » des *Noces de Figaro* de Mozart lui parvenir à distance[8], et qu'il découvre le couple adultère Gemma-Hervé de Bressigny, il tient des croissants à la main. L'oreille tendue vers les lamentations musicales d'une femme trompée par son mari, il aperçoit de loin le couple par la fenêtre, une relation dont il ne restera que quelques miettes, au propre comme au figuré. La polyphonie des voix narratives est augmentée par la référence à l'opéra, et la phrase qui peut être lue.

Le pain de Joubert qui provoque la mort de Gemma est pourtant vendu et promu comme source de vie et de santé. Serait-ce que Simmonds se sert de ce pain pour rappeler que la parole, écrite ou dite, se limite presque toujours à un boni*ment* ? La nourriture sert de prétexte à faire circuler à la fois l'illusion, le désenchantement et la tromperie volontaire. Ainsi, aux fèves du marché dont Gemma raffole au début – et qui finissent par être décrites comme « fart food » (47), une allitération en f que la traduction n'a pas conservé – s'oppose vers la fin du récit la grande gastronomie de restaurant, prisée en particulier par Patrick Large, l'ex-petit ami de Gemma qui la retrouve par hasard en Normandie. Personnage snob et suffisant, il met en avant ses compétences d'expert sur la cuisine normande et, sous couvert de commentaires sur une 'mosaïque de lotte et de crustacés', laisse entrevoir un statut social qu'il revendique et un mépris affiché qui transparaît même lorsqu'il prétend être à l'écoute des autres. Historiquement et à un niveau étymologique, la « mosaïque », comme les *saturae*, et donc la satire, repose sur des éléments disparates juxtaposés et assemblés. Ce mode paratactique met en exergue l'échec de la construction sémiotique et syncrétique. Bien que vantée dans le discours, la cuisine, censée générer des

8 Emma Bovary va à l'opéra à Rouen pour voir *Lucie de Lammermoor* de Donizetti.

plats aux ingrédients qui se mêlent harmonieusement, ne produit pas le plat escompté. Le double « f » évocateur de la flatulence des fèves sert d'hyperbole au rejet du terroir et marque la faillite du projet d'installation en France.

Sans aucune note de traduction, on lit *verbatim* l'éloge de la cuisine normande (87) : « On dit parfois que la cuisine normande est un tantinet trop riche … qu'elle baigne un peu dans la crème [sic] cuisine du peuple… Mais c'est ça que j'aime : son côté solide, généreux, authentique… en bref, c'est une cuisine du peuple ». Comme le souligne Jean-Pierre Poulain dans *Sociologie de l'alimentation*, « la gastronomie est une esthétisation de la pratique culinaire » (Poulain). La manière dont Simmonds isole le commentaire de Patrick Large en français, sans traduction, participe de cette esthétisation, tant sur le plan sémiotique et typographique que sociologique. Se targuant par ailleurs de faire des commentaires dans un français approximatif, Patrick Large endosse le rôle de l'usurpateur d'une figure récurrente dans le récit, celle du locuteur malhabile. Son personnage établit un rapport à la nourriture comme objet rhétorique dans ses interactions et pour manipuler les sentiments de Gemma. Cette dernière est décrite au début à la manière d'une oie gavée, en raison des nombreux repas au restaurant (Constable). Dans la bouche de Large, les mots « généreux » et « authentique » constituent le comble de l'ironie. Ces deux exemples, parmi les nombreux passages et fragments en français, invitent à un questionnement sur le traitement du français dans la traduction française.

4. 'Du sous-Proust pour les cons de bourgeois' : le français est-il soluble dans le français ?

Dans la version anglaise de *Gemma Bovery*, l'hétéroglossie, l'interlangue et l'alternance codique servent d'indicateurs identitaires, linguistiques et culturels. Alors que l'alternance codique est un ressort comique durant un repas entre voisins, d'autres occurrences n'ont pas cette fonction. Elles rappellent plus souvent l'hésitation qui pallie un français/anglais approximatif, mais ces fragments peuvent également avoir un caractère poétique. Mark Rankin chicane Charles Bovery dans son jardin sur les remontées d'odeurs nauséabondes des toilettes bouchées (42) : « Pwuuh ! God, Charlie, that your fosse septique ? » (traduit par « Pffffui ! Bon Dieu Charlie, c'est ta fosse septique ? », mais sans reprendre le gras pour 'ta'), remarque piquante, suivie de « Quelle belle smell ! ». Conservée telle quelle dans la traduction, la formule comporte une rime interne poétique, qui paradoxalement renforce le ton sarcastique. À l'exception de Mme de Bressigny pour les Français, et Patrick Large pour les Anglais, la compétence linguistique et la maîtrise de la langue de l'autre restent rudimentaires, ce qui, en retour, permet de jouer sur un mélange de tonalités à caractère humoristique qui fait directement écho à la variété des saveurs gustatives, comme lors d'un dîner organisé chez les Bovery (49).

Afin de générer un sentiment de sociabilité partagée entre le microcosme normand et la petite communauté d'Anglais exilés, les Bovery décident d'inviter les voisins et quelques Français qu'ils connaissent à peine. Scène centrale de la narration, ce dîner donne l'occasion de montrer comment les langues se délient, ou au contraire restent plutôt nouées, voire produisent de la cacophonie, ou du bruit(age) plus que des mots. Sur un plan sociologique et linguistique, l'épouse de Joubert accepte avec réticence et sa conversation reste monolingue, tout comme celle de Charlie Bovery la plupart du temps. Ce dernier interprète le *Rondo turc* de Mozart en faisant du bruit avec les dents, en guise de divertissement et de conversation. L'épouse de Sannier, le notaire, voit la Grande-Bretagne au prisme de la monarchie. Elle demande à Wizzy Rankin, occupée à grignoter bruyamment des chips : « Et … la reine Mère, elle a quel âge maintenant ? ». Son époux intervient pour répondre : « Queen Mothaire ? O I think she eez about 96 years old … she eez really a marvull eezn't she? » [La reine Mère? Oh, je pense qu'elle a à peu près 96 ans … elle est vraiment merveilleuse, n'est pas ?].

L'accent français est caricaturé. L'orthographe « mothaire » tente de faire comprendre que le notaire allonge de façon excessive la voyelle de la deuxième syllabe qui est non accentuée en anglais et réalisée par un schwa. Toutefois la tournure et la syntaxe sont correctes. La rivalité socio-économique entre le boulanger et le notaire est exacerbée. La fluidité des échanges culturels et linguistiques, associés au statut du notable de Bailleville, irritent Joubert, farouchement opposé aux « faschos » (sic) et qui reprend sur le tard la « family *boulangerie* », autre exemple d'alternance codique et d'inversion pour « boulangerie familiale ».

Le procédé de la transcription orthographique pour imiter l'accent français prend un autre sens lorsque ce même Joubert, exaspéré, s'écrie : « You cannot 'ave France wizzout zer Franch peepol !! » [Tu ne peux pas avoir la France sans les Français]. La police en gras, par convention, indique en bande dessinée le volume sonore, ce qui augmente la portée de la colère de Joubert. L'orthographe reproduit les erreurs phonétiques les plus courantes d'un locuteur francophone qui parle anglais (Capliez). L'absence du 'h' aspiré et la substitution du 'z' pour 'th' (consonne fricative dentale voisée) sont caractéristiques des erreurs phonologiques en anglais oral. Dans la traduction française, les deux mots « **France sans** » restent en gras, mais l'accent phonétisé n'est pas transposé. D'autres occurrences du même type reviennent plusieurs fois : « 'appy pour happy », « I sink I go » (consonne fricative dentale sourde), ou encore « you well keel her » pour « you will kill her » en allongeant la voyelle, comme manifestation d'une interférence phonologique.

Dans le contexte des échanges du dîner qui se veulent en apparence courtois et policés, l'alternance codique devient alternance comique. Sannier, d'un ton suspicieux, demande à Wizzy Rankin « c'est quoi monsieur Porky ? » en faisant référence à « Mr Porky », le nom d'une spécialité pour apéritif à base de morceaux de couenne de porc frits et séchés (pork scratchings[9]) et qui ont certainement fait partie un jour du fameux panier de produits anglais régulièrement importés par Wizzy depuis Londres, afin de retrouver des saveurs issues du régime alimentaire outre-Manche. Selon Barthes « ce que le crisp désigne dans l'aliment, c'est une vertu presque magique, un certain pouvoir de réveil, de stridence » (Barthes 981). Pourtant, entre « Monsieur Porky » et le statut du notaire se glisse un hiatus dissonant qui est autant social que linguistique, sans oublier que la polysémie du terme anglais « porky » induit l'idée de mensonge. L'équivalent français d'une expression familière qui métaphorise la nourriture en serait « raconter des salades ». On fait croire à une spécialité, voire à une délicatesse alors qu'il s'agit d'un concentré de graisse salée, aux saveurs artificielles. En cela cet événement alimentaire rappelle la scène des bougies aux senteurs artificielles qui précède la rencontre entre Gemma et le jeune de Bressigny. Les boutades conversationnelles des uns et des autres, soit en anglais soit en français, oscillent entre malentendu et malaise, et finissent par créer une atmosphère artificielle, voire électrique. La nourriture tend, comme le note Barthes, à se faire signifiant et situation.

Les langues se mêlent mais ne s'agrègent pas de façon homogène. Le langage chez Simmonds est profondément organique, comme les corps du couple adultère qui laisse ses miettes et ses canettes vides près du lit, ou encore les « cochonneries » (en français dans le texte) notées par Joubert lorsque ce dernier critique la décoration intérieure des Bovery. Les conversations entre Gemma et Hervé de Bressigny restent à l'état d'interlangue ou d'échanges monolingues. Pourtant l'anglais et le français tentent de se fondre l'un dans l'autre, de manière éphémère, tout comme l'union des corps désirants essaie d'établir une relation stable. Contrairement à son fils, Florence de Bressigny, caricaturée comme une

---

9 Paradoxalement, l'origine des « pork scratchings » renvoie aux mineurs de condition modeste qui dans les années 1800 consommaient toutes les parties du porc d'une manière ou d'une autre. L'association des Rankin avec ce type d'apéritif, souvent vendu dans les pubs également, en est d'autant plus éloignée, voire incongrue.

Parisienne bourgeoise et conservatrice, fait montre d'une maîtrise impeccable de l'anglais. Dans la scène où elle rend visite aux Bovery pour récupérer une statuette de Sèvres, soi-disant déposée par son fils, le ton menaçant est rendu plus violent par la précision chirurgicale des mots qu'elle emploie (77), « you shall be good enough », traduit par « vous aurez la bonté de ». Ce registre fait écho à la lettre d'injonction de l'avocat, en français, reproduite et redessinée comme un fragment authentique, sans traduction, et mise en exergue par la mise en page. Une distance similaire est ajoutée de façon subtile entre la mère et le fils dans la traduction par le truchement d'un vouvoiement obsolète, mais aristocratique d'Hervé de Bressigny quand il s'adresse à elle en disant « Maman, vous ».

Que ce soit pour dire « très » orthographié « tray » ou « weet » pour « huit », la graphie s'adresse à un lectorat prioritairement anglophone, et on peut faire l'hypothèse d'un amusement certain chez ce lectorat qui se reconnaît aisément dans cette approximation phonologique rendue visible. À l'inverse, il n'est pas certain que le lectorat francophone perçoive immédiatement cette touche d'humour, à moins de maîtriser les deux langues ou, *a minima*, d'avoir l'expérience d'échanges plurilingues sous cette forme. La même question se pose pour le lectorat anglophone face aux passages en français qui ne sont pas traduits du tout. La rencontre entre Gemma et Hervé de Bressigny, par exemple, a lieu près d'un stand de bougies artisanales parfumées, dont tout le monde trouve les noms naïfs, artificiels et racoleurs, « Pain d'Épices », « Coins du Feu », « Baisers de Maman », et décrites par Joubert d'abord comme des « overpriced *cochonneries* », puis « The Scents of Childhood », et en italique il conclut « *C'est du sous-Proust pour les cons de bourgeois* », mais Simmonds n'y ajoute aucune glose en anglais. L'absence d'explicitation de cette phrase, dans toute sa complexité, la connotation culturelle tant sur Proust que sur les opinions politiques de Joubert, peuvent indiquer la volonté de faire passer le commentaire pour hermétique ou, au contraire, en faire un clin d'œil pour le lectorat anglophone suffisamment éduqué qui sait y reconnaître l'allusion littéraire et idéologique sans avoir à la traduire.

Dans la version anglaise, les langues s'entrechoquent parfois. C'est le cas lorsque la conversation s'envenime ou tend vers l'incompréhension. Mais dans la version traduite, tout ce que Gemma dit, et qui est lu, est en français et la liminalité entre les langues en collision paraît bien plus ténue. En effet, comment appréhender un personnage qui s'exprime constamment en français mais qui dit ne pas maîtriser la langue ? Quelles stratégies pour préserver l'artifice d'origine ? Garder le texte à l'identique signifie faire confiance au lecteur, avec lequel s'est établi implicitement un pacte de lecture impliquant une suspension consentie de l'incrédulité. Dans la version traduite, les italiques ont pour fonction de rappeler au lecteur qu'il lit du français, c'est-à-dire du français déjà en français dans la version anglaise, laquelle est largement structurée autour du principe de téléscopages et d'interférences, même lorsque les locuteurs dans une même case restent chacun monolingue, marquant ainsi leur appartenance à une communauté culturelle et linguistique différente, ou que le texte français de l'original se suffit à lui-même.

Alors que certaines phrases ou exclamations sont traduites, d'autres n'ont ni glose, ni note, ni traduction. Sur l'ensemble du roman graphique, quelques anomalies orthographiques échappent à la logique de l'identification entre l'origine du locuteur et son niveau de langue. Par exemple, la nationalité « un-e Anglais-e » est presque systématiquement orthographiée « anglais-e », même lorsque le locuteur est français, bien que Simmonds connaisse la différence morphosyntaxique. De même Joubert dit à sa femme « Martine devines quoi ? » (32), qui est restitué correctement en « devine quoi ? ». L'effet dans la version anglaise semble indiquer qu'il ne parle pas français correctement, ou qu'il serait soudain atteint de diglossie. Est-ce pour le faire parler français avec un accent, comme un locuteur anglais ? Néanmoins ces écarts assez minimes ne sont pas déterminants pour le lectorat anglophone, ni francophone.

5. De la saveur arlequine des langues au dé-goût de l'autre

Simmonds entreprend dans son récit graphique une triple aventure, à la fois stylistique, linguistique et graphique, pour accommoder de précieux restes et réinterpréter le classique flaubertien avec panache. *Gemma Bovery* est ordonné, agencé et construit comme un menu composé de divers petits plats, celui de ses *saturae*. Le français dans la version anglaise n'est pas nécessaire pour la compréhension de la trame, mais les nombreuses allusions à la nourriture constituent une valeur ajoutée, en ce qu'elles ancrent la fiction dans une matérialité à caractère réaliste. Comme la gargouille des cathédrales, le fragment en français non traduit souligne une faille entre les Anglais et les Français, et, par extension, des Anglais entre eux.

Après la phase d'installation dans un espace identifié mais non familier et l'heureuse expérience polysensorielle (bougies, nourriture, environnement linguistique) arrivent la désillusion et le dé-goût des autres. Si l'usage de la langue / des langues articule une forme de rhétorique par *pathos* quand il s'agit de nostalgie, il permet aussi de marquer une forme de bri-collage. On retrouve aussi la notion de bricolage, au sens derridéen, par le biais de l'agencement artistique et artificiel des plats dessinés, ou ceux cuisinés par Gemma (la géométrie des triangles de polenta), ou encore dans les menus critiqués par Patrick Large. Si l'on admet, comme Barthes, que la nourriture repose sur un système avec unités de sens pour établir une communication, il faut donc bien prendre en compte une langue en plus dans *Gemma Bovery*, celle de la nourriture qui place le récit graphique entre esthétique et esthésie (Boutaud), entre degrés d'acculturation alimentaire et métissage. Au niveau sociologique, on constate depuis quelques décennies une tendance croissante au métissage culinaire, miroir d'une globalisation des produits et des changements de mode de vie (Mennel 345).

Les habitudes alimentaires dans le roman graphique ont des allures de tour du monde autour de la table. Les noms de plats plus ou moins exotiques, depuis la mascarpone en passant par les sushis et la Marmite si anglaise, introduisent des éléments plurilingues qui sont incorporés dans le flux discursif. À la manière de condiments qui rehaussent le goût des plats ordinaires, ils assaisonnent les éléments visuels, et vice versa. Mais le mélange de ces ingrédients peut laisser un arrière-goût désagréable, voire devenir indigeste. C'est en somme l'extrême des *saturae* que sont la satiété et la saturation. Peut-être est-ce là une façon de suggérer une réflexion sur les limites de certaines expérimentations qui font primer l'hétérogénéité à tout prix sur la raison et le bon sens. Le personnage de Gemma ne semble-t-il pas en effet incarner une forme de déraison, d'excès utopiste sans issue ? Si l'on poursuit l'analogie entre alimentation/langue, l'usage du français devient un ingrédient de base pour la version d'origine et un assaisonnement qui perd en partie son goût dans la traduction en français. Alors que de nombreuses scènes dans le récit renvoient à des questions identitaires à travers le français, la traduction semble parfois peiner à retrouver une dynamique liée précisément au mélange linguistique.

L'autre voix, portée par le dessin, nécessite un traitement conjoint aux éléments textuels dans une approche de la littérature multimodale (Martin), surtout celle qui offre une expérience plurilingue et multisensorielle. Caballero Muñoz suggère de faire une analyse comparative à partir de la traduction espagnole (*Gemma Bovery*, Giménez Samanes, J., trad. 2010) pour mieux cerner le rapport entre les cultures et la question des identités nationales Anglais-Français. On peut sans doute anticiper une interprétation différente des scènes mentionnées dans cet article, mais le lectorat hispanophone restera en tout point étranger à ce que l'on pourrait qualifier de lissage linguistique français-français présent dans la traduction de Sztajn et Fromantel.

En 2018, France Culture a diffusé en dix épisodes une adaptation radiophonique de cette traduction, à partir d'un script de Sztajn. Outre quelques ajouts, et en marge de la monosensorialité du médium, une bande sonore compense les pertes et permet d'identifier et d'imaginer les lieux (bruit d'assiettes et de couverts lors d'un repas). Écouter le roman graphique permet surtout d'entendre nettement le français énoncé avec l'accent anglais par opposition au français des Français, moins visible lorsqu'il est lu/vu. C'est donc une autre polyphonie qui se met en place au sein du multilinguisme des personnages et qui ouvre ainsi des perspectives pour d'autres modes de réception et de globalisation du récit multimodal, transgressif et polyphonique de Posy Simmonds. Pour reprendre la formule de Michel Serres dans *Atlas* (Serres 64), par procuration en lisant et regardant / écoutant (et savourant) les planches de *Gemma Bovery*, nous sommes appelés à devenir des « errants sans racines fixes », car « nous sommes tous devenus des passants à l'âme arlequine, associant et mêlant les esprits des lieux où nous passâmes, bien ou mal ».

Bibliographie

Barthes, Roland. « Pour une psycho-sociologie de l'alimentation contemporaine ». *Annales. Économies, sociétés, civilisations.* 16e année, n° 5, 1961, p. 977–986.

Beda, Georgiana. « Remarques sur le concept de *culturème* ». *Translationes*, vol. 1, 2009, p. 15–78.

Beardsworth, Alan. « Nostalgie et érosion des compétences alimentaires : le vécu des Britanniques ». *Manger, Français, Européens et Américains face à l'alimentation.* Claude Fischleret ; Estelle Masson (dir.). Odile Jacob, 2008, p. 135–154.

Borodo, Michał. « Multimodality, Translation and Comics ». *Perspectives*, vol. 23, n° 1, 2015, p. 22–41.

Boutaud, Jean-Jacques. « L'esthésique et l'esthétique. La figuration de la saveur comme artification du culinaire ». *Sociétés & Représentations*, vol. 34, n° 2, 2012, p. 85–97.

Bundy, Laurence; Geneviève Cazes-Valette. « *Baked beans* ou cassoulet ? Une nouvelle perspective sur l'acculturation du consommateur ». *Annales des Mines - Gérer et comprendre*, vol. 112, n° 2, 2013, p. 43–54.

Caballero Muñoz, Isabel Marina. « Adapter l'ironie flaubertienne : l'exemple de *Gemma Bovery* de Posy Simmonds ». *Synergies Espagne*, n° 14, 2021, p. 25–41.

Capliez, Marc. « Typologie des erreurs de production d'anglais des francophones : segments *vs.* suprasegments », *Recherche et pratiques pédagogiques en langues de spécialité*, vol. 30, XXX, n° 3, 2011, p. 44–60.

Constable, Liz. « Consuming Realities: The Engendering of Invisible Violences in Posy Simmonds's *Gemma Bovery* (1999) ». *South Central Review*, Winter 2002–Spring 2003, vol. 19/20, vol. 19, n° 4-vol. 20, n° 1, Murdering Marianne? Violence, Gender and Representation in French Literature and Film, p. 63–84.

Dewaele, Jean-Marc. « Linguistic Taboos in Second and Foreign Language ». *The Oxford Handbook of Taboo Words and Language.* Keith Allan (ed). Oxford UP, 2019, p. 218–33.

Giaufret, Anne. « Traduire l'ostie d'bédé : variation, plurilinguisme, realia ». *Interfrancophonies*, n° 8. « Le Québec en traduction », Paola Puccini, Fabio Regattin (dir.), 2017, www.interfrancophonies.org, consulté le 25 novembre 2021.

Gibbons, Alison. « Multimodal Literature and Experimentation ». *The Routledge Companion to Experimental Literature.* Joe Bray, Alison Gibbons, Brian McHale (dir.), 2012, p. 420–434.

Grassi, Valentina. « Interpretations of Food in French Sociology of Imaginary ». *Italian Sociological Review*, vol. 3, n° 3, p. 193–201. http://dx.doi.org/10.13136/isr.v3i3.70, consulté le 13 novembre 2021.

Grennan Simon. *A Theory of Narrative Drawing.* Palgrave, 2017.

Martin, Côme. « Print as Remediation for the Multimedia? Elasticity of the Multimodal Novel ». *Leaves*, n° 7, 2019.

Matthiessen, Christian Martin Mathias. « The Multimodal Page: A Systematic Functional Exploration ». *New Directions in the Analysis of Multimodal Discourse.* Terry D. Royce et Wendy Bowcher (dir.). Routledge, 2007, p. 1–62.

Mennel, Stephen. *All Manners of Food: Eating and Taste in England and France from the Middle Ages to the Present.* UI Press, 1995.

Montheard, Oriane, « Exception et imitation dans *Gemma Bovery* de Posy Simmonds ». *Polysèmes* [En ligne], 24 | 2020. http://journals.openedition.org/polysemes/8358, consulté le 21 décembre 2020.

Poulain, Jean-Pierre. « La mondialisation et les mouvements de délocalisation et relocalisation de l'alimentation », *Sociologies de l'alimentation.* Jean-Pierre Poulain (dir.). Presses Universitaires de France, 2013, p. 19–34.

Riley, Howard. « Drawing as Language: the Systemic-functional Semiotic Argument », *Journal of Visual Art Practice*, vol. 18, n° 2, p. 132–144.

Rodríguez Rodríguez, Francisco. « La traduction multimodale de la bande dessinée : traits, défis et industrie éditoriale ». *Synergies Espagne*, n° 14, 2021, p. 149–166. https://gerflint.fr/Base/Espagne14/rodriguez.pdf. Consulté 5 novembre 2021.

Serres, Michel. *Atlas*, Juillard, 1994.

Simmonds, Posy. *Gemma Bovery.* Jonathan Cape, 1999.

Simmonds, Posy. *Gemma Bovery.* Denoël, 2000.

Simmonds, Posy. *Literary Life.* Hardcover, 2003.

Thomé, Pierre. « Zeichnen ist eine Sprache ». Entretiens avec artistes sur « Is drawing a Language? ». *Visual Narrative* HSLU. https://www.h, consulté le 28 novembre

Wargny, Danielle. « Emma, version BD, version GB ». *Le bovarysme et la littérature anglaise*. 2004, http://books.openedition.org/purh/7293, consulté le 13 novembre 2021.

Zanettin, Federico. « Comics in Translation: An Overview ». *Comics in Translation*. Federico Zanettin (dir.). St. Jerome, 2008, p. 1–32.

Catherine Gravet

Tempo di Roma d'Alexis Curvers, un roman de l'immigration ? Entre inspiration et traduction

1. Préparation de *Tempo di Roma*

1.1 Voyage à Rome

Pour le critique comme pour le traducteur, archives et témoignages permettent d'approcher au plus près le matériau imaginaire du roman, le processus de création, le sens que le lecteur peut donner à l'œuvre et, peut-être, l'intention de l'auteur. Ce que Curvers écrit de l'Italie, c'est d'abord ce qu'il y a vu lui-même lors de ses voyages – ou ce qu'il y a vécu, « aventures » sans doute enjolivées, ou même purement imaginaires.

Curvers a débarqué à Naples, en juillet 1932, à son retour d'Alexandrie où il a enseigné la rhétorique dans un lycée grec. Son passeport en porte le cachet. Il a 26 ans, tout émerveillé encore de ce que l'Égypte, la Palestine, la Grèce lui ont révélé, et impatient de retrouver Marie Delcourt que, malgré tous les obstacles, il est bien décidé à épouser et de retrouver ses amis liégeois après une longue année d'« exil » à Alexandrie. Impatient en somme de commencer à *vivre*.

Il ne découvre vraiment l'Italie qu'après la guerre. Ce (long) voyage doit se situer en 1948 : traverser une Europe en ruines avec le handicap[1] de Marie Delcourt semble impossible avant… l'achat d'une Ford en 1947 dont Alexis parle à son ami le poète Paul Dresse[2] : « Quel merveilleux jouet ! » 1948, c'est l'année de la Biennale de Venise à laquelle participe le peintre Edgar Scauflaire, ami du couple. Marie, Alexis et Edgar sont bien partis en Italie, en automobile, du 19 mai au 16 juin 1948, quelques notes de Marie Delcourt, dans un petit carnet rouge, conservé, en témoignent.

Grâce à une anecdote doucement ironique, reprise dans le prospectus de la Galerie Apollo, galerie d'art bruxelloise où Scauflaire expose ses toiles en mars 1950, on les imagine aisément sur la route, découvrant, entre autres, l'importance du jaune :

1 Marie Delcourt a contracté enfant la poliomyélite, dont elle a gardé une jambe paralysée.
2 Correspondance conservée à Bruxelles, Bibliothèque royale de Belgique, Archives et Musée de la Littérature, ML7088.

> Au plus doux détour de la route qui va de Bologne à Pistoie, le regard de Scauflaire devient soudain transparent, s'arrête sur l'invisible. Ses compagnons cherchent dans la campagne quelle noble créature de chair ou de pierre, quelle annonce de chef-d'œuvre à l'horizon a mérité l'attention du peintre. Mais la campagne innocente n'a même pas l'air de savoir qu'elle ressemble à un paysage de Poussin. Edgard [*sic*] Scauflaire s'est penché vers la lisière de la prairie et murmure :
>
> – Nom d'un chien ! Jusqu'aux pissenlits qui deviennent rares ! (archives privées)

Toute l'intelligence, toute la finesse du peintre se révèle dans la plaquette rédigée par le couple, mais aussi la sensibilité esthétique de Curvers.

> Devant le Palais Vieux de Florence, nous demandions un jour à Scauflaire d'où venait à ce monument son harmonie si parfaite, dérangée pourtant, en apparence, par la position asymétrique de la tour, laquelle, au lieu de se dresser sur le milieu de la façade carrée, semble avoir été négligemment repoussée, au mieux avoir glissé d'elle-même un peu de côté, avec hésitation, comme une fleur ayant longtemps cherché sa place dans un vase trop large, pour se fixer enfin à demeure au point d'élection. Scauflaire nous répondit [...] :
>
> – Il faut, nous dit-il qu'une légère anomalie éveille en nous une inquiétude, et cette inquiétude aiguise l'émotion que nous cause la beauté.
>
> Dans la voix même de Scauflaire, [...] passait en ce moment je ne sais quoi d'incertain, de tremblant, de pudiquement approximatif qui donnait à sa pensée précisément le même genre de beauté qui nous ravissait dans Florence, ville où tout est à sa place sans avoir l'air d'y être, qui touche au sublime sans le faire exprès et dont la grâce déhanchée et flottante est celle des vierges gothiques. (Curvers-Delcourt, 1952, 9–10)

Cette conversation révèle l'un des secrets de la beauté, quelle qu'elle soit, objectif de Curvers. Cette idée d'anomalie volontaire qui suscite l'émotion se retrouve au cœur de la phrase curversienne, et ce malgré la maîtrise parfaite de la langue dont fait preuve l'auteur, formé par les jésuites au français classique le plus pur (Francotte, 111–124). Quant aux thématiques de son roman, c'est encore l'idée d'anomalie, d'inversion, voire de baroque, que laisse entrevoir la réflexion curversienne : « Si j'écrivais mon histoire vénitienne, c'est ainsi que je la composerais : en déséquilibrant complètement le sujet, pour lui redonner un équilibre original. Ville extrêmement particulariste où tout semble inversé, où l'irréel est le réel, etc. » (*J*, 451).

En 1949, un autre voyage en Italie inspira très certainement *Tempo di Roma*, comme Curvers en témoigne dans *En marge de Tempo di Roma*[3], où il relate quelques anecdotes, en particulier un incident qui lui est arrivé, écrit-il, « Un beau jour de 1949, en plein midi, en sortant de la petite église de San Pietro in Montorio à Rome. Ma femme (Marie Delcourt) et moi constatâmes que la

3 La collection « Brimborions » de l'éditeur liégeois Pierre Aelberts accueille en 1958 cette plaquette publiée à 51 exemplaires, à destination des bibliophiles.

fermeture d'une des portières de notre voiture venait d'être fracturée » (Curvers, 1958, 7–8). Le garagiste consulté assure alors qu'il arrangera gratuitement la serrure : « Un Romano l'ha fatto, un Romano l'ha riparato » [Un Romain l'a fait, un Romain l'a réparé], dit-il. Au bout du compte, Curvers avoue qu'il a payé, non seulement la réparation, mais encore un supplément pour le bon mot. C'est le point de départ de quelques considérations sur le caractère malicieux des Italiens ou des Romains, et même des papes. Comme les esclaves de Plaute, leurs « réparties insolentes et majestueuses élèvent le débat le plus sordide ». Les Italiens détiennent, à coup sûr, « le pouvoir magique des paroles », « Un seul mot les venge » – une insolence vengeresse du discours, c'est bien ce que Curvers souhaitait pour ses écrits. C'est aussi l'occasion de constater le réel plaisir qu'éprouve Curvers à truffer sa prose de mots et d'expressions en italien.

1.2 La langue et le sort des Italiens

Les amis italianisants de Curvers doutent de ses connaissances réelles de l'italien. Pourtant, le 28 mai 1951, après s'être plaint de l'absence paradoxale de contact humain et de ne rencontrer que des objets durant son voyage en Italie, Curvers rapporte cette autre anecdote, coïncidence romanesque, qui prouve sa capacité à tenir une conversation en italien. Dans le *vaporetto*[4], un enfant d'une dizaine d'années vient s'asseoir à côté de Marie. Le couple l'interroge et apprend qu'« il est d'une famille de sept enfants, très pauvre », qu'il « se rend aux cours d'une *scuola d'arte* (dont n'existe la pareille qu'à Florence, nous dit-il) où il apprend le métier de *cisellatore*. » Marie lui donne cent lires. En échange, l'enfant leur offre sa photo d'identité[5]. Au verso, son nom : Bernardi Giotto (*J*, 454–455).

L'intérêt de Curvers pour la langue italienne est manifeste. Le 15 août 1950, il lit cette citation, extraite des mémoires du poète et journaliste Giuseppe Bottai, qui viennent de paraître : « "Je m'aperçois que nous menons tous une vie vide de choses précieuses" », et elle lui inspire ce commentaire : « Cet aveu me paraît le plus lucide et le plus profond que puisse faire un homme du XXe siècle. J'aimerais en connaître la forme italienne originale. » (*J*, 445). Et dans ses archives, quelques lettres de l'écrivain Indro Montanelli (1909–2001) prouvent qu'en 1953, le romancier avait entamé la traduction de *Qui non riposano*[6].

---

4 Embarcation motorisée utilisée pour le transport public sur les canaux de Venise.

5 La photographie est conservée.

6 Roman d'abord paru en allemand, en Suisse, *Eine italienische Tragödie* (1945). Curvers semble ignorer que le roman a été traduit par André Frédérique et Georges Charbonnier en 1948 : *Ici ne reposent pas* (L'Élan).

Alors que nous imaginions Alexis dans la peau de son héros, Jimmy, arpentant les rues de Rome au bras de Geronima, ou se complaisant dans la prison romaine, bref, pratiquement un Romain d'adoption, sa biographie prouve que ses séjours ne forment pas un total de trois mois, et surtout qu'il n'a plus envie de retourner à Rome, qu'il a « habité l'Italie sans quitter son pays de charbonnages », et que ce sont les Italiens émigrés qui lui ont inspiré son roman, « Du Tibre à la Meuse et de la Meuse au Tibre » : c'est le thème de l'article paru en 1949, dans la revue *Synthèses*, où Curvers rend hommage aux immigrants italiens en Wallonie, dont il voudrait améliorer le sort (180–188).

Dans *Tempo di Roma*, ce sont les lettres de la mère du héros, Jimmy, restée à Liège, qui parlent à son fils des immigrés, des catastrophes minières, des concours d'accordéon, des maladies fatales, etc. Jimmy à Rome comme les ouvriers italiens à Liège sont des « transalpins[7] ». Tout est relatif !

Dès 1939, Curvers se réfugiait certes dans son restaurant italien favori, chez Respentino, pour écrire : « le clinquant italien se donne libre cours dans une solitude éternelle. » (*J*, 90) Mais son journal rapporte surtout une conversation qu'il a eue en 1952 avec l'abbé Boonen qui lui dit : les « [c]as de tuberculose et cas de folie sont [...] fréquents, en particulier parmi les ouvriers italiens. » (*J*, 471) Curvers commente : « Ceux-ci vivent entassés dans des baraquements et sont souvent envoyés en prison, paraît-il, pour faits d'homosexualité. (On m'a même assuré qu'une brigade spéciale de policiers italiens va être requise par la police belge de venir la seconder dans la répression de ce genre de délits.) » (*J*, 471–2) Et Curvers de s'indigner : il leur faudrait des logements, de l'hygiène, des médecins et on leur envoie la police des mœurs ! « On montre plus de sollicitude pour la vertu de ces malheureux que pour l'état de leurs poumons » (*J*, 472). Dans cet échange, des thématiques chères à Curvers se croisent.

1.3 Travaux d'érudition et sens cachés de *Tempo di Roma*

Toujours dans son journal, en 1952, Curvers évoque une dispute avec sa femme qui lui propose de retourner à Rome pour soigner sa dépression ou pour l'aider à terminer son roman. Elle ne le comprend pas[8]. Pourtant, écrit-il,

---

7 Dans son roman, Curvers écrit : « On est toujours le Transalpin de quelqu'un » (*Tempo di* Roma, 1998, 428).

8 Nous doutons du bien-fondé de ce reproche. Il n'est que de voir les chants amébées – un poème de Marie, un d'Alexis se répondant face à face – parus dans *La Flûte enchantée* n° 5, 6 mai 1955, p. 89–90, en plein « démon de midi » pour Curvers, alors amoureux d'un jeune peintre en bâtiment (Gravet, 2015, s.p.)

> J'ai traduit tout cela [? ses états d'âme], trop indirectement peut-être, dans mon livre, – comme d'ailleurs dans les précédents, qui au fond veulent tous dire la même chose. Faut-il que l'expression littéraire soit nulle et non avenue pour que Marie puisse m'ignorer aussi parfaitement qu'elle le fait et me proposer, dans la meilleure intention du monde, des remèdes aussi répugnants à ma nature ! [...] Comment l'idée ne lui est-elle jamais venue de chercher à me comprendre par mes livres, où j'ai glissé des vérités brûlantes ? Tout le monde en Belgique (ailleurs, je ne sais) conçoit la littérature comme un exercice absolument extérieur à la vie, une sorte de passe-temps sans contenu ni conséquence réels. Je suis moi-même obligé de dissimuler avec le plus grand soin ce que la littérature est pour moi : une vie incomparablement plus importante que l'autre (*J*, 467–468).

Après cette révélation cruciale pour la compréhension de toute œuvre, il continue en rapportant une conversation avec un commissaire de police de son quartier, à Liège. L'enchaînement n'est pas anodin :

> Ce que le commissaire de police de la rue Darchis me disait des homosexuels : « Ces gens-là, il vaudrait mieux les supprimer », devrait s'appliquer aussi aux artistes et, en général, à tous les êtres d'exception. Tel serait le parti non seulement le plus raisonnable, mais le plus humain, – plutôt que ce lent étouffement. Mais il est vrai que le monde a besoin de nous ; il veut que nous durions, il nous entretient à petit feu pour nous consommer peu à peu. Nous sommes une matière scandaleuse, mais comestible (*J*, 468).

Le propos d'« Entre le Tibre et la Meuse » est surtout de montrer l'influence que l'Italie a pu avoir sur les écrivains français. L'Italie est seule capable de redonner l'espoir à ces âmes sensibles. Curvers revient sur le sujet dans la revue *Prétexte* en mars–avril 1958, dans un article intitulé « L'Esthétique de Rome dans les lettres » – il cite les mêmes auteurs que dans l'article de 1949, Montaigne, Montesquieu, du Bellay, Chateaubriand – et d'autres, Horace, Ovide, Muselli, Corneille, Gide, Jules Romains (23–33).

Pour ces intellectuels qu'il cite et au rang desquels il se place volontiers, le voyage en Italie est indispensable, formateur, initiatique. Et ces deux articles érudits nous renseignent ainsi sur la préparation de *Tempo di Roma* – titre presque trouvé puisqu'en 1950, Curvers en publie un très mince fragment, « Le Temps de Rome », dans *La Revue vivante*. Il s'agit de la rencontre entre Jimmy et celui qui deviendra son mentor, sir Craven. Autant d'hommages à tous les écrivains qui l'ont précédé dans l'amour de l'Italie, que l'on retrouve dans les nombreux exergues de *Tempo du Roma*. Les auteurs de ces épigraphes, qui précèdent le roman et chaque chapitre, sont encore les mêmes : Montesquieu, Théophile, Chateaubriand, Stendhal, du Bellay, Corneille. Et d'autres : Robert Browning, Franz Ansel, Paul Morand, Catulle, François-Paul Alibert (22–26).

En 1951, Curvers hésite entre un « roman romain » et un « roman vénitien ». Quelques notes sur Venise occupent plusieurs pages de son journal (449–460) : de nombreuses descriptions de tableaux[9] et de décors serviront, au moins indirectement, puisque Jimmy, le héros liégeois, devient guide touristique à Rome. Tout commence d'ailleurs par la description d'un (faux) tableau de Giorgio de Chirico. Véronique Jago-Antoine, dans sa « Lecture » de *Tempo di Roma*, le précise : la principale raison de la prédilection de Curvers pour Rome, c'est que « tout y est *art* » (482). Des tableaux qu'il contemple, Curvers tire des leçons de morale personnelle. Par exemple, d'une « petite Crucifixion anonyme du XVe siècle » :

> Le peintre a-t-il voulu dire que ce sont nos vertus qui nous torturent ? Idée [...] que je tiens depuis longtemps pour vraie : que nous souffrons par cela même que nous avons de meilleur. Je n'entends pas seulement que la vertu nous coûte par les sacrifices qu'elle exige en raison de sa nature même, mais bien qu'elle est en nous ce que le monde déteste et persécute (*J*, 451–452).

Les Curvers vont au théâtre durant leur voyage : la mise en scène, les acteurs, le public, une anecdote romanesque, tout est noté pour un futur *Tempo di Venezia*[10]. La représentation à laquelle les Curvers assistent suscite ce commentaire :

> ... *Il re cervo* de Gozzi. Exquise mise en scène. Mais la pièce est gâtée par la fatuité de l'acteur principal, Memo Benassi [...] De jolies toilettes, dont quelques-unes nous paraissent typiquement vénitiennes : robes noires en forme de manteau à pèlerine, fermées sur la gorge par un seul bijou, et rappelant la toge rouge des anciens procurateurs. Tout le monde se connaît. Nous ne connaissons personne, sauf la dame du contrôle, d'ailleurs charmante, avec qui je tente un brin de conversation qu'un monsieur, chauve, et peut-être jaloux comme il convient ici de le paraître, se hâte aussitôt d'interrompre (*J*, 453).

Jago-Antoine insiste sur les aspects théâtraux du roman : « la référence théâtrale contamine l'ensemble du roman dont elle va gouverner tous les rouages, tant formels qu'imaginaires » (482). Des remarques d'ordre politique trahissent souvent le sentiment personnel de désengagement de Curvers, son anticléricalisme

9 Des tableaux de Carpaccio, « celui de l'Académie qui représente un miracle opéré par la relique de la Croix », celui avec « les scènes de la vie de sainte Ursule, où saint Jérôme amène au couvent son lion apprivoisé » ; du « Tintoret, peintre visionnaire », de Tiepolo, de Caravage « et ses petits voyous noirauds qui lui étaient chers », etc.

10 De Coblence, le 31 mai 1956, Alexis Curvers n'écrit-il pas à son ami Paul Dresse, sur un ton badin, qu'il pourrait bien s'attaquer à un *Tempo di Berlino* ?

de l'époque, mais aussi l'attention qu'il porte à l'esthétique et aux poètes, aux pauvres et aux démunis :

> Les élections communales se déroulent dans une grande indifférence [...] La propagande de la démocratie chrétienne s'est surtout bornée à engager les électeurs à voter. Inutile de préciser pour qui : le grand nombre est catholique, et les femmes en immense majorité. Les curés, en tout cas, ont donné à fond. La campagne électorale coïncidait opportunément avec le mois de Marie, qui remplit les églises tous les jours jusqu'à des heures indues (*J*, 454).

Et :

> Lido (sous la pluie, plus triste que Mariakerke). Rien ne marque mieux les distances qui séparent les classes sociales en Italie. Sur une moitié de la plage, les cabines de luxe des grands hôtels, avec tennis, allées fleuries, etc., – le tout enfermé par d'épais feuillages et des barricades qui ne permettent même pas d'apercevoir la mer. De l'autre, la plage communale, plus simple, d'ailleurs bien tenue, mais presque aussi hermétiquement close et presque aussi coûteuse. [...] La pierraille s'est répandue jusque dans l'eau et il y pousse de l'herbe : c'est tout à fait « l'affreux Lido » de Musset et « l'herbe d'un tombeau », et c'est là le seul coin charmant (*J*, 456).

L'esprit critique est en éveil quand il s'agit de la religion et l'œil du peintre ou du dramaturge toujours aux aguets. La description des rituels et des corps se fait lyrique :

> Le soir de la Fête-Dieu, interminable et morne procession sur la place Saint-Marc. Théories d'enfants pâles de fatigue, de femmes et de séminaristes dénués de toute expression. Aucun beau visage. D'ailleurs, la race vénitienne n'est pas belle (d'où peut-être la vogue ancienne du masque ?) [...] les corps sont souvent bien faits, et la démarche des gens, sur les ponts et dans les venelles, admirable de sveltesse et d'harmonie (*J*, 454).

Bref, du réel à la fiction, toutes ces notes sont utiles pour un futur récit. Et ces allusions prouvent que Curvers sait que le mystère est un ingrédient nécessaire à toute fiction et qu'une ville peut se transformer en héroïne.

> [J]e sens avec force, ce soir, combien toute ville est une énigme, et celle-ci plus qu'aucune autre. Il s'y cache comme un secret de famille, que l'ostentatoire hospitalité ménagée aux touristes ne sert qu'à rendre plus indécelable encore (*J*, 449).

> Il y a un secret de Venise [...]. Ce secret fait l'enchantement de la ville, on le cherche en vain et l'on s'en va insatisfait. [...] Je crois l'avoir entrevu l'autre soir, comme j'étais sur l'un des débarcadères de la Riva degli Schiavoni (*J*, 457).

De retour à Liège, le souvenir de Venise le hante, il éprouve comme du remords et pense avoir été injuste avec cette ville, déjà personnifiée comme le sera Rome dans son roman. Il tire encore quelques leçons de son voyage et note cette sorte de message à son héros qui devra, lui, se débrouiller pour informer les touristes qu'il guidera dans Rome :

> [À] mesure que je relisais mes notes, j'étais frappé de leur froideur. Ai-je perdu mon enthousiasme ? [...] je ne puis aimer que si je comprends. C'est maintenant que Venise vit dans mon cœur et que, positivement, je la découvre. Et mes remarques trop sévères peut-être sur l'obscurité des églises, la fermeture intempestive des musées (nous sommes retournés jusqu'à trois et quatre fois en certains lieux sans réussir jamais à les visiter) et, en général, la défectueuse organisation du tourisme dans cette ville qui vit du tourisme (les hôtels ne disposent d'aucune documentation sur l'horaire des bateaux, le programme des spectacles, etc., et il faut faire soi-même la chasse aux informations), ne m'ont pas empêché de chérir ardemment cela même qui nous était invisible ou d'accès difficile, peut-être même de le chérir davantage (*J*, 461).

Mot d'ordre aussi pour la traduction qui doit conserver le mystère des allusions. Et enfin, le 9 juin 1951, il tire cette leçon de Venise : « le bonheur, la beauté sont où nous sommes, non pas objets de conquête (sinon sur nous-mêmes) mais récompenses immédiates de notre liberté. » (*Id.*) Curvers n'a peut-être pas retenu pour lui-même ces leçons de sagesse, mais la Venise des pauvres ou celle du XVIIIe siècle avaient tout pour lui plaire. Il en reparle en novembre 1960, dans le périodique parisien *Arts* (« hebdomadaire de l'intelligence française »), sous le titre : « Le XVIIIe Siècle à l'Italienne ». Venise est la Patrie du masque et du raffinement. Les Vénitiens portent le masque, non qu'ils soient laids, mais parce que leur masque et leur entrain chimérique permettent de sauver la face, de cacher le désespoir : cette Venise vit la fin d'un monde. En revanche,

> [Rome] s'embourbe un peu dans une gravité scolaire agrémentée de rusticité bonasse et d'archéologie vandale. Elle devient objet de commentaires et s'en console par des luxes mineurs. Les peintres n'y découvrent plus que la beauté des ruines. C'est à Venise que la beauté vivante est alors dans sa gloire. (1960, 1)

Quelques mots-clés ou expressions (que nous soulignons dans les citations) fournissent les fils rouges de l'interprétation d'un roman baroque et symbolique :

> Cité Lacustre où toutes les lois de la nature et de l'histoire semblent *se renverser*, le *réalisme* et le *féerisme* ne sont pas où l'on pense.
>
> Tous ces artistes ont *sauvé de la mort* imminente et livré à l'éternel ce qui s'offrait à eux de plus *rare* et de plus *fragile* : un style de vie inimitable, une *bizarrerie* apprivoisée, une *réalité* quotidienne imprégnée de *magie* familière, des prodiges désormais sans emploi, des *reflets dans l'eau* et des figures dans le ciel, un *symbole* unique de la destinée.

En 1961, le quotidien parisien *Le Figaro* a entrepris une campagne pour défendre Venise menacée : les édiles veulent raser des bâtiments anciens, édifier des tours et construire des routes pour faciliter l'accès à la place Saint-Marc : le confort des touristes avant tout. À l'appel de l'académicien Gérard Bauër (chroniqueur sous le pseudonyme de Guermantes), qui exige que le sort de la Cité Lacustre soit confié à l'Unesco, plusieurs intellectuels envoient des déclarations. Et le 17 avril 1961, *Le Figaro* publie le témoignage de Curvers[11]. Son argument contre la modernisation de Venise est lié à son imaginaire :

> Venise était notre dernier miracle, une cité habitable où se perpétue la merveilleuse alliance des quatre éléments à l'état pur, [alliance] de l'espace et du temps, de l'histoire et de la vie, de la fable et du vrai, de l'art et de la nature…

Venise ou Rome, peu importe, la beauté, qu'elle soit vivante ou non, est présente partout en Italie.

Jimmy, lui, aime Rome – une Rome vivante grâce à ses habitants ainsi que ses ruines touristiques qui lui permettent de gagner sa vie – parce qu'il y est arrivé par hasard. Il tombe amoureux de Geronima *et* de la ville, qui ne sont qu'une seule et même personne. Le hasard aurait aussi bien pu le mener ailleurs, mais à Rome, les mots ont toute leur puissance, c'est Jimmy qui le dit. Et il ajoute : – « À Parme, à Capri, les babillages ne portent pas à conséquence. » C'est donc peut-être à Rome qu'il faut écrire des mots qui (im)portent. De plus, Rome est pareille à un théâtre. Facétieuse, elle autorise la subjectivité, l'artifice, le jeu de mots, le jeu de rôle, l'autodérision, autant de matières premières du roman curversien. En tout cas, c'est Rome, c'est surtout l'Italie qui permet à Curvers de « faire comme si », de se sentir italien, ou de se retrouver comme un enfant, ou d'être enfin vraiment heureux et gai. C'est l'Italie qui l'autorise à jouer le jeu – à jouer un rôle, ou plusieurs rôles, à se dédoubler en la personne de Jimmy ou de sir Craven. Quand Curvers commence son roman, en 1949, c'est encore la guerre qui le hante, et l'Italie, alors, apparaît comme une planche de salut, comme le seul espoir auquel il puisse se rattacher. La véritable libération, c'est l'Italie qui la lui apporte, pour un temps du moins. C'est grâce à l'Italie où il émigre en imagination qu'on découvre, dans les années 1950, un poète enfin libéré (provisoirement du moins) du carcan de la dépression, car tel est le pouvoir de la littérature.

---

11 La sympathie de Curvers va peut-être autant à Venise qu'au proustien Gérard Bauër qui, constatant le développement de la littérature homosexuelle, écrivit : « Marcel Proust a été comme le Messie de ce petit peuple et les a, au prix d'une sorte de génie, libérés de leur esclavage. » (Tamagne, 153).

2. Approche traductologique

2.1 Méthodologie

Dans sa monographie *An Approach to Translation Criticism.* Emma *and* Madame Bovary *in translation*, Lance Hewson propose un modèle de critique des traductions littéraires (2011). Il s'agit concrètement de recueillir en premier lieu, méthodiquement, une série de données sur l'œuvre choisie et sa traduction. Et notamment des renseignements sur le texte source, l'histoire de sa publication et de ses éditions, complétés par des données sur l'auteur et son œuvre, puis sur le traducteur et la réception de la traduction dans la culture d'accueil. C'est ce que nous faisons pour le roman d'Alexis Curvers, *Tempo di Roma*, avant d'aborder deux traductions, sous le même titre, l'une en italien, par Giacomo Falco (1958), et l'autre en espagnol par Herman Mario Cueva (1959 et 1961)[12].

Toutes les indications recueillies dans les archives, le journal et autres articles concernant la volonté de Curvers d'écrire, avec beaucoup de soin, un récit plein d'événements surprenants, de chausse-trappe et de non-dits, d'évoquer l'idée qu'il se fait de la beauté, de l'Italie, des Italiens, de leurs œuvres d'art qu'il adore, ainsi que la nécessité d'exprimer une souffrance intime liée à son homosexualité et à son amour pour sa femme, sans parler de ses inquiétudes « sociales » concernant les migrants ou les plus démunis, devraient servir à déterminer les unités de traduction à analyser. Nous examinerons quelques choix traductifs, lexicaux ou stylistiques, dans l'incipit des versions en langue italienne et castillane de *Tempo di Roma* selon quelques-unes des catégories d'Hewson (58). L'examen des versions allemande, anglaise, serbo-croate, suédoise, tchèque et polonaise pourrait élargir l'étude avec profit.

2.2 Traductions et traducteurs

Nous n'avons pas exploré la réception des traductions à leur sortie et l'auteur ne semble avoir échangé aucune correspondance avec les deux traducteurs.

De Giacomo Falco, notons qu'il apparaît comme poète dans *Le Journal des Poètes* (n° 8, 16 janvier 1932, p. 3–4), revue belge où Lionello Fiumi[13] propose une étude intitulée « Position de l'Italie », évoquant une *Anthologie de la poésie italienne contemporaine*, procurée par Fiumi et le Belge Armand Henneuse en 1928.

---

12 Dans les tableaux qui suivent, on lira systématiquement les versions française, italienne et espagnole suivies de la page renvoyant à ces éditions.

13 Né en 1894 à Rovereto, près de Trente, et mort à Vérone en 1973, Lionello Fiumi est un poète, romancier, traducteur et essayiste italien.

Dans la même revue, le 19 mars 1932 (n° 17, p. 3) et le 18 décembre 1932 (n° 6, p. 3), paraîtront plusieurs poèmes extraits de cette anthologie, parmi lesquels « Bonheur dans la neige » de Giacomo Falco, traduit par Fiumi.

Quant à Herman Mario Cueva, internet nous fournit une dizaine de titres traduits par ses soins, entre 1954 et 1978. Les nationalités des auteurs traduits, plus ou moins connus - Marguerite Yourcenar, Roland Villeneuve, les Italiens Alberto Moravia, Carlo Cóccioli, Guido Piovene, Nanni Balestrini, l'Allemand Friedrich Reck-Malleczewen, le Grec Vassilis Vassilikos –, laissent augurer d'un polyglottisme sans doute factice. Ainsi *Le Fusil Harpon* a-t-il été traduit du grec en français en 1973, Cueva l'aurait traduit en 1975. Il est probable qu'il l'ait fait à partir de la traduction française. Comme l'indique Alejandrina Falcón, en Argentine, en 1969, date pivot qu'elle a choisie pour son analyse, beaucoup de traductions à partir de langues « exotiques » telles que le grec ou le russe étaient indirectes, c'est-à-dire réalisées à partir de traductions existantes, en français, anglais, allemand ou italien[14]. Les langues de prédilection des traducteurs littéraires argentins à cette époque sont des langues hypercentrales ou centrales, comme l'anglais, le français et l'allemand. Falcón constate, dans les années 1960, « l'internationnalisation des lectures du nouveau public », un « changement de bibliothèque » où « furent privilégiés les écrivains nord-américains »[15]. Il est très plausible également que 1978 soit la date de la dernière traduction de Cueva (au titre emblématique, *Las posesiones diabólicas*). Falcón attire l'attention sur ce phénomène :

> Le processus de radicalisation idéologique, de violence politique et de répression généralisée (étatique ou paraétatique) qui précéda le coup d'État de 1976 allait couper court au développement et à la modernisation des maisons d'édition qui se préparaient dans le climat d'ébullition culturelle et politique des années 1960 jusqu'aux

---

14 Falcón cite les auteurs français traduits en 1969 : « Del francés se tradujeron obras de Alphonse Allais, René Barjavel, Léon Bloy, Petrus Borel, Balzac, Julio Verne en traducción de Raúl Gustavo Aguirre, Peyrefitte, Boris Vian, Paul Nizan y Yourcenar, en traducción de Hernán [*sic*] Cueva. » (s.p.)

15 Notre traduction. « Segun Alvarado y Rocco Cuzzi, en los sesenta, el anverso complementario de la nacionalización literaria y editorial fue la internacionalización de las lecturas del nuevo público. Este proceso habría producido un «cambio de biblioteca» en virtud del cual fueron privilegiados los escritores norteamericanos. » L'auteure renvoie à Maite Alvarado y Renata Rocco-Cuzzi, « *Primera Plana* el nuevo discurso periodístico de la década del 60 », Buenos Aires, *Punto de Vista*, n° 22, diciembre 1984, 28.

débuts de 1970. À partir de 1975, et même avant, beaucoup d'écrivains, de traducteurs et d'éditeurs mentionnés dans ces pages partiraient en exil[16].

Si Cueva a dû quitter son pays, sans doute sa carrière de traducteur s'est-elle interrompue.

2.3 Analyse d'unités de traduction

Nous proposons ici quelques remarques issues de la comparaison entre quatre passages sélectionnés en fonction des thèmes privilégiés de l'auteur. Nous ne pouvons faire l'impasse sur la présence massive de la langue italienne (en italique) dans le texte de Curvers en français (et ce dès le titre du roman). Les deux versions conservent l'italien en italique, mais le lecteur italophone ignore l'italianophilie de l'auteur et du héros.

Tout le monde hochait la tête ; on s'accordait à considérer la *furberia* comme un art entre les autres, et comme une vertu de l'intelligence. (25)	Tutti scuotevano il capo; si era d'accordo nel considerare la *furberia* un'arte come le altre, e una virtú dell'intelligenza. (12)	Todo el mundo inclinaba la cabeza: la *furberia* era considerada siempre, con unánime asentimiento, una más entre las artes y, tambien, virtud de la inteligencia. (14)

Les ajouts d'Herman Mario Cueva, « siempre », « con unánime asentimiento » et « tambien », sont inutiles pour traduire « on s'accordait à » et le niveau de langue en est légèrement affecté.

Quant aux nombreux exergues, Falco prend le parti de les conserver en français, Cueva les traduit sans donner de source.

Rome est un séjour bien agréable : tout vous y amuse. Il semble que les pierres parlent. On n'a jamais fini de voir. Montesquieu (17)	Rome est un séjour bien agréable : tout vous y amuse. Il semble que les pierres parlent. On n'a jamais fini de voir. Montesquieu (5)	Roma es una morada deliciosa : todo allí os encanta. Parece que las piedras hablaran. Nunca se termina de ver. Montesquieu (8)

16 Id. « El proceso de radicalización ideológica, violencia política y represión del aparato estatal y paraestatal, que precedió al golpe de 1976, cortaría el desarrollo y la modernización editorial gestados en el clima de ebullición cultural y política que dominó la década del sesenta y primeros setenta. A partir de la segunda mitad de los setenta, y aun antes, muchos de los escritores, traductores y editores mencionados en estas páginas saldrían al exilio. »

La citation de Montesquieu est extraite des *Voyages* dont la traduction en italien n'aurait paru qu'en 1971 (2003, 212 et Felice, s.p.) et nous n'avons trouvé aucune trace de traduction en espagnol (Kovácz, s.p.)[17]. La citation en anglais reste en anglais : « *Open my heart, and you will see graved inside of it :* Italy. Robert Browning » (19). Selon les règles typographiques françaises, pour mettre un mot en relief, on utilise l'italique. Dans un texte en italique, le mot en relief est en romain. Les versions italienne et espagnole n'appliquent pas cette règle : « *Italy* » (7 et 11) n'est pas mis en relief. Dans le domaine des expressions figées, l'italien semble plus compatible avec une traduction littérale : les « cheveux qui se dressent sur ma tête » (19) sont traduits à l'identique – « i capelli che mi si drizzano sul capo » (7) –, mais l'espagnol a recours à « la chair de poule » (11).

Les lecteurs amoureux de *Tempo di Roma* ont souvent retenu cette phrase pleine de sous-entendus, en oubliant la suivante. Les traducteurs ne semblent pas avoir pris la mesure de ce qui se cache derrière les mots et ont tendance à surtraduire.

À Milan, c'était bien : il y avait le soleil, la couleur, la beauté monumentale, des jardins arrangés en vue du plaisir, mais tout de même une espèce de sens pratique et des cabinets généralement propres. La police avait fort à faire. (19)	A Milano, era bello : c'era il sole, il colore, la bellezza monumentale, giardini fatti per piacere, e neppure mancavano una specie di senso pratico e gabinetti di solito puliti. La polizia aveva molto lavoro. (7). [À Milan, il faisait *beau* : il y avait le soleil, la couleur, la beauté monumentale, des jardins *faits pour le plaisir*, et il ne manquait pas une sorte de sens pratique et des toilettes généralement propres. La police avait beaucoup de *travail*.]	Milán daba gusto : había sol, color, belleza monumental, jardines concebidos con miras al placer; pero, asimismo, cierto sentido práctico y retretes generalmente inobjetables. La policía se esmeraba al máximo. (11). [Milan *donnait envie* : il y avait du soleil, de la couleur, une beauté monumentale, des jardins *conçus* en vue du plaisir ; mais, de même, un certain sens pratique et des toilettes généralement irréprochables. La police *s'efforçait au maximum*.]

Comme le montrent nos rétrotraductions, si l'italien privilégie le point de vue météorologique « bello » plutôt que l'état général « bien » [bene], diminue

17 *Discurso sobre Cicerón*, seule traduction, en 2014, par Christian Felipe Pineda Pérez.

légèrement le niveau de langue avec « fatti per piacere », utilise une expression moins rare que « arrangés en vue de » et supprime l'opposition exprimée en français par « mais », l'espagnol opte, lui, pour une expression, « daba gusto », contenant plus de sous-entendus qu'en français (envie de quoi ?) et conserve l'opposition « pero ». Le terme « concebidos » est d'un niveau de langue qui correspond mieux que le participe passé « fatti » italien. Quant à l'action de la police, elle reste mystérieuse mais plus précise en italien : il s'agit sans ambiguïté de travail (« lavoro »). L'espagnol ajoute une appréciation morale, « se esmeraba al maximo » – les policiers font très bien leur travail –, également présente dans l'adjectif « inobjetables », absente chez Curvers qui doit penser au contraire que les policiers ont autre chose à faire que de vider les pissotières (Humphrey, 1970).

À plusieurs reprises, on observe des changements qui supposent une interprétation parfois erronée du sens. Dans la phrase « La malle des Indes[18] ramenait chaque jour à Milan des théories [*cf. J*, 454] d'Italiens qui, fuyant la misère et le chômage, étaient allés travailler dans les charbonnages de France ou de Belgique » (24), le niveau de langue plutôt élevé et l'allusion à la Grèce antique – « théorie : Groupe de personnes s'avançant les unes derrière les autres, (cortège, procession) » (*TLFi*) – auraient pu être conservés, mais « schiere » [légions] est préféré à « teorie » (11) et « enjambres » [essaims] à « teorías » (14).

[à Enrico, l'escroc] J'étais d'accord pour faire de jolies choses. Mais il y a un point où les jolies choses deviennent moches. [...] J'ai assisté cet après-midi au nouvel acte de ta pièce. C'était un acte de trop. Réellement moche. [...] Bref, je ne joue plus. (28–29)	Ero d'accordo per fare delle cose pulite. Ma ad un certo punto le cose pulite diventano sporche. [...] Questo pomeriggio ho asistito al nuovo atto della tua commedia. Era un atto superfluo. Veramente sporco. [...] In poche parole, non ci sto piú. (15)	Lo estaba para hacer cosas que valieran la pena. Pero hay un límite, más allá del cual las cosas que valen la pena se tornan lamentables. [...] Presencié esta tarde un nuevo acto de tu comedia. Es un acto que sobra. Realmente ridículo. [...] En pocas palabras : abandono la partida. (16)

Dans la première phrase de cet extrait, les « jolies choses » deviennent « pulite » [propres] en italien, des choses « qui vaudraient la peine » en espagnol. Ensuite, « moches » devient « sales » en italien et « lamentables » en espagnol. Mais ensuite le terme « moche » (qui reste « sale » en italien) se transforme en

18 Le traducteur argentin a dû s'interroger sur cette liaison postale supprimée en 1939, mais il traduit par « el tren correo ».

« ridicule » en espagnol. La répétition de « moche », antonyme de beau, n'est pas anodine dans un champ sémantique tel que celui que Curvers entend mettre en place. « Le beau[19] », adjectif substantivé, ou « la beauté », substantif « féminisé » par la terminaison en « té », renvoie à ce qui est admirable, « beau » qualifie ce qui plaît aux yeux, provoquant un sentiment esthétique ou moral agréable.

La notion est utilisée à plusieurs reprises pour parler de l'Italie ou de l'art. Mais « joli » reste superficiel et impliquerait une notion de petitesse morale dans ce contexte si particulier : qu'est-ce qu'une « jolie » arnaque ? Celle qui permet de détrousser un voleur par exemple. Quand devient-elle « moche » ? Quand la victime est incapable de se défendre. Bref quand la « furberia » se joue des petites gens. La fin de l'extrait offre en outre un exemple de jeu de mots dont la transposition ne se fait ni en italien ni en espagnol. Dans le contexte théâtral évoqué ci-dessus et qui plaît tant à Curvers, l'escroc joue un rôle à des fins lucratives et malhonnêtes, aux dépens d'une personne, comme un acteur dans une « pièce » de théâtre. Mais s'agit-il bien d'une « comédie » ? En l'occurrence, vu l'issue de l'épisode, c'est plutôt une tragédie. Et le narrateur refuse de continuer à participer à cette « furberia », à « jouer » dans cette « pièce ». Ni l'italien ni l'espagnol ne maintiennent la métaphore théâtrale.

3. Conclusion

Grâce à la découverte et à l'analyse des archives de l'écrivain, la philologie permet d'identifier les processus de création à l'œuvre chez cet écrivain italophile rongé par l'ambition littéraire mais aussi par des sentiments personnels contradictoires. En revanche, une analyse traductologique, certes simplement ébauchée ici, prouve à quel point l'idéal d'un traducteur littéraire est inatteignable s'il doit être attentif à la genèse d'une œuvre – d'un chef-d'œuvre – pour lui conserver sa puissance. L'abbé Le Batteux estimait qu'il fallait « autant de goût », « peut-être davantage », pour bien traduire que pour bien composer, parce que « le traducteur n'est maître de rien », qu'« il est obligé de suivre partout son auteur & de se plier à toutes ses variations avec une souplesse infinie. » (1753, 283). N'est-ce pas là une preuve du génie potentiel du traducteur littéraire ?

---

19 Le traducteur italien semble préférer le substantif adjectivé au substantif féminin : « il est raisonnable de "sacrifier la beauté au pratique", comme on disait chez moi » et « les pauvres barbares » « vivent dans la laideur » (42) devient : « è ragionevole "sacrificare il bello al practico", come se diceva al mio paese » I « poveri barbari » « vivono nel brutto » (26). L'espagnol garde le substantif : « están convencidos de que es razonable "sacrificar la belleza a lo práctico", según decían en casa » y los « pobres bárbaros » « viven a causa de ello en la fealdad » (24).

Bibliographie

Curvers, Alexis. *Tempo di Roma* (1957). Labor, 1998.

Curvers, Alexis. *Tempo di Roma*. Giacomo Falco (trad.). Bompiani, 1958.

Curvers, Alexis. *Tempo di Roma*. Herman Mario Cueva (trad.). Fabril, 1959 ; 1961.

Curvers, Alexis. « Entre le Tibre et la Meuse ». *Synthèses*, n° 5, 1949, p. 180–188.

Curvers, Alexis. « Le Temps de Rome. Nouvelle inédite (fragment) ». *La Revue vivante*, n° 4, 1950, p. 22–26.

Curvers, Alexis. « L'Esthétique de Rome dans les lettres ». *Prétexte*, n° 2, mars–avril 1958, p. 23–33.

Curvers, Alexis. *En marge de « Tempo di Roma »*. Dynamo-Pierre Aelberts Éditeur, 1958.

Curvers, Alexis. « Le XVIIIe siècle à l'Italienne ». *Arts*, n° 796, 16–22.11.1960, p. 1–2.

Curvers, Alexis. *Journal (1924–1961)*. Catherine Gravet (éd.), Université Paul-Verlaine, Centre Écritures-Recherches en littérature, 2010.

Curvers, Alexis ; Delcourt, Marie. *Edgar Scauflaire*. De Sikkel, 1952.

Falcón, Alejandrina. « Traducir, aclimatar, argentinizar : la importación literaria en 1969 ». *Cuadernos LIRICO*, n° 15, 4.10.2016, http://journals.openedition.org/lirico/2947, consulté le 26.03.2020

Felice, Domenico ; Cristani, Giovanni. *Pour l'histoire de la réception de Montesquieu en Italie (1789–2005)*. Clueb-Lexis, 2006.

Francotte, Auguste. « L'œuvre évanouie d'Alexis Curvers ». *Cahiers internationaux de symbolisme*, « *Tempo di Roma* », n° spécial, 2008, p. 111–124.

Gravet, Catherine. *Alexis Curvers et* La Flûte enchantée *(1952–1962). Vie et mort d'une revue. Essai prosopographique*. Société des Bibliophiles séant à Mons, 2015.

Humphrey, Laud. *Le Commerce des pissotières. Pratiques homosexuelles anonymes dans l'Amérique des années 1960*. La Découverte, 1970.

Hewson, Lance. *An Approach to Translation Criticism.* Emma *and* Madame Bovary *in translation*. Benjamins, 2011.

Jago-Antoine, Véronique. « Lecture ». Alexis Curvers, *Tempo di Roma. Op. cit.*, p. 475–506.

Le Batteux, André. *Cours de Belles-lettres ou principes de la littérature*. Desaint & Saillant Durand, 1753.

Montesquieu, *Voyages* (1722). Arléa, 2003, https://gallica.bnf.fr, consulté le 04.09.2021.

Tamagne, Florence. *Histoire de l'homosexualité en Europe*. Seuil, 2000.

Kovács, Eszter. « Montesquieu en d'autres langues aujourd'hui : enquête sur quelques traductions ». *Société Montesquieu*, 07.12.2017, http://www.societe-montesquieu.org/spip.php?page=article&id_article=2402&connect=montesquieu, consulté le 04.09.2021.

Juan Miguel Dothas

Le plurilinguisme dans la tétralogie de Marie de Jean-Philippe Toussaint, *M.M.M.M.*

Un homme peut vivre sans aucune religion, mais évidemment pas sans aucune langue.

Amin Maalouf[1]

1. Jean-Philippe Toussaint et le plurilinguisme

Depuis *La Salle de bain* (1985) jusqu'à *La clé USB* (2019), le plurilinguisme est un sujet récurrent dans l'œuvre romanesque de Jean-Philippe Toussaint. Évoqué maintes fois comme une contrainte ou même comme un signal d'impossibilité de communication, le plurilinguisme s'intègre à la production de l'écrivain et fait partie de son style paradoxal imprégné d'une esthétique subtile du désaccord.

La situation de communication plurilingue semble chère à Jean-Philippe Toussaint pas seulement dans la dimension romanesque. La page web de l'écrivain (jptoussaint.com), dans la section qu'il accorde aux traductions, permet de constater que ses textes ont été traduits dans trente-six pays[2]. De surcroît, sur la même page, on trouve des vidéos et des textes relatifs à la traduction de ses œuvres, dont les comptes rendus et quelques enregistrements des rencontres entre l'écrivain et ses traducteurs au Collège des traducteurs de Seneffe entre 2000 et 2016. Ces matériels dévoilent l'attention portée par l'écrivain à des questions qui relèvent et de la traduction et du plurilinguisme, comme la volonté de maintenir certains termes en langue étrangère dans ses traductions, exprimée pendant la séance sur *Fuir* le 28 août 2006 :

> « hutongs », les ruelles chinoises traditionnelles. JPT suggère de ne pas traduire ni expliquer le terme, de laisser « hutongs » dans toutes les langues.

1 Amin Maalouf. *Les identités meurtrières*. Grasset, 1998, p. 153.

2 Afrique du Sud, Algérie, Allemagne, Angleterre, Argentine, Bosnie, Brésil, Bulgarie, Chili, Chine, Corée, Croatie, Danemark, Espagne, Estonie, Etats-Unis, Finlande, Galice, Grèce, Hongrie, Italie, Japon, Lituanie, Norvège, Pays-Bas, Pologne, Portugal, Roumanie, Russie, Serbie, Slovénie, Suède, Taïwan, République tchèque, Turquie, Israël. (Toussaint, page web personnelle).

Plus récemment, toujours sur sa page web, Jean-Philippe Toussaint invite, d'une part, les écrivains à rédiger leurs propres versions d'une nouvelle apocryphe de Borges mentionnée dans son roman *La Vérité sur Marie* (168). D'autre part, il appelle les traducteurs à traduire ces versions « pour compléter l'immense bibliothèque de Babel virtuelle qu'ambitionne de devenir le Borges Projet ». L'appel à contribution, publié en treize langues – allemand, anglais, chinois, coréen, espagnol, estonien, français, hongrois, italien, japonais, portugais, serbe, tchèque –, met en lumière l'intérêt porté par l'écrivain au plurilinguisme.

2. Le plurilinguisme dans la série de Marie

Tout au long de la tétralogie de Marie[3], le narrateur bouge sans cesse. On le retrouve au Japon dans *Faire l'amour* ; en Chine et à l'Île d'Elbe dans *Fuir* ; à Paris, à l'Île d'Elbe et au Japon dans *La vérité sur Marie* et dans *Nue*. Ces déplacements impliquent la confrontation et l'interaction avec des contextes linguistiques différents où le narrateur et son héroïne devront faire face à une série de situations disparates.

La situation de communication plurilingue toussaintienne comprend un ensemble de procédés phatiques, notamment la gestualité et la proxémique[4],

---

3 *M.M.M.M.* (2017) : *Faire l'amour* (2002) ; *Fuir* (2005) ; *La vérité sur Marie* (2009) ; *Nue* (2013).
Toutes les citations entre parenthèses, sauf indication contraire, se réfèrent aux éditions suivantes : *Faire l'amour*, Minuit, 2002 ; *Fuir, Minuit*, 2005 (« double », n° 62) ; *La vérité sur Marie, Minuit*, 2009 (« double », n° 92) ; *Nue, Minuit*, 2013 (« double », n° 107).
Les titres seront indiqués par des abréviations : *Faire l'amour* : *FA* ; *Fuir* : *F ; La vérité sur Marie : LVSM ; Nue* : *N*, et le(s) numéro(s) de(s) page(s) entre parenthèses.

4 « C. Kerbrat-Orecchioni [en] fait un substantif et appelle *phatiques* "l'ensemble des procédés dont use le parleur pour s'assurer l'écoute de son destinataire". Ces phatiques peuvent être des unités d'ordre verbal ("hein ?", "tu vois", "n'est-ce pas ?"...) mais aussi des regards, des mimiques... ». Dominique Maingueneau. *Les termes clés de l'analyse du discours*. Seuil, (1996) 2009, p. 98.
« L'anthropologue américain E.T. Hall a proposé le terme de proxémique (*proxemics*) pour désigner "l'ensemble des observations et théories concernant l'usage que l'homme fait de l'espace en tant que produit culturel spécifique". [...] [E.T. Hall] admet l'existence d'importantes variations d'une culture à l'autre en ce qui concerne les normes proxémiques en vigueur (aux cultures "à contact proche" s'opposent les cultures "à contact distant", cette distinction étant du reste graduelle) ». Patrick Charaudeau, Dominique Maingueneau. *Dictionnaire d'analyse du discours*. Seuil, 2002, p. 477–479.

comme lorsqu'il arrive à Pékin et que Zhang Xiangzhi montre au narrateur la Cité interdite :

> Zhang Xiangzhi, devant moi, qui continuait de conduire la moto sans ralentir, lâchait un instant le guidon pour m'indiquer l'édifice du bras en me criant : *Gugong, Gugong !*, tout en levant le pouce en l'air dans le vent pour témoigner sans doute en quelle haute estime il tenait le monument (et m'en conseiller par là même, en quelque sorte, implicitement, la visite) [...]. (*F* 84–85)

ou que le narrateur et Marie arrivent à l'île d'Elbe pour l'enterrement de Maurizio :

> Marie l'enlaça, le prit par l'épaule et lui fit ses condoléances, passa rapidement la main dans ses cheveux dans un geste affectueux et brouillon. *È la vita*, dit-il, sans conviction, d'un air un peu las, ennuyé, et il s'avança vers moi, hésita un instant à se laisser également enlacer, mais je n'en avais nullement l'intention, et je me contentai de lui tendre la main à distance. Il me serra la main, avec résolution, une poigne ferme, volontaire, sans sourire. Je lui dis un mot aimable en italien sur son père, je dis que l'appréciais et que tout le monde l'aimait à la Rivercina, et m'écoutant en hochant la tête, triturant les clés de sa voiture, il dit la même phrase « *è la vita* » sur le même ton ennuyé, comme s'il l'avait déjà dite cent fois dans la journée et la dirait encore cent fois. (*N* 107)

De la même manière que les gestes de Zhang Xiangzhi se confondent avec ses cris, la gestualité et la proxémique s'imbriquent avec l'expression en italien « È la vita » [C'est la vie][5], en discours direct et sans traduction, et avec le récit du narrateur qui reproduit en discours indirect, en signalant l'emploi de l'italien, ses mots adressés à Giuseppe.

Le narrateur toussaintien est conscient du plurilinguisme et des entraves qu'il comporte. « L'obstacle de la langue » est signalé de manière récurrente à travers sa mention directe (*LVSM* 97), (*N* 116) ou par la mise en scène des confusions, malentendus, quiproquos où le narrateur apparaît comme la victime, comme l'agent passif du plurilinguisme. Ce sont les autres qui emploient leurs propres langues, laissant le narrateur dans une situation d'exclusion. Ou bien ce sont les étrangers qui se servent d'une troisième langue – d'habitude l'anglais[6] – pour communiquer avec le narrateur. La situation n'est jamais envisagée du point de

5 Toutes les traductions entre crochets nous appartiennent.

6 Philippe Claudel signale à propos de *Faire l'amour* : « [...] aucune langue – sinon un fade, très impersonnel et très universel anglais, le fameux anglais commercial, utile pour le commerce des hommes et non leur connaissance – ne permet de s'unir aux autres, de goûter leur voie, le produit mélodieux de leur langue. Un chemin et un espace ponctués de l'étrangeté "d'indéchiffrables colonnes d'idéogrammes" qui portent un sens auquel sans cesse et de façon irrémédiable on échappe,

vue opposé présentant le narrateur comme celui qui profiterait du français pour en tirer avantage. Ainsi, quand le narrateur rentre dans la maison du père de Marie pour voir s'il y a quelqu'un, l'emploi de sa langue devient un obstacle et un signe d'étrangeté par rapport au contexte :

> Il y a quelqu'un ? dis-je, criai-je presque, une nouvelle fois, au milieu des escaliers, et c'est alors que je compris que, s'il y avait quelqu'un, c'était quelqu'un qui ne voulait pas se montrer, c'était quelqu'un qui ne répondrait pas à mes questions – et encore moins si elles étaient formulées en français. (*N*, 166)

Le plurilinguisme peut aussi jouer le rôle de marque d'érudition ou de prestige social. Le père de Marie, sorte de misanthrope installé à l'île d'Elbe, est un « homme de culture qui parlait plusieurs langues » *(N* 124) et Jean-Christophe de G. s'adresse « en anglais, à divers interlocuteurs » (*LVSM* 88). Dans le même ordre, on trouve dans *La vérité sur Marie* tout un paragraphe consacré au vocabulaire équestre en différentes langues :

> Marie demanda à Jean-Christophe de G. si, dans toutes les langues, on parlait de *la robe* des chevaux. Est-ce que c'était le même mot en anglais pour désigner la couleur de leur crin ? *A dress?* Jean-Christophe de G. lui dit que non, qu'en anglais, on disait *coat*, un manteau – à cause du climat, lui expliqua-t-il en souriant, en France, les chevaux peuvent se contenter d'une robe, en Angleterre, ils ont besoin d'un manteau (et d'un parapluie, naturellement, ajouta-t-il avec flegme). (*LVSM* 141–142)

L'emploi de termes locaux, selon les différents pays où l'action se développe, fonctionne comme marqueur topographique dans la narration. Ainsi, dans *Faire l'amour*, aux toponymes propres du séjour au Japon (Nagoya, Kyoto, Shin-Osaka, Shih-Kobe) (134) viennent s'ajouter des termes en japonais : « tako-yaki » (63), « udon » (64), « ramen » (64) (termes culinaires), « getas » (76) (chausses japonaises), « katakanas » (77) (système d'écriture), « Shinkasen » (133) (système de train à grande vitesse japonais), « bentos » (135) (repas japonais individuel, complet et prêt à consommer), « fusuma » (146) (écran opaque coulissant employé comme porte ou comme division dans une pièce), « sumotori » (146) (lutteur de sumo), « shiso » (156) (équivalent du basilic), « daikon » (156) (radis japonais)[7].

---

duquel toujours on est exclu et qui ne deviennent que les ornements décoratifs d'une histoire se tissant dans une autre langue ». Philippe Claudel, « Faire (ou défaire) l'amour : géographie de l'éros dépité ». *Romanciers minimalistes, 1979–2003*, Marc Dambre ; Bruno Blanckeman (dir.), Presses Sorbonne nouvelle, 2012, p. 128.

7 Nous respectons la police employée par Jean-Philippe Toussaint dans ses romans. Les termes japonais ne sont pas reproduits en italique.

Cette présence de mots japonais francisés, d'emprunts qui revêtent « une valeur stylistique de couleur locale » (Ladmiral 19) répond à une décision de l'auteur mentionnée dans les comptes rendus des séances au Collège des traducteurs de Seneffe. Non seulement Jean-Philippe Toussaint intègre ces termes au discours du narrateur en les montrant dans la police normale du texte, c'est-à-dire sans les reproduire en italique comme il est de rigueur pour les mots dans une autre langue, mais de plus il demande aux traducteurs de les conserver tels quels dans leurs traductions. On lit ainsi dans le compte rendu de la séance sur *Faire l'amour* du 25 août 2003, publié sur la page web de l'écrivain :

> JPT francise un grand nombre de mots japonais, certains connus comme futon ou sushi, mais aussi des mots plus complexes, comme pachinko, daikon ou fusuma. Il préconise de ne pas chercher à les traduire, de leur laisser leur « couleur » japonaise, sans les mettre en italique ou chercher à les expliquer (ni dans le texte, ni dans des notes en bas de page). C'est un roman, pas un livre savant.

La situation est identique avec l'italien à l'île d'Elbe. La « barzelletta » [blague] (F 159), le « telefonino » [téléphone portable] (LVSM 160), les « vongole » [palourdes] (LVSM 173), la « cioccolateria » [chocolaterie] (N 108) accompagnent les toponymes – Nisporto (F 126), Portoferraio (F 127), Monte Capanello (LVSM 199), Monte Strega (LVSM 199), Voleterraio (LVSM 199), etc. – réalisant « au sens de : faire passer pour réel » (Genette 20) tout ce que la fiction a de concerté et d'artificiel. De fait, dans « *Nue* est un titre qui pourrait s'appliquer à tous mes livres », entretien avec Alexandre Rochon (Toussaint, *Nue* 173–185), l'auteur exprime de quelle manière l'île d'Elbe de ses romans est une création fictionnelle, inspirée, bien entendu, d'endroits réels mais qui correspondent aussi à la Sicile ou la Corse[8]. De cette manière, la reproduction d'un office religieux (*F*

8 « En réalité, j'ai fait un tout premier voyage au début des années 2000, avec déjà l'idée d'y situer un roman. Puis en 2020, j'y suis retourné quasiment en repérages pour la scène du cimetière de *Nue*. Il y a d'ailleurs plus de précision documentaire dans cette scène, même si je mélange plusieurs cimetières existants à l'île d'Elbe, auxquels je mêle quelques souvenirs de l'extraordinaire cimetière d'Agrigente en Sicile. Mais, plus généralement, l'île d'Elbe de mes livres est toujours inspirée par la Corse, que je connais très bien depuis le début des années 1980. L'expérience intime des lieux, les odeurs, les sensations physiques, et même la géologie et la végétation, viennent toujours de la Corse. Même si de façon superposée, j'ai travaillé avec de la vraie documentation qui concerne l'île d'Elbe, des cartes de géographie, des guides touristiques. J'ai situé très précisément la Rivercina, la maison du père de Marie, sur une carte de l'île d'Elbe, un peu à l'est de Portoferraio, sur la route de Nisportino. Mais si le niveau supérieur concerne l'île d'Elbe, dans le détail, plus on descend sur

134–135) ou celle d'une chanson de Luccio Battisti (*N* 121)[9] apportent à cette « construction immatérielle d'adjectifs et de pierre, de métal et de mots » (Toussaint, *L'urgence et la patience* 54) l'effet de réel, dans le sens barthésien du terme (Barthes 84–89), qui la rend vraisemblable.

En termes généraux, dans le cycle de Marie, le plurilinguisme apparaît a) de façon spontanée sous la forme d'un terme ou d'un syntagme, la plupart du temps intégrés au discours du narrateur ou d'un personnage ; b) thématisé de manière directe ou indirecte par des commentaires du narrateur qui signalent, voire explicitent, l'emploi d'une langue étrangère.

Nous évoquerons, dans le premier cas, la scène de *Faire l'amour* où le narrateur et l'héroïne reçoivent dans leur chambre un fax arrivé de manière inopinée :

> Sans la moindre intervention extérieure, et dans un silence d'autant plus surprenant que rien ne l'avait précédé ni rien le suivit, le téléviseur s'était allumé de lui-même dans la chambre. Aucun programme n'avait été initialisé, aucune musique ni aucun son ne sortait du récepteur, seulement une image fixe et neigeuse sur fond bleu dans un imperceptible grésillement électronique continu. *You have a fax. Please contact the central desk.* Marie, les yeux ceints de ses lunettes de soie, n'avait rien remarqué de cette interruption et continuait de se mouvoir dans mes bras dans la pénombre bleutée de la chambre. (*FA* 35)

Bien que le message soit écrit en anglais, outre la typographie en italique, aucune remarque ne signale son emploi. La même situation est observée dans la mention des dépendances et des panneaux d'indication de l'hôtel : « *Health Club* » (43), « l'airport limousine » (54), ou même « EXIT, EXIT, EXIT » (43) reproduit en romain dans l'original en français.

---

la carte, plus on zoome en quelque sorte vers le sol, comme dans un logiciel de cartographie en ligne, plus on se rapproche de la Corse, plus c'est la Corse en réalité qui m'inspire ». « *Nue* est un titre qui pourrait s'appliquer à tous mes livres. Conversation entre Alexandre Rochon et Jean-Philippe Toussaint », *in* Jean-Philippe Toussaint. *Nue*. Minuit (« double » n° 92), 2013/2017, p. 173–185.

9 La chanson de Lucio Battisti dit « *Amore mio, hai già mangiato o no?* » [Mon amour, as-tu déjà mangé ou pas ?]. L'italien permet l'élision du sujet, dès lors « amore mio » [mon amour] est un vocatif et non le sujet phrastique de la proposition « hai [tu] già mangiato o no? » [as-tu mangé ou pas ?]. Par conséquent la transcription dans le roman (*Amore mio ha già mangiato o no.*) semble comporter une erreur culturelle, d'autant plus que la même orthographe est conservée dans la version intégrale de la tétralogie de Jean-Philippe Toussaint, *M.M.M.M. – Marie Madeleine Marguerite de Montalte*. Minuit, 2017, p. 646. (C'est nous qui traduisons entre crochets).

Dans d'autres cas, dans les différents volets de la tétralogie, l'emploi de la langue étrangère apparaît sous la forme du discours direct :

> La réceptionniste tardait à revenir (*just a moment, please*, m'avait-il dit, avant de disparaître dans les profondeurs d'un petit local annexe), et j'attendais son retour à la réception, les pieds nus dans mes sandales humides. (*FA* 55)

> [...] j'entendis le jeune homme refermer la porte précipitamment et me suivre dans l'allée en m'expliquant que le musée était fermé (*it is closed, it is closed*, répétait-il d'une voix altérée). (*FA* 173)

ou intégré au discours du narrateur :

> [...] la fille de Peppino, une adolescente morose assise à califourchon sur la barrière, un *telefonino* à l'oreille, qui parlait d'une voix traînante en alignant à l'occasion une brève salve de gestes éloquents de sa main retournée. (*LVSM* 160)

> La dame nous accompagna au premier étage, ouvrit la porte d'une chambre en haut des escaliers, une chambre très spacieuse, haute de plafond, avec un lit *matrimoniale*. [...] *Aspettate un attimo*, dit-elle, et elle nous expliqua qu'il fallait attendre quelques minutes pour que cela commence à chauffer. (*N* 130–131)

Dans le dernier exemple, la mention du lit « *matrimoniale* » [matrimonial] correspond à un discours indirect libre. Le mot en effet appartient au discours de la propriétaire de l'hôtel ; le narrateur, en tant que Français, parlerait plutôt d'un *lit double*. De plus, l'expression « lit *matrimoniale* », outre la marque de l'italien, comporte une connotation culturelle, comme si un lit double ne pouvait être occupé que par un couple marié.

Quand le plurilinguisme est thématisé, il est traité de différentes manières. Dans certains cas, le narrateur mentionne l'emploi d'une langue (« elle dit quelques mots en japonais au chauffeur pendant que je prenais place dans la voiture ») (*FA* 127), ou reproduit le message original en discours indirect (« [...] et d'un ton précis, en anglais, dit qu'elle avait des bagages à faire descendre à la réception ») (*FA* 99).

Dans d'autres cas, la narration présente une intervention méta-discursive[10], comme l'explicitation des contraintes linguistiques qui provoquent la confusion entre le chinois et le français quand le narrateur se trouve en Chine et veut modifier son billet d'avion pour rentrer en France :

> Dans ma chambre, je passai immédiatement quelques coups de téléphone pour régler les modalités de mon retour. Je tombai d'abord sur une opératrice, qui me disait

10 « [...] le locuteur peut à tout moment commenter sa propre énonciation : le discours apparaît ainsi truffé de métadiscours ». Dominique Maingueneau, *op. cit.*, p. 86.

« ouais » d'un air morne (en réalité elle disait « wei », « allô » en chinois, qui se prononce à peu près comme le « ouais » français, avec la même intonation désinvolte et épuisée). (*F* 62)

Il est à noter que dans certaines occurrences le narrateur construit son discours à l'instar d'un traducteur ou d'un interprète :

Une porte s'ouvrit alors en dessous de moi, et une dame en tablier de cuisine apparut dans le couloir, accueillante, volubile, étonnamment souriante et gentille, qui me dit que l'hôtel était complet (*mi dispiace ma siamo al completo*). Elle paraissait vraiment désolée (*ma in agosto, se non c'è gente in agosto*), et, me retenant comme j'allais partir (*è piena stagione, capisce*), me dit d'attendre un instant, réfléchit avec ostentation (elle semblait, quand elle ne parlait pas, mimer ostensiblement chacune des paroles qu'elle ne prononçait pas), la main levée, démonstrative, en suspension, pour me faire patienter. (*F* 130)[11]

On observe que la première phrase en italien est reprise d'abord par le narrateur en discours indirect en français puis reproduite en italien entre parenthèses. Les autres interventions de la propriétaire de l'hôtel sont explicitées par le discours du narrateur et illustrées par la reproduction exacte des mots de la femme.

Pourtant le narrateur peut aller encore plus loin, comme il arrive avec le récit de la rencontre avec Li Qi dans *Fuir*. Bien que l'échange ait eu lieu en anglais, il est reproduit par le narrateur en français :

C'est là que je fis la connaissance de Li Qi. […] J'avais tout de suite remarqué sa présence, mais je ne lui avais adressé la parole que plus tard […] Elle avait remarqué que je n'étais pas Chinois (sa perspicacité m'avait amusé, et qu'est-ce qui *vous* fait croire ça ? avais-je dit). *Votre* sourire, avait-elle dit, *votre* léger sourire (tout ceci *en anglais* et sans se départir de ce léger sourire qui nous venait aux lèvres de manière irrépressible depuis que nous nous parlions, qu'un rien déclenchait et que semblait nourrir en permanence le plus bénin combustible). (*F* 20) (C'est nous qui soulignons).

Le narrateur se sert du *vouvoiement* pour reproduire son échange « en anglais » avec Li Qi en Chine, ce qui s'avère déjà une décision. Si l'on essaie de reconstituer le dialogue en anglais on obtient :

- *And what made* you *think that?*
- Your *smile,* your *light smile*

11 Notre traduction entre crochets : « *mi dispiace ma siamo al completo* » [désolée, nous sommes au complet] ; « *ma in agosto, se non c'è gente in agosto* » [mais en août, s'il n'y a pas de monde en août] ; « *è piena stagione, capisce* » [c'est la haute saison, vous comprenez].

Il est impossible d'attribuer avec certitude « vous » et « votre » ou « tu » et « ton » au « you » et aux « your » du dialogue. La réversibilité, comme le signale Umberto Eco, « n'est bien sûr pas une mesure binaire [...] mais matière à gradations infinitésimales » (80). Il semble clair que Jean-Philippe Toussaint, prenant en considération les « présuppositions culturelles[12] », a imaginé une rencontre entre deux francophones qui auraient entamé une première discussion en se vouvoyant et, par conséquent, il a naturalisé « you » en le transformant en « vous[13] ».

3. Plurilinguisme et humour

Dans son article « La fougère dans le frigo », Laurent Demoulin attribue aux procédés humoristiques employés par Jean-Philippe Toussaint deux particularités : « leur inextricable imbrication et leur relative discrétion » :

> Tout se passe en effet comme si l'humour était à la fois omniprésent et voilé, exploité sous mille formes, mais nulle part nécessaire. (Demoulin 81)

Dans ce sens, nous évoquerons la scène dans *Nue* où Marie et le narrateur, en allant à l'enterrement de Maurizzio, se trompent de cimetière. Ils y trouvent un groupe de gens dont un vieux monsieur avec une casquette :

---

12 « La traduction [...] est une méta-communication qui prend pour objet la langue source (mais aussi, dans un second temps, la langue-cible), en la resituant dans un cadre plus large où elle n'est qu'un élément parmi d'autres et où interviennent aussi l'autre langue précisément, les conditions spécifiques de double énonciation qui président à l'élaboration d'une traduction, ses "conditions de production", les présuppositions culturelles (de la culture-source et de la culture-cible), etc. La langue est là l'essentiel, mais elle n'est pas tout ». Jean-René Ladmiral, *Traduire : théorèmes pour la traduction*. Gallimard, 1994, p. 148.

13 La même situation imaginée dans un contexte argentin semble avoir poussé le traducteur de *Fuir* dans son choix du tutoiement au lieu du vouvoiement pour reproduire la même scène :
« Aquí conocí a Li Qi. [...] Noté su presencia de inmediato, pero solo más tarde le dirigí la palabra [...] Ella notó que yo no era chino (su perspicacia me divirtió, y ¿qué *te* hace pensar eso? le dije). *Tu* sonrisa, dijo ella, *tu* sonrisa ligera (todo esto en inglés y sin renunciar a aquella sonrisa ligera que se nos formaba irrefrenablemente en los labios desde que comenzábamos a hablar, desencadenada por cualquier nadería y que parecía alimentar continuamente el más benigno combustible). » (C'est nous qui soulignons). Jean-Philippe Toussaint. *Huir*. Diego Vecchio (trad.), Beatriz Viterbo, 2007, p. 17–18.

> Ils avaient installé l'oncle nonagénaire sur une chaise en toile pliante au pied d'un pilier et l'ancêtre restait là, immobile, le regard fixe, un bonnet *odio la Juve* sur la tête, en face des rangées de niches funéraires qu'il regardait fixement. (*N* 135)

La remarque à propos de la phrase sur le bonnet « *odio la Juve* » [je hais la Juve], qui exprime la haine envers l'équipe de football italienne Juventus, octroie à la scène dramatique une nuance dérisoire proche de l'absurde. De plus, l'observation peut être assimilée aux détails des réalités contemporaines chez Jean-Philippe Toussaint, qui produisent « une impression de léger loufoque » (Mougin 206) par leur gratuité ornementale et leur futilité.

Toujours dans cette perspective du comique de situation lié au plurilinguisme, on retrouve un des dialogues de sourds typiques de la narrative toussaintienne dans le quiproquo dont est victime Jean-Christophe de G. dans *Nue*. À l'occasion du vernissage de l'exposition de Marie au *Contemporary Art Space* de Shinagawa, Jean-Christophe de G. croit converser avec Marie, l'héroïne, simplement parce que la femme qu'il essaie de séduire s'appelle Marie elle aussi et qu'elle parle français :

> Jean-Christophe de G. était arrivé à ses fins. La seule chose qu'il ignorait, c'est que la jeune femme avec qui il venait de trinquer ainsi de manière aussi prometteuse n'était pas Marie (mais tout le monde peut se tromper). Ce qui avait dû induire Jean-Christophe de G. en erreur, à mon avis, c'est que la jeune femme qu'il avait ainsi approchée parlait français elle aussi, et sans le moindre accent, et qu'elle s'appelait également Marie. (*N* 69)

Dans ce contexte plurilingue, la propre langue, en l'occurrence le français, provoque la confusion et ouvre la voie à la dérision. En sens inverse, c'est la non-maîtrise de l'anglais qui déclenche une scène loufoque entre le narrateur et Zhang Xiangzhi dans *Fuir* :

> Parfois, il m'adressait péniblement une phrase en un anglais rugueux, à laquelle je répondais en acquiesçant avec un sourire prudent, vague, gentil, qui n'engageait à rien. Je ne comprenais pas grand-chose à ce qu'il me racontait, son anglais était rudimentaire, souvent inspiré de la structure monosyllabique du chinois, l'accent difficile à comprendre, il prononçait *forget* comme *fuck* (*don't fuck it*, m'avait-il par exemple recommandé avec force à propos du billet de train – *no, no, don't worry*, avais-je dit). (*F* 32–33)

La reprise de la même situation un peu plus tard dans la narration permet de noter non seulement l'emploi de l'humour mais aussi celui de la vulgarité, un autre trait caractéristique de la production romanesque de Jean-Philippe Toussaint :

> Il me rejoignit sous le portique, et je ne le vis qu'alors – dans un éclat de bleu liquide qui étincela au soleil –, il avait le flacon de parfum à la main. *Don't fuck that*, me dit-il en me le rendant, et il eut un sourire de satisfaction ambigu. (*F* 78)

La vulgarité et l'obscénité chez Jean-Philippe Toussaint génèrent un effet de rupture dans la mesure où elles font irruption soudainement dans le discours, provoquant un hiatus entre niveaux et registres des langues[14], comme le montre ce récit au passé simple, littéraire et soigné, où la vulgarité, par son apparition inopinée, acquiert une sur-visibilité qui renforce la dérision et élargit le champ d'action de l'humour. Au demeurant, l'humour, la confusion et la vulgarité participent du discours toussaintien comme *figures de dérision*[15] et le plurilinguisme accentue leur visibilité.

4. Le plurilinguisme et l'esthétique du désaccord

Toute la série de Marie est marquée par le désaccord. *Faire l'amour* ouvre la tétralogie avec la séparation de Marie et du narrateur à Tokyo. *Fuir*, *La vérité sur Marie* et *Nue* raconteront par la suite leurs rencontres et leurs séparations successives dont l'alternance impose un rythme à la narration. De même, les perceptions mises en discours dévoilent l'opposition et la juxtaposition des couleurs, des lumières, des espaces[16], profilant, avec d'autres traits significatifs, comme le manque de références spatio-temporelles ou la mise en relief de détails superflus, une « narrativité paradoxale » (Rubino 71) et une esthétique du désaccord.

Cette empreinte toussaintienne trouve sa source dans la problématique de « l'urgence et la patience » développée par l'écrivain non seulement dans

---

14 Nous renvoyons au travail de Fabien Gris, « Vulgarités de Toussaint ». *Les Vérités de Jean-Philippe Toussaint*. Stéphane Chaudier (dir.), Publications de l'Université de Saint-Étienne, 2006, p. 161–172.

15 « Nous pouvons [donc] résumer [ainsi] les propriétés des figures de dérision : i) elles sont péjoratives, provocantes et incidentes ; ii) elles concernent des personnages de peu d'importance, et évoqués en de brèves allusions ; iii) elles sont prises en charge dans un dispositif polyphonique, qui permet à l'instance du discours poétique de se dégager dans ce cas de tout investissement énonciatif ; iv) elles semblent faire office de pivot discursif, entre, d'une part, des descriptions ou les tropes, et d'autre part, les scènes mentales symboliques ». Jacques Fontanille. *Sémiotique et littérature*. PUF, 1999, p. 123.

16 Nous renvoyons à notre communication « Vers une esthétique du désaccord dans *Faire l'amour* de Jean-Philippe Toussaint » présentée au Congrès International de Sémiotique, ENS Lyon, juin 2019.

son texte homonyme (Toussaint, *L'urgence et la patience*) mais aussi dans ses romans :

> Le narrateur toussaintien est toujours en quête de la coexistence des contraires, du paradoxe ou rhétoriquement parlant, de l'oxymore. Or la coexistence des contraires, dans leur tension, implique un constant va-et-vient entre eux, entre l'immobilité et le mouvement, l'urgence et la patience. (Schulte Nordholt 142)

Le plurilinguisme n'échappe pas à cette esthétique du désaccord. Il peut signaler l'inclusion mais aussi l'exclusion, la proximité ou l'éloignement. Bien que Marie dans *Faire l'amour* ne soit pas trop persuadée de « l'universalité des mots », c'est l'anglais qui lui permet d'expliquer au douanier que ce qu'il trouve dans sa valise n'est que « a dress » [une robe] :

> Et dans cette caisse-là, qu'est-ce qu'il y a ? demandait-il d'un simple geste, sans un mot. *A dress*, dit Marie. *Please open*, dit le douanier. *It is a dress*, répéta-t-elle, légèrement agacée. *Please open*, répéta le douanier, sans se départir de sa politesse, avec un soupçon de fermeté supplémentaire. [...] *A dress?* dit le douanier. *A dress*, dit Marie à voix basse. *A sort of dress*, convint-elle, plus très persuadée maintenant, plus très convaincue, sous le regard de ce douanier, de l'universalité des mots, des valeurs et des choses. (*FA* 101–102)

Au contraire, c'est l'emploi du chinois entre Li Qi et Zhang Xiangzhi qui installe la distance et la conséquente exclusion dans la conversation au restaurant :

> Je regardais Li Qi qui mangeait en face de moi de bon appétit et parlait chinois avec Zhang Xiangzhi, détendue, souriante, les gestes sûrs, les baguettes expertes. Tout occupés à leur conversation, ils ne me traduisaient presque plus rien, Li Qi m'avait simplement fait savoir qu'elle serait occupée aujourd'hui toute la journée et que c'est Zhang Xiangzhi qui me ferait visiter Pékin. (*F* 68)

Cependant ces situations d'inclusion et d'exclusion, de compréhension et d'incompréhension ne sont pas déterminantes ou péremptoires. Elles suivent l'alternance et la juxtaposition mentionnées plus haut, comme la scène de l'évocation du tremblement de terre :

> Aussitôt, à l'évocation du tremblement de terre (aucun sujet ne pouvait sans doute toucher chacun plus intimement), tout le monde prit part à la conversation, aussi bien le taciturne Kawabata, qui lâcha une phrase péremptoire en japonais, que personne ne nous traduisit, que les deux jeunes gens tirés à quatre épingles, qui surmontèrent leur timidité pour apporter eux aussi leur pierre aux débats. Le plus jeune (si c'était possible d'être plus jeune que l'autre), aussi réservé que bien informé, se mit à nous expliquer dans un anglais ésotérique que, selon des informations entendues à la radio, une personne était morte ce matin d'une attaque cardiaque dans un village de la péninsule d'Izu où se situait l'épicentre du séisme. À cela, l'imprévisible Kawabata, se redressant

> brusquement dans son fauteuil – il s'était appuyé en arrière les mains jointes sous le nez comme pour prendre son élan et bondir en avant –, avait répliqué par une nouvelle phrase péremptoire en japonais, et, alors que, jusque-là, par courtoisie pour nous, on s'efforçait de parler plutôt français ou anglais, la conversation s'était poursuivie exclusivement en japonais, chacun ajoutant un détail ou en évoquant un autre, mimant des chutes d'objets, des affolements, des vacillements. Aux dires de Yamada Kenji, le seul qui continuait à nous traduire quelques informations de temps à autre, il y avait eu deux secousses, une petite, horizontale, à peine perceptible, vers une heure du matin, et une beaucoup plus forte au lever du jour, qui avait occasionné des dégâts dans Tokyo, des coupures d'électricité, des retards de train, des éboulements, des bris de verre, des chutes de toitures et d'éléments de climatiseurs. (*FA* 113–114)

On observe les nuances du texte. Même si la discussion passe du japonais à l'anglais « ésotérique » pour revenir au français, à l'anglais et au japonais, il y a certes une partie qui échappe au narrateur, mais ce dernier arrive à comprendre les dégâts occasionnés par le tremblement de terre. On note dans le fragment la façon dont le plurilinguisme est lié à d'autres recours stylistiques comme la dérision et l'ironie, pour composer une scène typiquement toussaintienne.

5. Conclusion

Notre analyse a permis d'identifier comment le plurilinguisme apparaît dans la série de Marie, non seulement du point de vue morphologique – discours direct, discours indirect, discours indirect libre, emprunt, transcription, traduction – mais aussi d'après sa participation à la narration. Marqueur topographique et culturel, le plurilinguisme signale l'appartenance ou l'étrangeté, indique la proximité ou l'éloignement et, qui plus est, il s'intègre à l'esthétique toussaintienne du désaccord en s'associant à la dérision, à l'ironie et à la vulgarité.

Trait distinctif de l'œuvre romanesque de Jean-Philippe Toussaint, la mise en valeur des occurrences plurilingues répond d'ailleurs à la poéticité de l'écrivain, qui refuse de diluer le détail et l'expérience individuelle dans « quelque signification globale » (Piret 44). De surcroît, le plurilinguisme met en exergue l'intérêt porté par Jean-Philippe Toussaint aux langues et à la traduction. Ainsi, l'univers de l'écrivain lui-même, décrit dans *Mes bureaux* (15–19) ou « Comment j'ai construit certains de mes hôtels », se trouve transposé dans le monde globalisé et plurilingue parcouru par les personnages de ses romans. De cette manière, les différentes langues octroient au discours du narrateur une dimension polyphonique qui renvoie à la nature intertextuelle du texte toussaintien et, au demeurant, à l'enchevêtrement de voix et à la complexité de la société contemporaine.

Bibliographie

Barthes, Roland. « L'effet de réel ». *Communications*, n° 11, 1968, p. 84–89.

Charaudeau, Patrick ; Maingueneau, Dominique. *Dictionnaire d'analyse du discours*. Seuil, 2002.

Claudel, Philippe. « Faire (ou défaire) l'amour : géographie de l'éros dépité ». *Romanciers minimalistes, 1979–2003*, Marc Dambre, Bruno Blanckeman (dir.), Presses Sorbonne nouvelle, 2012, p. 127–139.

Demoulin, Laurent. « La fougère dans le frigo ». *Romanciers minimalistes, 1979–2003*, Marc Dambre, Bruno Blanckeman (dir.), Presses Sorbonne nouvelle, 2012, p. 81–92.

Eco, Umberto. *Dire presque la même chose*. Myriem Bouzaher (trad.), Grasset, 2006.

Fontanille, Jacques. *Sémiotique et littérature*. PUF 1999.

Genette, Gérard. « Vraisemblance et motivation ». *Communications*, n° 11, 1968, p. 5–21.

Gris, Fabien. « Vulgarités de Toussaint ». *Les Vérités de Jean-Philippe Toussaint*, Stéphane Chaudier (dir.), Publications de l'Université de Saint-Étienne, 2016, p. 161–172.

Ladmiral, Jean-René. *Traduire : théorèmes pour la traduction*. Gallimard, 1994.

Maalouf, Amin. *Les identités meurtrières*. Grasset, 1998.

Maingueneau, Dominique. *Les termes clés de l'analyse du discours*. Seuil, (1996) 2009.

Mougin, Pascal. « Réalités contemporaines chez Echenoz, Toussaint, Oster ». *Romanciers minimalistes, 1979–2003*, Marc Dambre, Bruno Blanckeman (dir.), Presses Sorbonne nouvelle, 2012, p. 205–215.

Piret, Pierre. « Portrait de l'artiste en Oriental ». *Textiles*, n° 38, 2010, p. 35–46.

Rubino, Gianfranco, « Jean-Philippe Toussaint : une narrativité paradoxale ». *Romanciers minimalistes, 1979–2003*, Marc Dambre, Bruno Blanckeman (dir.), Presses Sorbonne nouvelle, 2012, p. 71–80.

Schulte Nordholt, Annelies. « "L'urgence et la patience", principes dynamiques de La *Vérité* sur Marie ». Stephanie Chaudier (dir.). *Les Vérités de Jean-Philippe Toussaint*, Publications de l'Université de Saint-Étienne, 2016, p. 137–147.

Toussaint, Jean-Philippe. *M.M.M.M.* Minuit, Amos Edizioni, 2017.

Toussaint, Jean-Philippe. « Comment j'ai construit certains de mes hôtels ». *Constructif.* No. 15, 2006, http://www.constructif.fr/bibliotheque/2006-10/comment-j-ai-construitcertains-de-mes-hotels.html?item_id=2728, consulté 14 novembre 2021.

Toussaint, Jean-Philippe. *Nue*. Minuit, 2013.

Toussaint, Jean-Philippe. *L'urgence et la patience*. Minuit, 2012.

Toussaint, Jean-Philippe. *La Vérité sur Marie*. Minuit, 2009.

Toussaint, Jean-Philippe. *Huir*. Diego Vecchio (trad.), Beatriz Viterbo, 2007.

Toussaint, Jean-Philippe. *Fuir*. Minuit, 2005.

Toussaint, Jean-Philippe. *Mes bureaux. Luoghi dove scrivo*. 2004.

Toussaint, Jean-Philippe. *Faire l'amour*. Minuit, 2002.

Toussaint, Jean-Philippe, page web personnelle, www.jptoussaint.com, consulté le 10.10.2021.

Dictionnaire Centre national de Recours textuels et linguistiques, www.cnrtl.fr, consulté le 10.10.2021.

Vincent Vivès

« Apollôn » et « Khirôn » : usages du plurilinguisme chez Leconte de Lisle

Leconte de Lisle fut un très grand traducteur. On lui doit aussi, en rupture avec les théories romantiques de son temps, des apports dans la réflexion critique de ce que l'on peut appeler aujourd'hui traductologie, tout particulièrement dans l'attachement, lié au refus du syncrétisme romantique, à maintenir les spécificités des langues et des contextes socio-culturels d'où proviennent les œuvres sources. Il fut un grand traducteur de la poésie latine (Horace) mais aussi de la poésie grecque (Théocrite, Homère, Bion, Hésiode, Sophocle, Euripide), cette dernière qu'il travaille conjointement depuis l'*Urtext* et ses traductions latines. Sa traduction d'Homère reste une référence (René Char lit *L'Iliade* dans sa version). L'activité de traducteur, très tôt débutée, et l'attention à l'archive linguistico-littéraire innervent la sphère de sa création poétique. Les liens essentiels qui unissent chez lui traduction, théorie et poésie vont bien au-delà d'un dialogue entre des disciplines et les exigences d'une conscience philologique aiguë[1]. Leconte de Lisle engage là une pensée majeure, qui s'inscrit dans une pensée philosophique (une philosophie de l'Histoire) et une esthétique cristallisées toutes deux dans la crise de la littérature.

Partons d'un constat : Leconte de Lisle a été habité par une compulsion de traduction. Certes, la nécessité économique d'un poète tombé dans l'indigence a pesé dans le choix d'une pratique rémunératrice. Mais cette compulsion rencontre une motivation intellectuelle lorsque Leconte de Lisle érige l'épopée en modèle poétique majeur, dès lors qu'il définit cette dernière parfaite expression des modèles idéels qui ont traversé l'Histoire. La poésie, du moins dans son action passée, réalisait *sub specie artis* la dynamique spirituelle d'une

1 Leconte de Lisle a déjà commencé à traduire Homère quand arrivent les journées révolutionnaires de 1848. Il travaille au début des années 1850 à une traduction complète de l'*Iliade* pour l'éditeur Marc Ducloux. L'éditeur perd le manuscrit comprenant les douze premiers chants de l'épopée, et offre en compensation au jeune poète, désargenté et méconnu, de publier un recueil de ses poésies. Ce seront les *Poëmes antiques*, généalogiquement liés aux travaux de traduction.

civilisation, étant la manière dont l'*Esprit* humain[2]/[3] trouvait tout à la fois son extériorité dans les belles Formes et procédait à l'intériorisation de ses idéaux dans la société tout entière (dans les formes politiques, sociales et religieuses).

Dans un XIXe siècle marqué par des études comparatistes ainsi que par une approche syncrétiste des religions, Leconte de Lisle interroge depuis un même lieu de crise la capacité de l'homme à penser l'Histoire et celle de la poésie (et de l'art plus généralement) à enfanter des idéaux à travers les Formes. Ce lieu de crise, c'est la France des révolutions politiques, sociales et socialisantes avortées, où 1848 et son échec retentissent comme un malheureux et faible écho à 1789. C'est la France catholique, monarchiste, impériale (depuis le coup d'État du prince Président, le 2 décembre 1851). Ce lieu de crise, c'est une littérature qui découvre, pour la jeune génération qui comprend Charles-Marie Leconte de Lisle et Gustave Flaubert (à laquelle succèdera celle de Stéphane Mallarmé, Paul Verlaine ou encore Lautréamont et Arthur Rimbaud), la béance sur laquelle elle se tient : la littérature, faisant l'épreuve de la « perte d'auréole » du poète (Baudelaire) et du « glorieux mensonge » (Mallarmé) qu'elle est devenue, la littérature désertée par l'*inspiration* et l'*enthousiasme* (deux concepts romantiques qui traduisent depuis deux étymologies latine et grecque la même présence du divin comme moteur de la vérité du dire) se raréfie et s'établit selon une logique d'opposition au monde. Dans ce concert de voix témoignant de la crise dont se charge la littérature, celle de Leconte de Lisle, très personnelle, alliant positivisme scientifique, posture politique révolutionnaire, appel à l'idéalisme et nihilisme nourri au lait du Brahmanisme (*L'introduction à l'Histoire du Bouddhisme indien* de Burnouf date de 1844) et de son avatar pessimiste occidental (Schopenhauer), inaugure un nouveau souci des langues traitées, à l'intérieur même de la langue et de la versification françaises, comme traces archéologiques des civilisations disparues, revenues une dernière fois dans la poésie épique pour dire la manière qu'elles eurent tour à tour de disparaître.

Les emplois multilingues chez Leconte de Lisle résultent de positions intellectuelles qu'il faut expliciter. Dans les années d'effervescence qui précèdent

2 L'expression, qui n'est pas sans faire écho à la pensée de Hegel, se trouve dans les *Poèmes antiques* de Leconte de Lise : au vers 3 du poème final, « *Dies Irae* », ainsi qu'au vers 128 d'« Hypatie et Cyrille », poème central pour la compréhension du recueil.

3 Baudelaire perçoit la spécificité de Leconte de Lisle : « Dans le poète comme dans le philosophe, je trouve cette ardente mais impartiale curiosité des religions et ce même esprit d'amour universel, non pour l'humanité prise en elle-même, mais pour les différentes formes dont l'homme a, suivant les âges et les climats, revêtu la beauté et la vérité. », Charles Baudelaire (351).

1848, années pendant lesquelles Leconte de Lisle travaille à sa traduction d'Homère, paraît une traduction du *Dictionnaire mythologique universel, ou biographie mythique* de Jacobi. Thalès Bernard, qui en est l'auteur, y remet en cause le syncrétisme de Creuzer. Il prolonge sa réflexion quelques années plus tard avec un ouvrage qui résonne particulièrement avec les thèses défendues par l'auteur des *Poèmes antiques* : les *Études sur les variations du polythéisme grec* à quoi fait suite l'*Histoire du polythéisme grec*. Il s'agit là de deux ouvrages, datant de 1853–1854, qui remettent en cause les hypothèses syncrétistes, naturalistes et alexandrines des mythes qui, téléologiquement tout autant que théologiquement, réduisent la multiplicité des structures mentales, des constructions imaginaires et des personnages mythiques à des avatars de principes divins que le christianisme aurait, seul, présentés avec le plus de netteté[4].

Les *Variations* disent bien l'hétérogénéité des influences et des figures au sein de mythologies qui elles-mêmes ne sont en rien des dogmes apparus constitués, unifiés. La grande préface des *Poèmes antiques*, qui est l'un des grands textes littéraires qui actent la remise en cause du syncrétisme romantique, développe l'idée selon laquelle l'essence de la poésie tient dans le fait d'être tout à la fois l'expression extérieure des idéaux d'une société et la forme parfaite qu'elle offre à ces derniers pour que leur puissance intérieure, confuse, non encore explicitée, se conscientise. En ce sens, elle se confond avec les grands textes fondateurs et les mythologies, bien qu'en opérant une remise en cause radicale : la poésie n'est pas l'illustration du génie de la religion, et ne lui est connaturelle que parce qu'elles sont toutes deux des mises en forme d'idéaux, participation aux Idéaux. Réalisant les aspirations de l'*Esprit* humain à la transcendance, la poésie les conçoit sur le plan immanent de la belle forme. En tant qu'il est l'Idéal, l'art a détrôné les puissances divines, qui ne sont en fait que des figures parmi d'autres, comme celles qui nourrissent l'imaginaire moral et les conceptions politiques d'un peuple. Ontologiquement liée au socle qui la voit naître, la poésie rend compte des déterminations qui se tissent entre hypo-et hyper-structure, entre conditions naturelles, structures religio-politiques et idéaux. De ce point de vue, Leconte de Lisle se trouve sensibilisé, contrairement à ses aînés, à l'hétérogénéité intellectuelle des œuvres comme à la discontinuité des idées, des rêves et des Formes, motivés en des lieux, des temps et des langues différentes, ainsi qu'il le précise dans la préface-manifeste des *Poèmes antiques* :

4 Cette question est traitée de manière plus développée dans *Leconte de Lisle, L'épopée du Néant*, essai à paraître.

> Trois poëmes, *Hélène, Niobé* et *Khiron*, sont ici spécialement consacrés à l'antiquité grecque et indiquent trois époques distinctes. [...] *Hélène* est le développement dramatique et lyrique de la légende bien connue qui explique l'expédition des tribus guerrières de l'Hellade contre la ville sainte d'Ilos. *Niobé* symbolise une lutte fort ancienne entre les traditions doriques et une théogonie venue de Phrygie. *Khiron* est l'éducateur des chefs Myniens. Depuis le déluge d'Ogygès jusqu'au périple d'Argo, il assiste au déroulement des faits héroïques. Un dernier poëme, *Bhagavat*, indique une voie nouvelle. On a tenté d'y reproduire, au sein de la nature excessive et mystérieuse de l'Inde, le caractère métaphysique et mystique des ascètes viçnuïtes, en insistant sur le lien étroit qui les rattache aux dogmes bouddhistes. (97)

La poésie épique, qui chante à travers la geste de grands personnages ou de dieux l'*Esprit* d'une civilisation, est supérieure à la poésie lyrique. Cela induit une attention à la langue et au contexte historique. S'opposant au syncrétisme mais aussi à l'indifférence moderne d'un Hugo enveloppant dans le nom de Vénus tous les attributs allégoriques du désir, Leconte de Lisle tend à la précision d'une archéologie qui différencie Aphroditè de Kypris ou de Kythérée (aux épiclèses, attributs, histoires et cultes différents), ainsi qu'à celle d'un linguiste qui sait distinguer l'Athéna dorienne de l'Athénè ionienne. Les recherches formelles et érudites de la poésie lislienne, portant en premier lieu sur les noms propres, parce qu'ils sont précisément ces lieux de concentration des idéaux dont ils sont les porte-paroles, se présentent ainsi sous leur archaïsme exotique comme une réaction contre les conditions qui mènent des vérités si ce n'est à leur disparition, du moins à leur oubli :

> L'ignorance des traditions mythiques et l'oubli des caractères spéciaux propres aux époques successives ont donné lieu à des méprises radicales. Les théogonies grecques et latines sont restées confondues ; le travestissement misérable infligé par Lebrun ou Bitaubé[5] aux deux grands Poëmes ioniens a été reproduit et mal dissimulé à l'aide d'un parti pris de simplicité grossière aussi fausse que l'était la pompe pleine de vacuité des traditeurs officiels. Des idées et des sentiments étrangers au génie homérique, empruntés aux poëtes postérieurs, à Euripide surtout, novateur de décadence, spéculant déjà sur l'expression outrée et déclamatoire des passions, ont été insérés dans une traduction dialoguée du dénouement de l'Odyssée ; tentative malheureuse, où l'abondance, la force, l'élévation, l'éclat d'une langue merveilleuse ont disparu sous des formes pénibles, traînantes et communes, et dont il faut faire justice dans un sentiment de respect pour Homère. (Leconte de Lisle, *Poèmes antiques* 96–97)

---

5 Deux traducteurs d'Homère de la fin du XVIIIe siècle.

Si la présence des langues archaïques, si nécessaire aux yeux de Leconte de Lisle, est motivée par le souci archéologique, encore faut-il s'interroger sur ce souci même. Après les échecs révolutionnaires de 1848, et dans la catastrophe de la tyrannie qui s'est abattue avec le coup d'État du 1er décembre 1851, Leconte de Lisle abandonne les rêves d'une poésie moderne conduisant les peuples sur la voie du progrès. En cela, il agit en véritable romantique défroqué. Pour lui, le nouvel Empire qui se profile est la mort de l'Histoire, de cette Histoire même qui s'était constituée dans l'incessant combat que les civilisations avaient engagé entre elles et où leur génie respectif, leur *Esprit*, pour les unes déclinant, pour les autres triomphant, se révélait avec l'acuité de leur condition naissante ou agonisante.

Or, le mouvement historique de la France vient clore le mouvement de la dynamique historiale catastrophique, qui, pour Leconte de Lisle, républicain anticlérical, s'est initié avec le christianisme. Les *Poèmes antiques*, faisant revivre l'*Esprit* réalisé à travers les grandes théogonies et les mythologies depuis l'Inde védique jusqu'à la Rome antique, se ferment avec l'advenue d'une religion apportant avec elle les stigmates de la dégénérescence que contient tout monothéisme[6]. Le recueil suivant, *Poèmes barbares,* témoigne de la catastrophe. Mais la célèbre préface de 1852 énonce déjà la fin de l'Histoire et avec elle celle de la Poésie :

> La Poésie, réalisée dans l'art, n'enfantera plus d'actions héroïques ; elle n'inspirera plus de vertus sociales ; parce que la langue sacrée, même dans la prévision d'un germe latent d'héroïsme ou de vertu, réduite, comme à toutes les époques de décadence littéraire, à ne plus exprimer que de mesquines impressions personnelles, envahie par les néologismes arbitraires, morcelée et profanée, esclave des caprices et des goûts individuels, n'est plus apte à enseigner l'homme. (Leconte de Lisle, *Poèmes antiques* 92)

Pour Leconte de Lisle, l'archéologie poétique n'est pas un choix, mais une nécessité. Réintroduire des langues anciennes, mortes, c'est paradoxalement la seule manière de faire vivre une poésie moderne qui, par elle-même, n'a les moyens de se maintenir que dans des formes mineures, sous des propositions de l'intime ou de l'exhibitionnisme. Mais en fait, c'était déjà le cas de toute la

6 Le monothéisme est par principe peu dialectique aux yeux de Leconte de Lisle, donc peu propice au dynamisme historial. En lui les hommes actent la disparition d'un gouvernement si ce n'est démocratique, du moins partagé. Né pendant la Restauration, Leconte de Lisle voit dans le christianisme l'*Esprit* même qui s'actualise en s'extériorisant dans la forme de la monarchie.

poésie *sous le christianisme* : certaines œuvres avaient certes pu naître de la force individuelle, mais n'enfantant rien puisqu'elles étaient, essentiellement, liées à l'*Esprit* – calamiteux, impuissant – de leur époque :

> Dante, Shakespeare et Milton n'ont prouvé que la force et la hauteur de leur génie individuel ; leur langue et leurs conceptions sont barbares. La sculpture s'est arrêtée à Phidias et à Lysippe ; Michel-Ange n'a rien fécondé ; son œuvre, admirable en elle-même, a ouvert une voie désastreuse. Que reste-t-il donc des siècles écoulés depuis la Grèce ? Quelques individualités puissantes, quelques grandes œuvres sans lien et sans unité. (Leconte de Lisle, *Poèmes antiques* 94)

La pratique du plurilinguisme chez Leconte de Lisle (ainsi, de la langue de l'Inde antique, transcrite depuis les textes des Védas, les divers idiomes grecs et le latin pour les *Poèmes antiques*) peut se résumer à ces deux principales exigences : rappeler et maintenir dans la mémoire moderne les périodes heureuses où l'humanité constituait son Histoire dans une liberté dogmatique et instituait des idéaux propices à l'expression des belles Formes, politiques comme esthétiques ; conserver, ne serait-ce qu'en un état fétichisé, la possibilité *actuelle* d'une écriture et d'une pensée de l'Histoire. La position de Leconte de Lisle sur ce point cependant variera. La préface de 1852, ainsi que le poème « À l'Italie » annoncent une possible relance de l'Histoire, que Leconte de Lisle envisage sous une double forme, soit agonistique, guerrière (l'annexion autrichienne de l'Italie pouvant devenir le berceau de nouvelles guerres émancipatrices en Europe), soit méditative et intellectuelle par l'action de la sagesse :

> Et plus tard, quand les intelligences profondément agitées se seront apaisées, quand la méditation des principes négligés et la régénération des formes auront purifié l'esprit et la lettre, dans un siècle ou deux, si toutefois l'élaboration des temps nouveaux n'implique pas une gestation plus lente, peut-être la poésie redeviendra-t-elle le verbe inspiré et immédiat de l'âme humaine. En attendant l'heure de la renaissance, il ne lui reste qu'à se recueillir et à s'étudier dans son passé glorieux. (96)

Cependant, le pessimisme l'emporte dans les dernières années de sa vie : « Le romantisme, qui était surtout *égotiste*, a épuisé toutes les conceptions, ne laissant d'indéfrichées que les vieilles théogonies en lesquelles j'ai tâché de m'incarner. À présent, je ne vois plus trop ce qui reste à faire…» (Leconte de Lisle, *Enquête sur l'évolution littéraire* 242). Fondamentalement, Leconte de Lisle, historiquement frappé d'imbécillité et d'impuissance poétique (comme c'est le cas pour Baudelaire et Flaubert), s'éloigne de l'optimisme de Thalès Bernard qui croit en un progrès historique, à la tête duquel le poète sacerdotal peut œuvrer. Pour l'auteur de « La Mort de Valmiki » (*Poèmes antiques*) ou du « Massacre de Mona » (*Poèmes barbares*), l'Histoire est une longue chute. Et bien qu'il valorise plus que tout le moment polythéiste grec, il perçoit dans le mouvement historial même un moteur violent, agonistique : *sacra fames*[7]. Cette faim de l'humanité, ce désir de puissance, cet appétit violent de la vie elle-même ne cessent, comme le dieu Shiva, de créer à partir de la destruction. Or, Leconte de Lisle en est là, historiquement, où le mouvement historial est bloqué. La dynamique agressive, agonistique, par laquelle l'Histoire avançait, amenant avec elle un renouvellement des idéaux[8], s'est enrayée dans la marchandisation du monde. La poésie ne peut plus enfanter d'actions héroïques. Elle ne peut donc plus jouer son rôle. Ne lui reste qu'à se souvenir des jours heureux où elle participait à la loi historiale. À se faire historienne de cette Histoire dont elle est exclue, non par choix, mais par la nécessaire faiblesse de la civilisation moderne qui paralyse son mode d'être. C'est dans ce cadre que le plurilinguisme de Leconte de Lisle, motivé par la nécessité de retourner dans les âges plus heureux où langues, civilisations, arts, religions et systèmes politiques réalisaient le mouvement historial, qu'il faut envisager la portée essentiellement critique de la présence d'une langue étrangère portée au cœur d'une poésie qui suit encore les préceptes majeurs de la langue et de la métrique françaises.

Comme l'ont mentionné plusieurs critiques (Alison Fairlie, Edgard Pich ou encore Claudine Gothot-Mersch), Leconte de Lisle ne cherche pas à tomber dans l'orientalisme ou l'exotisme : la plupart du temps, il délaisse dans ses poèmes toutes les primes de séductions que l'on pourrait attendre à la lecture d'épisodes mythologiques indiens. Il ne conserve en fait, d'une manière fort ascétique, que la structure des conceptions générales qui structurent des imaginaires réalisés sociétalement. Ses personnages conceptuels, pour reprendre là l'expression de Gilles Deleuze, ne sont que des porte-paroles d'idéaux et de civilisations. L'environnement épique dans lequel ils évoluent vient en premier lieu instaurer les diverses sources de la détermination dont ils sont la cristallisation : le foisonnement de la nature indienne motive par exemple la profusion des divinités du panthéon hindouiste… C'est donc avant tout sur ces

---

7 « La Faim sacrée est un long meurtre légitime Des profondeurs de l'ombre aux cieux resplendissants, Et l'homme et le requin, égorgeur ou victime, Devant ta face, ô Mort, sont tous deux innocents. », « *Sacra fames* », *Poèmes tragiques* 66.

8 La violence a deux facettes chez Leconte de Lisle : elle est le mouvement général de la vie, humaine comme animale, qui détruit aveuglément les plus faibles, mais qui, dans la destruction, assure le renouvellement des idéaux, assurant ainsi que ces derniers ne s'abîment pas en devenant des dogmes. Le mouvement agonistique est ainsi à la fois dangereux, violent, mais il est aussi source d'une liberté, que Leconte de Lisle appelle « spontanéité ».

personnages conceptuels que le multilinguisme se fonde. Par leur étrangeté graphique et sonore, dans leur irruption déchirant le tissu de la langue et de la poésie françaises modernes, ces noms témoignent de la béance entre le monde idéel perdu et le monde présent, ainsi que de l'impuissance moderne à produire de tels modèles. L'hétérogénéité linguistique énonce une crise majeure, à savoir celle de la nomination et du pouvoir de la langue, dans une situation où l'art n'a plus aucun pouvoir sur l'imaginaire collectif. L'art, tel qu'il avait été défini, entre autres, à travers le fantasme socratique du *kalos kai agathos* réalisé dans la Grèce antique, est ruiné par le commerce dans la France du XIXe siècle en plein essor industriel. La science pourra peut-être l'aider. L'archéologie et la philologie sans doute. Mais il n'en demeure pas moins que Leconte de Lisle perçoit la perte de l'évidence de l'art que Hegel pointe dans ses cours d'esthétique. Et le plurilinguisme chez lui joue sur deux plans de cette évidence perdue : en premier lieu, comme nous l'avons déjà dit, dans l'effet de distanciation qui marque la crise moderne face aux mécanismes de production des idéaux que l'Antiquité avait mis en place ; mais aussi dans l'impuissance de la langue moderne à se constituer comme discours lisible, voix audible. Si l'on s'arrête sur des poèmes[9] de Leconte de Lisle comme « La Vision de Brahma » pour l'Inde ou « Khirôn » pour la Grèce, force est de constater que le lecteur moderne a peine à s'y retrouver.

Le projet de rendre compte d'une pensée se double d'un procès d'étrangement qui rend parfois illisibles les thèses et noie le lecteur dans un formulisme qui le porte soit au désarroi (la crise posée comme une expérience irréductible) soit à l'extase (retrouvant ainsi indirectement les pratiques brahmaniques ou de la mystique de l'orphisme). L'étrangement se constitue diversement : à la simple modification graphique fondée sur un souci archéologique de restitution linguistique (« Korybantes ») s'adjoignent des modifications sonores : si « Apollôn » avec la marque insistant sur la sonorisation de la dernière consonne ne pose guère de souci référentiel, « Khirôn » semble plus énigmatique et plus éloigné de sa transcription française (« Chiron »). « Iakkhos » (figure de Dionysos) est bien moins lisible. L'addition de tels termes, entrelacés d'épiclèses (« Inô-Leucothée ») et de périphrases homériques, est plus difficilement accessible encore. Les poèmes indiens, mêlant sources diverses, présentant des thèses qui interrogent le védisme entre ritualisme et spéculation

---

9 L'œuvre de Leconte de Lisle s'organise dialectiquement entre « poèmes », formes longues à sujet généralement métaphysique, au traitement épique, et « poésies », pièces plus circonstanciées, lyriques ou ekphrasistiques.

cosmologique, parcourant les modulations historiques entre hindouisme et bouddhisme, mettent le lecteur en état de perte. Sartre perçoit une rupture fondamentale qui, à partir de 1848, modifie la littérature : ainsi développe-t-il l'idée, dans *L'idiot de la famille*, selon laquelle les écrivains comme Flaubert ou Leconte de Lisle écrivent les uns pour les autres, et non plus pour un lecteur transcendantal que le romantisme pouvait aisément identifier à la bourgeoisie tendant historiquement (et fantasmatiquement) à défaire les classes sociales au sein de sa dynamique universalisante. À travers l'emploi du plurilinguisme, Leconte de Lisle impose une écriture savante qui tout à la fois interdit au poème de devenir un objet de consommation facile (comme peuvent l'être à cette époque les romances ou bon nombre de romans publiés et reproduits industriellement dans les journaux) et impose une participation intellectuelle, critique et philologique, du lecteur.

« Khirôn », poème long de 992 alexandrins, donne la mesure des enjeux qui innervent la pratique multilinguistique de Leconte de Lisle, à la fois minime si l'on considère volumétriquement le ratio entre le français et le grec, majeure si l'on considère ses effets. Paru pour la première fois dans *La Phalange* en 1847, le poème s'intitule initialement « Orphée et Chiron », et ne compte que 299 vers. Leconte de Lisle n'a pas encore élaboré son système (le « système Leconte de Lisle » dont parle Paul Verlaine[10]). Dans cette première version publiée au sein d'un organe fouriériste, le propos est nettement orienté vers la mystique orphique qui nourrit certains courants spiritualistes des clubs révolutionnaires. Dans les *Poèmes antiques,* le propos est tout à fait différent : Orphée sollicite la parole du centaure Khirôn qui déploie, lié au fil de sa vie (et de sa mort prochaine), le mouvement historique depuis l'âge d'or (règne de Kronos le Titan, temps de l'innocence, de bonheur et de proximité entre divinités et humains) jusqu'à l'âge d'airain (règne des Olympiens), mouvement intimement lié au surgissement de nouvelles peuplades (les tribus hellènes faisant fuir les Pélasges). Leconte de Lisle expose là sa thèse du déploiement historial, fondé sur un principe agonistique. Khirôn, témoin des âges passés, participant d'une civilisation éteinte, va lui-même mourir : les idéaux qui furent les siens, qu'il transmet à Achille, dont il est l'éducateur, ainsi qu'à Orphée venu le solliciter, ne resteront que dans les sages mémoires capables de s'extraire des luttes du temps. Les dernières paroles du poème, énoncées par Orphée, attestent de la disparition conjointe des idéaux et des civilisations, comme du maintien de leur souvenir dans quelques rares consciences choisissant de les conserver soit sous forme

10 Lettre de Paul Verlaine à Armand Gouzien, oct. 67 ou mars 68, 120.

d'une philosophie de l'Histoire, soit sous celle de l'Art. Il est à noter qu'Orphée dans ce poème ne tente pas d'intégrer la pensée du mouvement historial dans le dépassement possible qu'offre la mystique à laquelle il donne son nom, l'orphisme.

L'enseignement est tel : l'*Esprit* humain ne cesse de se métamorphoser dans une dialectique du maître et de l'esclave aveugle, sans dépassement. Renversement du dynamisme hégélien au centre duquel l'*Esprit* se réalisant et se dépassant dialectiquement se pense lui-même pour atteindre en un lieu, la philosophie, le savoir absolu : chez Leconte de Lisle, la pensée se pensant à travers l'Histoire débouche sur une fin inane de l'Histoire couronnée par un savoir tout négatif, à savoir que la pensée n'est plus capable de se penser. C'est donc une Histoire de l'*Esprit* humain qu'il tente, cherchant les « titres de famille de l'intelligence humaine » depuis la poésie épique dans la poésie épique, à travers les Formes idéelles qu'ils ont empruntés. Mais cette pensée qui se pense aboutit à l'opposé d'un savoir absolu : elle est devenue critique, négative, effrayée par le mouvement général qu'elle perçoit, qui est chute continue (des Titans aux Olympiens, du polythéisme au monothéisme)[11] d'une humanité courbée sous le fouet du commerce et de l'industrie. Tel Khirôn, Leconte de Lisle voit les idéaux effondrés :

> Je vis, sur les débris de ce monde effacé,
> Un nouveau monde croître, et vers les cieux poussé,
> Comme un chêne noueux aux racines sans nombre,
> Épancher sur le sol sa fraîcheur et son ombre ;
> Tandis que du Destin l'oracle originel,
> Parlant une autre langue aux abîmes du ciel,
> Sous mes yeux éblouis déroulait à cette heure
> Le sort plus glorieux d'une race meilleure.
> (« Khirôn », vers 583–590) (268)

C'est dans l'écroulement des civilisations et dans les Vestiges de sa chute que s'éteint une voix et que naît une « autre langue », dans ce temps spécifique (le moment du dépassement dialectique) où la voix porteuse des Formes qui s'abolissent avec elle prend conscience du mouvement historial à l'instant où elle est défaite.

---

11 Cette chute trouvera dans les recueils suivants (*Poèmes barbares, Poèmes tragiques*) d'autres motifs scientifiques, comme le motif de la disparition du soleil (consumation) et l'atomisation de la terre retournant en fragments dans l'immensité sidérale.

Le plurilinguisme de Leconte de Lisle se traduit de manière indirecte dans quelques transpositions de structures syntaxiques, héritage du formulisme des épopées et textes sacrés chantés par les rhapsodes des pentes du Pinde ou des rives du Gange. Il se porte en premier lieu sur des mots, isolés dans un contexte hétérogène. Quelquefois substantifs liés à la vie (*kokilas, vinâs, çantal, knémides, Khlamyde, Sperkhios…*), souvent noms propres de divinités et de lieux (*Isménos, Krète, Hypériôn, Priamos, Kypris, Apollôn, Phoibos-Apollôn, Pythôn, Aigée*). Notons aussi un grand nombre de noms propres construits à partir de recatégorisations grammaticales (*Daçarathide*) et de substantifs au statut ambivalent, où un objet, un lieu, un être collectif, une idée deviennent des divinités : *Sôma, Mâyâ, Açvatha, Aithèr…* L'usage de la majuscule, non systématique mais fortement majoritaire, rend compte du statut spécifique de cette langue « autre », qui se constitue souvent à travers un souci archéologique se traduisant par des recherches de transcription entremêlant jeu archaïsant et souci de proximité étymologique : c'est que le substantif migre vers le personnage conceptuel, puisqu'à lui seul est dévolu le rôle de synthétiser l'*Esprit* d'une civilisation, d'être le porte-parole de ses idéaux. Mais ce faisant, Leconte de Lisle a bien conscience du caractère d'étrangeté qui fait irruption dans sa poésie. À travers les emprunts et transpositions, il réaffirme l'impuissance moderne de la poésie qui, ne pouvant être l'immédiate formalisation d'un monde d'où les idéaux et la liberté ont disparu, doit en retrouver la trace dans l'archive et l'« étude » (terme majeur de la préface, par lequel Leconte de Lisle rompt avec le romantisme). Les *Poèmes antiques* assument le fait d'être un artefact. La poésie moderne, dit la préface des *Poèmes antiques,* n'est plus qu'un art de seconde main :

> La Poésie moderne, reflet confus de la personnalité fougueuse de Byron, de la religiosité factice et sensuelle de Chateaubriand, de la rêverie mystique d'outre-Rhin et du réalisme des Lakistes, se trouble et se dissipe. […] Un art de seconde main, hybride et incohérent, archaïsme de la veille, rien de plus. (Leconte de Lisle, *Poèmes antiques* 95)

Seule perspective qui s'ouvre à Leconte de Lisle : l'objectivité de l'archive, la trace des textes, et l'impersonnalité du poète qui, s'il ne peut plus être le médium de « l'exacte entre-expression du génie créateur individuel et de la poéticité inhérente à un monde commun » (selon la belle formule de Jacques Rancière évoquant l'épopée dans *La parole muette, essais sur les contradictions de la littérature*, 64), peut du moins s'absenter à lui-même dans l'étude des formes anciennes afin de concevoir le mouvement par lequel s'est réalisé, mobile de civilisation en civilisation, l'*Esprit* humain se déterminant en tombant dans l'extériorité des concepts, des formes et des objets sensibles. C'est pourquoi la poésie de Leconte de Lisle se pense en premier lieu comme une poésie critique, une « étude », et ne cherche pas à être une copie. Malgré quelques calques, et des emprunts manifestes à diverses langues anciennes, « Khirôn » ou « La Vision de Brahma » ne tendent pas à l'imitation. Une lecture première, naïve, ne verra sans doute dans l'exotisme sonore éveillé par « Apollôn »[12] qu'un effet de réel ; une seconde y voit l'indice d'une objectivité à l'œuvre et d'un esprit critique œuvrant à un travail de sélection et de synthétisation.

Le plurilinguisme de Leconte de Lisle est un *alterlinguisme*, si l'on peut oser un tel néologisme, un usage des langues altérées, perdues, dont le souvenir doit être maintenu. Il est donc, essentiellement, diachronique, puisque sa fonction est de révéler une généalogie de l'*Esprit* humain. Engagé enfin dans une pensée critique de la dynamique historiale conçue selon une logique dialectique agonale, il double la violence même du rapport interlinguistique de la puissance évocatrice de l'*autre langue*, en laquelle survit une civilisation. Dans la confrontation entre deux langues, c'est donc l'universel mouvement de destruction de l'Histoire par l'Histoire qui se dit, mais aussi la puissance des langues, vestiges de mondes idéaux engloutis mais virtuellement riches d'une puissance de futurition - en d'autres temps. Confrontation cruelle qui, entre théâtre d'Idées déchues et tombeau philosophique, déclare la mort d'une poésie qui cherche à vivre au dehors de ce qui la définirait en elle-même.

Bibliographie

Baudelaire, Charles. « Leconte de Lisle », *L'art romantique*, éd. Lloyd James Austin, Garnier Flammarion, 1968.

Jacobi, Adolf Edward. *Dictionnaire mythologique universel, ou biographie mythique* (1830–1835), traduction Thalès Bernard, Librairie Firmin Didot frères, 1846.

Leconte de Lisle, Charles-Marie. *Poèmes antiques*, éd. Vincent Vivès, Classiques Garnier, 2011.

Leconte de Lisle, Charles-Marie. *Poèmes tragiques*, éd. Edgard Pich, Les Belles Lettres, 1977.

12 Ainsi de ces deux vers jouant des effets entre nasalisation et dénasalisation : « Apollôn t'honore autant que les Muses » (« La Cigale »), « Le divin Amphiôn, roi que l'Olympe honore », « Niobé », v. 135.

Leconte de Lisle, Charles-Marie. *Enquête sur l'évolution littéraire,* par Jules Huret en 1891, édition de Daniel Grojnowski, Thot, 1982.

Rancière, Jacques. *La parole muette, essais sur les contradictions de la littérature,* Hachette Littératures, 1998.

Verlaine, Paul. *Correspondance générale* I, 1857–1885, éd. Michael Pakenham, Fayard, 2005.

Mohammed Jadir

Traduire la diglossie. Homogénéisation et/ou hétérogénéisation ?

Introduction

Dans ce travail, il sera question de rendre compte du phénomène de la diglossie, l'écart par rapport à la norme conventionnellement reconnue, et de la problématique de sa traduction. La diglossie se décline sous plusieurs formes de registres de langue en usage dans une communauté linguistique (Ferguson ; Fishman). Certains registres (familier, argotique, populaire, etc.) se voient assignés un statut hiérarchiquement inférieur par rapport à la langue officielle. Ils sont foncièrement ancrés dans la culture d'origine et se caractérisent par leur idiosyncrasie et particularisme. Aussi se réalisent-il, formellement, selon des schèmes et procédés qui transgressent la norme et accomplissent une fonction subversive. Les écrivains y recourent pour exprimer leurs partis pris idéologiques et politiques ; c'est également un procédé d'identification des personnages dès lors qu'ils servent à baliser leur statut géographique et social dans les productions romanesques. La traduction des registres linguistiques est sans nul doute un défi à relever. Certains traducteurs font fi des effets socio-culturels, artistiques et politiques recherchés par l'écrivain et gomment toutes les traces hétérolinguistiques dans la cible, ce qui entrave la compréhension du texte original, voire sa force illocutoire selon l'expression de Lefevere.

La première section de ce travail, inscrite dans une perspective fonctionnelle (Dik), portera sur l'analyse linguistique, stylistique et culturelle du corpus source, constitué d'extraits tirés de trois romans cultes : *Native Son* du romancier américain Richard Wright, *L'Assommoir* du romancier français Émile Zola et *Al xubz al hâfî* du romancier marocain Mohamed Choukri. La deuxième section examinera dans quelle mesure les traductions cibles, *Un enfant du pays* (Bolanowski ; Duhamel), *Al-hâna* (Chaaban) et *For Bread Alone* (Bowles), ont réussi à restituer les propriétés des langues sources que chacun des auteurs, pour des raisons d'ordre social, politique et culturel, a façonnées à sa manière, afin de forger son propre idiolecte. Pour ce faire, de nombreuses combinaisons interlinguistiques (source-cible) seront examinées. Les traducteurs devraient-ils procéder par homogénéisation ou par hétérogénéisation (Berman) ? Ou devraient-ils mêler les procédés traductologiques ? Dans quelle mesure les autres oppositions antinomiques de Venuti et Ladmiral pourraient-elles servir à traiter les aspects de la traduction des inserts diglossiques ?

1. La diglossie ou l'évanescence de la norme

Les descriptions linguistiques ont pendant longtemps (IVe siècle avant notre époque) été motivées, entre autres, par le souci d'établir un bon usage, une correction, voire une norme langagière qui retient seulement certaines des façons de parler, et qui rejette les autres comme relâchées, incorrectes, impropres ou vulgaires (Ducrot, Todorov 162). Il va sans dire que la maîtrise du « bon usage » (Vaugelas) est un indice social d'appartenance aux classes dominantes[1]. Dans les productions littéraires, la diglossie renvoie aux parlers non conformes à la norme officielle. Dans les sous-sections suivantes, nous étudierons les réalisations formelles et le fonctionnement de ladite diglossie.

1.1 Choukri : à la recherche d'une langue médiane

Si, selon Rétif, le mérite produit une inégalité juste, Choukri, me semble-t-il, a le mérite non seulement d'avoir eu l'audace d'intégrer l'arabe dialectal et le rifain dans le roman marocain d'expression arabe, mais aussi et surtout de créer un registre de langue 'médian' qui peut être compris dans le monde arabe tout en conservant une certaine spécificité du (des) dialecte(s) marocain(s). Un examen minutieux des échanges verbaux dans *Al xubz al hâfî* révèle que Choukri ne reproduit pas fidèlement, dans les dialogues de ses personnages, le parler régional de la zone nordique du Maroc (Tanger et surtout Tétouan). En d'autres termes, le romancier demeure conservateur quant au respect des contraintes de la norme régissant l'ordre des constituants de l'arabe en jouant sur la variation lexicale et en procédant à un 'ajustement grammatical' aux structures et constructions dialectales. Les énoncés ci-dessous, performés par les protagonistes analphabètes, le jeune « clochard » Mohamed et son père, sont assujettis aux règles de la langue arabe et ne semblent pas refléter le niveau socioculturel des interlocuteurs :

1 Pour de plus amples détails concernant la notion de « norme » (*vs.* « usage »), voir l'article fondateur de Hjelmslev et plus récemment les travaux de Houdebine dans lesquels elle établit un rapport entre l'imaginaire linguistique et les normes objectives/subjectives (Houdebine).

[1] (Choukri 98). إنك لست إلا ولد قحبة.
[Tu n'es qu'un fils de pute[2].]
[2] (Choukri 97). يثق الإنسان في الشيطان ولا يثق في النساء.
[L'homme peut croire en le diable et ne fait pas confiance aux femmes.]
[3] (Choukri 7). سأهجرك يا ابنة القحبة، دبري أمرك وحدك مع هذين الجروين.
[Je vais t'abandonner, fille de pute, débrouille-toi seule avec ces deux chiots.]
[4] (Choukri 5). اسكت، اسكت، اسكت، ستأكل قلب أمك يا إبن الزنى.
[Tais-toi, tais-toi, tais-toi, tu mangeras le cœur de ta mère, fils de fornication (*bâtard*).]

Plus concrètement, sur le plan syntaxique, on constate le respect de l'ordre canonique de l'arabe classique qui suit majoritairement le schème V S O (Verbe, Sujet, Objet). Les structures positionnelles des parlers vernaculaires au Maroc (Aguadé), et dans les pays arabes anciennement colonisés, confèrent l'aire initiale au N(om). Il s'agit de phrases nominales plutôt que verbales. La coloration marocaine (spécificité, originalité, idiosyncrasie, particularisme) est présente dans le texte de Choukri à travers le lexique « cru » de la vie quotidienne ([1], [3] et [4]) et les dictons et proverbes fréquents dans le parler marocain. Ces dictons reflètent une mentalité patriarcale qui stigmatise la femme, donnent une idée sur sa représentation dans l'imaginaire et la société marocains ([2]) et véhiculent des stéréotypes populaires ([5] et [6]) parfois trempés dans l'encrier de la religion ([7] et [8]) :

[5] (Choukri, 178). يعيش من يراك.
[Longue vie à celui qui te voit.]
[6] (Choukri, 179). ليس لنا سبع وجوه. وجهنا واحد مع الجميع.
[On n'a pas sept visages, on n'en a qu'un seul avec tout le monde.]
[7] (Choukri, 185). أيام الله طويلة.
[Les jours d'Allah sont longs.]
[8] (Choukri, 235). العن الشيطان.
[Maudis le diable !]

Par ailleurs, une construction linguistique telle que [9] corrobore l'hypothèse selon laquelle Choukri élabore un arabe médian où l'on assiste à un usage d'éléments dialectaux */ṭir! … yuṭayyirû lanâ raasaynâ?/* complétant une construction amorcée en arabe littéral */ħal turîdu an…?/*, le tout étant régi par les règles de la grammaire arabe :

[9] طر !هل تريد أن يطيروا لنا رأسينا ؟
/ṭir! ħal turîdu an yuṭayyirû lanâ raasaynâ?/
[Vole (*Disparais*) ! Tu veux qu'on nous fasse voler nos deux têtes (*nous faire disparaître*) ?]

2 Les traductions entre crochets sont nos propres traductions littérales.

La création d'un niveau médian de l'arabe est sous-tendue par une position politique et un parti pris idéologique. Choukri s'érige en effet en porte-parole des démunis, des pauvres et des marginalisés, il s'empêche de leur faire parler un arabe littéral soutenu. La variation des registres de langue permet au romancier de rendre compte de la richesse linguistique, culturelle et sociale de son univers romanesque (voir aussi Schwerter). Dans quelle mesure la traduction anglaise de Bowles a-t-elle réussi, à travers les techniques traductives mises en œuvre, à appréhender ces aspects diglossiques ?

1.2 Zola : pour une langue du peuple

Considérons les passages suivants tirés de *L'Assommoir* de Zola :

> [10] – Oh ! ça, c'est du petit rivet, du vingt millimètres, disait-il [Gouget] pour répondre aux questions de Gervaise. Il faut de l'habitude, parce que le bras se rouille vite…
> [11] Et comme elle lui demandait si le poignet ne s'engourdissait pas à la fin de la journée, il y eut un bon rire. *Est-ce qu'elle le croyait une demoiselle ? Son poignet en avait vu de grises depuis quinze ans ; il était devenu en fer, tant il s'était frotté aux outils. D'ailleurs, elle avait raison : un monsieur qui n'aurait jamais forgé un rivet ni un boulon, et qui aurait voulu faire joujou avec son marteau de cinq livres, se serait collé une fameuse courbature au bout de deux heures. Ça n'avait l'air de rien, mais ça vous nettoyait souvent des gaillards solides en quelques années.* (158–159)
> [12] – Alors, vous avez trouvé, madame ? dit-il de son air d'ivrogne goguenard. La Gueule-d'Or, tu sais, c'est moi qui t'ai indiqué à madame…
> [13] Lui se nommait Bec-Salé, dit Boit-sans-Soif, le lapin des lapins, un boulonnier du grand chic, qui arrosait son fer d'un litre de tord-boyaux par jour. Il était allé boire une goutte, parce qu'il ne se sentait plus assez graissé pour attendre six heures. Quand il avait appris que Zouzou s'appelait Étienne, il trouve ça trop farce ; et il riait en montrant ses dents noires. Puis, il reconnut Gervaise.
> [14] Il se montrait galant, se poussait contre la blanchisseuse… Gouget lui cria :
> – Dis-donc, feignant ! pour quand les quarante millimètres ?… Es-tu d'attaque, maintenant que tu as le sac plein, sacré soiffard ?
> – Pour tout de suite, si tu veux, grand bébé ! répondit Bec-Salé, dit Boit-sans-Soif. Ça tète son pouce et ça fait l'homme ! […] On y est, malin ! (159–160)

L'examen de la production romanesque de Zola permet de déduire que l'auteur des *Rougon-Macquart* tient compte des registres de langue en établissant une distinction franche et nette entre sa langue de narration, le français 'standard', et les autres niveaux de langue réservés aux échanges conversationnels. L'auteur fait intervenir ce phénomène de diglossie, reflété dans les registres, en vue de donner la parole à des « personnages ignorants et gâtés par le milieu de rude besogne et de misère où ils vivent » (10).

Plus spécifiquement, son objectif consiste à « peindre la déchéance fatale d'une famille ouvrière, dans le milieu empesté de nos faubourgs », avance-t-il pour expliquer ses intentions d'écrivain dans la « préface » de *L'Assommoir*, œuvre dans laquelle notre corpus a été puisé. « Au bout de l'ivrognerie de la fainéantise, il y a le relâchement des liens de la famille, les ordures de la promiscuité, l'oubli progressif des sentiments honnêtes, puis comme dénouement la honte et la mort ». La critique exacerbée dont le roman a été la cible a porté sur le côté linguistique, sur la forme. « La forme seule a effaré. On s'est fâché contre les mots. Mon crime est d'avoir eu la curiosité littéraire de ramasser et de couler dans un moule très travaillé la langue du peuple. » (9)

L'examen des faits linguistiques zoliens suggère que la distribution complémentaire de la parole des personnages se réalise à travers certains procédés linguistiques qu'il est possible de ramener à trois formes majeures : (i) le Discours Direct (DD), (ii) le Discours Indirect Libre (DIL) et une troisième forme que l'on pourrait nommer (iii) le Discours Indirect Libre Narrativisé (DILN).

(i) Le DD permet à l'auteur de 'donner la parole' à ses personnages pour s'exprimer naturellement, librement et authentiquement. L'auteur se distancie, ce faisant, des positions des protagonistes de son roman et se libère du « diktat » de la norme de la langue soutenue. Les registres de langue, utilisés à foison et mis au service de la narration, fonctionnent en tant qu'identificateurs des personnages, puisqu'ils renvoient à leur situation sociale et acquièrent par là même une fonction idéologique. La langue du peuple qu'insère l'auteur au moyen des niveaux adoptés, vacillant, pour la plupart, entre le familier avec ses tournures vulgaires et l'argotique, met à contribution les formes syntaxiques et lexicales de l'oral. En témoignent, entre autres, les interjections « oh ! », les pronoms démonstratifs « ça », les expressions populaires « le bras se rouille vite », « tu as le sac plein », « ça tète son pouce et ça fait l'homme » ainsi que les constructions syntaxiques à Queue et les constructions thématiques « La Gueule-d'Or » (thème), « tu sais, c'est moi qui » (clivage) ; « alors, vous avez trouvé, madame » (Queue) ; « on y est, malin » (Queue), les déclencheurs, mainteneurs et relanceurs du discours, comme « dis-donc », « alors, tu sais, c'est moi qui … » ainsi que le lexique évaluatif comme « sacré soiffard », « feignant » et « grand bébé »[3].

(ii) Le DIL : Zola exploite fréquemment le discours indirect libre car il permet de véhiculer un télescopage polyphonique entre le point de vue de l'auteur

3 Pour plus de détails sur la différence entre « Langage parlé et langage écrit », voir Peter Koch et Wulf Oesterreicher. http://nbn-resolving.de/urn:nbn:de:bsz:21-dspace-790 144, consulté le 10 novembre 2021.

et celui du personnage (Ducrot ; Jadir). En [11] par exemple, ce télescopage de points de vue, initié formellement par une rupture de la narration, se voit doublé d'une rupture « dialinguistique » (Jadir & Ladmiral) et connote, partant, la ségrégation linguistique, culturelle et sociale établie au sein de la communauté française. On bascule d'un registre de langue 'supérieur' vers un autre 'inférieur' (diglossie) caractérisé quasiment par les mêmes éléments qui structurent et jalonnent le DD : les expressions de tous les jours (« faire joujou »...), le lexique (« gaillards »), les constructions syntaxiques rapportées sans remaniement (« qui n'aurait jamais forgé un rivet ni un boulon »). Il va sans dire que le contenu du DIL n'est pas à concevoir comme le produit d'un acte de dire, mais plutôt comme représentant les idées, les observations, les sentiments, voire le discours intérieur du personnage d'une façon indirecte libre. Ducrot parle, dans ce sens, d'une « intériorisation », d'un passage en perception. Plus explicitement, dans le cas du DIL, c'est le protagoniste et non l'auteur qui assume le rôle de source au sens de Sells, comme il ressort du fragment [11] où les réflexions représentées sont associées à La Gueule-d'Or. C'est à partir du point de vue de celui-ci que l'univers (Gervaise, ouvriers, « vous » générique...) est perçu et jugé. D'où l'interrogation (« est-ce qu'elle le croyait une demoiselle ? »), le raisonnement argumentatif (« d'ailleurs »), le lexique évaluatif (« gaillards solides) », le déictique « vous » (« ça vous nettoyait souvent »).

(iii) Le DILN est une forme d'expression 'hybride' où semblent s'entremêler narration et DIL. S'il est communément admis que le DIL marque une rupture de la continuité narrative pour assigner au personnage un discours dont se distancie l'auteur, le DILN, bien au contraire, comme en [13], se voit parsemé, entrecoupé d'éléments puisés dans la parlure du personnage, lesquels éléments font irruption dans le récit de l'auteur au point de supposer que celui-ci se délecte de cette superposition de registres de langue. C'est la 'langue du peuple' longtemps suffoquée, opprimée, étouffée, qu'honore et glorifie Zola en insérant, dans sa propre narration, les niveaux de langue populaire familier et argotique souvent méprisés. Nous pensons ici à « tord-boyaux », « une goutte », « graissé », « trouve ça trop farce » et aux surnoms « Bec-Salé », dit « Boit-sans-Soif », « le lapin des lapins », « un boulonnier du grand chic » ainsi que « Zouzou ».

1.3 Wright : pour une langue défiant la norme

Considérons le fragment suivant tiré de *Native Son* de Wright :

> [15] Bigger went to the window and stood looking out abstractedly into the street. His mother glared at his back.

"Bigger, sometimes I wonder why I birthed you", she said bitterly.
Bigger looked at her and turned away.
"Maybe you oughtn't've. Maybe you ought to left me where I was."
"You shut your sassy mouth!"
"Aw, for Chrissakes!" Bigger said, lighting a cigarette.
"Buddy, pick up them skillets and put'em in the sink", the mother said.
"Yessum."
Bigger walked across the floor and sat on the bed. His mother's eyes followed him.
"We wouldn't have to live in this garbage dump if you had any manhood in you," she said.
"Aw, don't start that again."
"How you feel, Vera?" the mother asked.
Vera raised her head and looked about the room as though expecting to see another rat.
"Oh, Mama!"
"You poor thing!"
"I couldn't help it. Bigger scared me."
"Did you hurt yourself? "
"I bumped my head."
"Here; take it easy. You'll be all right."
"How come Bigger acts that way?" Vera asked, crying again.
"He's just crazy," the mother said. "Just plain dumb black crazy." (19)

[16] [Bigger se dirigea vers la fenêtre et regarda distraitement la rue. Sa mère le foudroya du regard.]
« Bigger, parfois je me demande pourquoi je t'ai mis au monde, » dit-elle amèrement.
Bigger la regarda et se détourna.
« Peut-être que t'aurais pas dû. Peut-être que t'aurais dû me laisser là où j'étais. »
« Ferme ta sale gueule ! »
« Ah, pour l'amour du Christ ! » dit Bigger en allumant une cigarette.
« Buddy, ramasse ces poêles et pose-les dans l'évier », dit la mère.
« Oui m'ame. »
Bigger traversa le sol et s'assit sur le lit. Sa mère le suivait des yeux.
« Nous n'aurions pas à vivre dans ce dépotoir si t'avais un peu de virilité en toi », fit-elle.
« Ah, recommence pas. »
« Comment tu te sens, Vera ? » demanda la mère.
Vera leva la tête et parcourut la pièce des yeux comme si elle s'attendait à voir un autre rat.
« Oh, maman ! »
« Ma pauvre ! »
« Ça me dépasse. Bigger m'a fait peur. »
« Tu t'es fait mal ? »
« Je me suis cogné la tête. »

« Tiens, calme-toi. Tu seras mieux. »
« Pourquoi Bigger agit comme ça ? » demanda Vera en pleurant à nouveau.
« Parce qu'il est fou, » répondit la mère. « Un supide nègre fou tout simplement. »]

En dépit des multiples points de dissemblance entre Zola et Wright, il y a lieu de relever certains points de ressemblance et d'affinité entre les deux écrivains. Wright appartient au courant naturaliste et la valeur artistique de son œuvre culte *Native Son* a été sévèrement critiquée. Zola, à son tour, fut le chef de fil du naturalisme, et l'attaque dont *L'Assommoir* a fait l'objet a été « sans exemple », selon lui. Par ailleurs, si la production romanesque de Zola s'inscrit dans la littérature de protestation, celle de Wright a été marquée par la condamnation des siècles d'abus et d'exploitation des Noirs américains. Enfin, aussi bien Zola que Wright ont procédé à l'intégration de parlures populaires dans la fiction, ils ont su faire résonner les procédés linguistiques et techniques propres à ces parlures[4].

Si le son d'alarme qui ouvre le roman de Wright (« Grrrrrr ») sonne comme un appel d'urgence du romancier qui attire l'attention sur la répression, la déshumanisation des Afro-américains durant la période d'esclavage et leur servitude dans l'Amérique des années 1930, le texte donné en exemple [15] nous ouvre les yeux sur des relations raciales 'locales' qui s'exercent entre les membres de la communauté noire, les dominés. Ce texte est tiré de la première scène du roman où l'écrivain présente le personnage de Bigger, confronté physiquement à un rat qui a terrorisé la famille. Bigger a gagné la bataille, mais il est offensé par la mère et la sœur qui le maltraitent. Le ton et le langage de l'échange conversationnel le prouvent. Il y a là un procédé technique qui met en œuvre le phénomène de diglossie, plus particulièrement chez 'la variante basse' du peuple déjà étudiée d'un point de vue sociolinguistique par des penseurs tels que Labov.

Les registres de langue se manifestent notamment par des constructions linguistiques variées qui reflètent le milieu social, le niveau culturel de Bigger et des membres de sa famille. Bigger n'a reçu ni éducation, ni enseignement, ni savoir-faire. Il n'a pas eu accès aux livres et au savoir ; ses connaissances sont en grande partie rudimentaires. En témoigne l'échange verbal avec la mère où le lexique vulgaire domine (« chrissakes, sassy mouth, crazy, plain dumb black crazy ») ainsi que les énoncés 'mal' prononcés ou, disons, articulés d'une

4 Le roman de Choukri ne fait pas exception ; il s'inscrit, à son tour, dans le sillage de la littérature réaliste engagée. Il a abordé avec audace la vérité nue et crue du Maroc des années quarante. Un texte aussi osé a été censuré, le monde arabe étant encore conservateur et conformiste à la date de sa publication.

manière qui défie la 'norme' : (« you oughtn't've, Yessum, put'em… »), les interjections (« aw »), etc.

En référence aux fonctionnalistes (Dik) et plus particulièrement au 'Principe de Fonctionnalité' qui stipule que « c'est la fonction qui détermine la forme », un examen des propriétés syntaxiques et sémantico-pragmatiques des répliques du fragment [15] permet de déceler les échos du choc social entre blancs et noirs au sein des membres de la communauté noire, représentée en miniature par la famille Bigger Thomas, et de refléter la violence verbale que subit Bigger, le dominé des dominés.

Tous les énoncés de la mère, qui prennent généralement la forme de constructions thématiques (« Bigger, sometimes I wonder… » ; « Buddy, pick up them »), traduisent comme Force Illocutionnaire Impliquée (FII) (Searle) soit des ordres (« you shut your sassy mouth ! »), soit des regrets (« I wonder why I birthed you »), soit des accusations dont Bigger semble innocent (« we wouldn't have to live … »), soit encore des insultes (« he's just crazy… »). La ségrégation raciale se répercute sur la famille et se traduit, en [15], dans le changement de ton et d'intentions communicatives qui varient en fonction du changement d'interlocuteur. Quand la mère s'adresse à Vera, par exemple, les buts communicatifs changent et déclenchent des formes d'expression différentes (une requête exprimée par une construction à Queue, « How you feel, Vera? », et d'autres forces impliquées contextuellement telles que la compassion, la question totale, le souhait, etc. : « You poor thing! », « Did you hurt yourself? », « Here; take it easy. You'll be all right. »).

Le recours à la diglossie à travers ses multiples réalisations linguistiques est à comprendre comme une forme de protestation contre le racisme et la ségrégation qui se voient plus lourds, plus pesants dans les milieux défavorisés qui vivent doublement la discrimination raciale. D'où la violence comme réponse inévitable aux rapports de domination mis en valeur par Wright. Il n'est plus étonnant que Bigger, qui voit dans le blanc la source de ses souffrances, de ce qu'il subit comme répression et oppression, de son destin qu'il n'accepte point, recoure à la vengeance et aux actes irréparables à la fin du roman.

2. Pour une traduction de la diglossie

Cette section se propose d'analyser les traductions des passages étudiés plus haut, extraits des trois romans *L'Assommoir*, *Native Son* et *Al xubz al hâfî* dans lesquels leurs auteurs respectifs développent des projets aussi différents que complémentaires que l'on peut ramener à la volonté d'asseoir une parlure englobant des registres de langue défiant la norme linguistique officielle pour permettre aux déshérités, aux marginalisés de s'exprimer naturellement en usant de leur propre sociolecte. Dans quelle mesure les traducteurs des œuvres concernées ont-ils réussi l'opération de transfert du jeu complexe sur les registres et niveaux de langue et, partant, le transfert des intentions communicatives des écrivains sources dans leurs 'languacultures' cibles ? Si cette étude s'appuie largement sur la dichotomie homogénéisation vs. hétérogénéisation de Berman, cela n'exclut nullement le recours aux autres opposions antinomiques telles que la domestication et l'exotisation de Venuti et la dichotomie sourcier vs. cibliste de Ladmiral.

2.1 Homogénéisation

Dans ce qui suit, nous avançons la traduction arabe des passages [10–14] susmentionnés :

[17] وكان يقول مجيبا على أسئلة جرفيز
- أواه ! هذا مسمار صغير بطول عشرين مليملترا. يجب الاعتياد لأن الزند يصدأ بسرعة...

[18] Et il disait en répondant aux questions de Gervaise :
[– Awâh ! c'est un petit clou d'une longueur de vingt millimètres. Il faut de l'habitude, parce que le poignet se rouille vite…]

[19]
وحين سألته إذا كان المعصم لا يتخدر في نهاية النهار، ضحك. هل تظنه فتاة ؟ لقد اعتاد معصمه على ذلك منذ خمس عشرة سنة. لقد أصبح من حديد لطول احتكاكه بالأدوات. ومع ذلك فقد كانت على حق؛ فالسيد الذي لم يطرق مسمارا ولا برغيا ويريد أن يجعل لعبة من مطرقته ذات الخمس ليبرات سوف يصاب بالتشنج في مدى ساعتين. وهذا لا يبدو ذا أهمية ولكنه يجعلك في صف الحازمين الأشداء ببضع سنوات.(183)

[20] [Et quand elle lui demandait si le poignet ne s'engourdissait pas à la fin de la journée, il rit. Est-ce qu'elle le croyait une fille ? Son poignet s'y était habitué depuis quinze ans. Il était devenu de fer vu son long frottement aux outils. Malgré cela elle avait raison ; le monsieur qui n'avait forgé ni un clou ni un boulon et qui voulait faire un jeu de son marteau de cinq livres aura une courbature au bout de deux heures. Ceci semble sans nulle importance, mais il vous situera au rang des gens fermes et forts en quelques années.]

[21] وقال بهيئته كسكير وساخر:
- أوجدته اذن يا سيدتي ؟ .. أيها الحلقوم الذهبي أنت تعلم أنني أنا الذي دل السيدة عليك.

[22] [Il dit de son air d'ivrogne et moqueur : Vous l'avez trouvé, madame ? La gueule d'or, tu sais que c'est moi qui t'ai indiqué à madame.]

[23]
أما هو فكان يسمى المنقار المملح ويلقب بالشرب دون عطش، أرنب الأرانب، صانع براغي لبق جدا يرش حديده بلتر من العرق كل يوم. وقد ذهب يشرب قطرة لأنه لم يكن يشعر أنه قد سمن زيادة لينتظر الساعة السادسة. وحين علم أن زوزو يدعى اتيين وجد ذلك مضحكا، وضحك مظهرا أسنانه السوداء. ثم عرف جرفيز.

[24] [Mais lui, il se nommait le bec salé et surnommé le grand buveur sans soif, le lapin des lapins, constructeur de boulons hautement poli qui arrosait son fer par un litre de vin chaque jour. Il était allé boire une goutte parce qu'il ne se sentait pas suffisamment engraissé pour attendre six heures. Quand il a appris que Zouzou s'appelait Étienne, il trouvait ceci amusant, il riait en montrant ses dents noires. Puis, il reconnut Gervaise.]

[25]

وبدا ظريفا، وتقدم نحو الغسالة.. فصرخ فيه غوجيه : قل إذن أيها المرائي ! متى طلبية المسامير بطول أربعين مليمترا؟ أتهاجم الآن لأن كيسك ملآن أيها العطشان؟

[26] [Il se montrait gentil, il s'avança vers la blanchisseuse… Gouget lui cria : Dis-donc, vaniteux ! C'est pour quand la commande de clous de quarante millimètres ? Prêt à attaquer maintenant alors que ton sac est plein, soiffard ?]

[27]

وأجاب المنقار المملح الملقب بالشرب دون عطش:

– حالا، إذا أردت أيها الطفل الكبير. إن في ذلك ما يجعل المرء يلحس أصبعه، وما يجعل منه رجلا! ... اتفقنا أيها الخبيث !

[28]

[Le bec salé surnommé le grand buveur sans soif répondit : Pour tout de suite, si tu veux grand enfant. Il y a en cela ce qui pousse l'homme à sucer son doigt et ce qui fait de lui un homme !… On est d'accord, malin !]

L'Assommoir de Zola a fait l'objet de nombreuses traductions de qualités différentes. Nous avons opté pour une traduction communément jugée parmi les plus réussies. Il s'agit de la traduction intitulée *Al-hâna* [*L'Assommoir*] de Bahige Chaaban, réalisée en 1969 pour les Éditions Ouedat, et qui est de meilleure facture comparativement, par exemple, à la version de Taher Tannahi portant le titre *A-ssikîr* [*L'ivrogne*], parue en 1967 chez Dar Al-Hilal. Un rapide examen permet de découvrir que la stratégie traductive adoptée dans *A-ssikîr* est fondée sur les omissions d'un bon nombre de scènes descriptives que le traducteur semble juger purement ornementales, des digressions 'superflues' dont il a fait l'économie. *Al-hâna*, bien au contraire, propose une version intégrale de l'œuvre originale.

La question qui se pose alors est : dans quelle mesure la traduction a pu rendre compte des richesses linguistique, culturelle, sociale… relevées dans notre analyse des trois types de discours conversationnels (DD, DIL et DILN) et dont les différentes fonctions motivent la réactivation dans le texte cible ?

Certes, pour le traducteur, le choix de la langue du dialogue peut renvoyer à un parti pris idéologique et personnel, mais quelle langue faire parler à ces personnages d'autant plus qu'il y a autant (ou plus) de parlers qu'il y a de pays arabes ? Comment le traducteur peut-il motiver le choix voire la préférence qu'il accordera à un dialecte particulier ? Doit-il opter pour une 'traduction créative' lui permettant de ‘bricoler’ un vernaculaire répondant aux exigences traductionnelles subjectives requises et à l’horizon d’attente du public arabe cible ?

Les données suggèrent que le traducteur a procédé à une traduction ethnocentriste qui vise l’universel et privilégie la langue classique qui unit les peuples du monde arabe, en dépit de l’existence de communautés ethniques et linguistiques non arabes mais qui pratiquent l’idiome en question. Il semble, selon les tenants de l’analytique de la traduction, qu’il a procédé à une déformation de la traduction de l’original puisqu’il a visé en premier lieu la préservation du sens et de « la belle forme ».

On a beau supposer que le traducteur a opté pour une voie « cibliste » privilégiant les « belles infidèles » (Mounin) pour répondre aux besoins du public cible, le parcours traductionnel fait émerger certaines remarques qui inclinent à revoir la traduction réputée pour sa distinction.

1/ Le traducteur a procédé à l’effacement du phénomène de la diglossie ou de l’écart entre langue standard écrite et langue parlée et, partant, à celui des dispositifs constitutifs de ‘la langue du peuple’ que l’auteur source compte parmi les effets de sens recherchés dans sa production fictionnelle.

2/ Si *L’Assommoir* était écrit dans une langue soutenue, Zola aurait-il été « attaqué avec une brutalité sans exemple » ? La langue (et les objectifs) source se voit oblitérée du moment que le traducteur gomme les traits de l’hétérogénéité, ce qui renvoie à un processus d’homogénéisation qui consiste, selon Berman (75), à « unifier sur tous les plans le tissu de l’original, alors que celui-ci est originairement hétérogène ». Comme il ressort de notre analyse plus haut (1.2), l’originalité de l’écriture romanesque de Zola réside dans son caractère polyphonique et, tout particulièrement, dans les registres et niveaux de langue destinés à baliser géographiquement et socialement les personnages des *Rougon-Macquart*. Cette « langue du peuple », que Zola voulait faire résonner dans ses productions, était son arme artistique pour dénoncer les déséquilibres sociaux grandissants.

3/ Le traducteur a bien repéré l’interjection */awâh !/* sans pour autant pouvoir rendre le registre familier et argotique utilisé dans l’échange verbal (le DD). Les formes syntaxiques et lexicales (e.g. expressions populaires, constructions thématiques et à Queue dotées d’équivalents en arabe, lexique évaluatif, etc.) sont systématiquement occultées ou remplacées par des équivalents arabes relevant d’un registre soutenu, ce qui pourrait nuire à l’original. La traduction de ces expressions linguistiques (e.g. a/ « Dis-donc, feignant ! », b/ « Ça tète son pouce et ça fait l’homme ! »…) relevant d’une « variété basse » et traduisant un usage informel de la langue par des contreparties relevant d'une « variété haute » de la cible pourrait dénaturer jusqu'au ridicule le texte de Zola.

4/ Le DIL exprime chez Zola, comme on l'a vu, une sorte de télescopage de points de vue connotant une ségrégation au sein de la communauté française. Le jeu de registres de langue, conçu comme un discours intérieur rapportant, de façon indirecte libre, les sentiments du personnage-source, est mis ainsi à contribution. Tout ce travail sur la langue relevé plus haut (2 (ii)) se voit sacrifié au profit d'un texte homogène au point de supposer que le texte cible [19], équivalent de la source [11], est pris en charge par une seule entité, l'auteur en l'occurrence. Il en va de même pour la traduction arabe [23] du fragment [13] représentant ce qu'on a appelé le DILN et où le phénomène d'hybridité semble atteindre son summum. On y assiste à une transformation du texte source, où la langue orale émaille de bout en bout la narration, en un texte linéaire, sans 'inserts polyphoniques', à telle enseigne que le lecteur arabe a l'impression qu'il est le fruit, à son tour, d'une seule instance de discours.

2.2 Hétérogénéisation

Certes la version arabe du roman de Choukri n'a pu voir officiellement le jour au Maroc qu'en 1982, en raison de la censure. Les deux versions anglaise, *For Bread Alone*, et française, *Le pain nu*, parues respectivement en 1973 et 1980[5], ont contribué grandement à en faire « une œuvre culte » avant même la publication du texte original. Il existe cependant une différence de taille entre les deux versions traduites qu'un bon nombre de lecteurs et spécialistes de Choukri ignorent et dont la révélation permettrait de revoir, dans une large mesure, plusieurs hypothèses émises à propos des deux traductions étrangères de *Al xubz al hâfî* et de revisiter de nombreuses analyses et études (traductologiques) qui s'y rapportent.

Si la version française, parue chez l'éditeur François Maspéro, a été réalisée par Tahar Ben Jelloun sur la base d'un texte arabe déjà existant et visait à assurer, dans le milieu francophone, une large diffusion au texte qui avait connu un grand succès après la parution de sa traduction anglaise chez Peter Owen à Londres, la version arabe sur laquelle ont travaillé Bowles et Choukri était en cours d'élaboration. Bowles explique que la version arabe n'avait pas encore pris forme et que le manuscrit était en construction (Abdelaziz Jadir). Choukri lui apportait de courts textes écrits à la main à propos desquels ils discutaient en

5 *Al xubz al hâfî* est traduit du vivant de son auteur, mort en 2003, en trente-neuf langues étrangères.

espagnol et parfois en darija. Il est à noter que Bowles suivait la même technique avec tous « les narrateurs de Tanger » (e.g. Marbet, Layachi, Lyaâkoubi, parmi d'autres) ; Choukri, à la différence des autres narrateurs qui ont opté pour l'oralité, était lettré.

Cette mise au point est d'autant plus importante qu'elle nous permettra de relire la version anglaise du roman à nouveaux frais dès lors que c'est la version qui importe le plus ici et qu'elle fera l'objet de notre examen. Par ailleurs, une étude du texte arabe et de sa contrepartie anglaise nous fournira des éléments à même de corroborer l'hypothèse selon laquelle la parution de la version anglaise a précédé la version arabe qui a fait l'objet de révision et de fignolage. Nous tenterons de déceler certains « procédés » auxquels Choukri a eu recours lors du processus de réécriture de son texte tels que « l'incrémentialisation », « l'entropie », « la compensation », « l'amplification » (Nida), etc.

Une lecture comparative, quoique diagonale, des deux versions anglaise et arabe nous permet de répertorier un certain nombre d'occurrences reflétant une disproportion, flagrante parfois, entre les segments examinés et auxquelles la parution consécutive desdites versions fournira des explications tenables, compte tenu du public cible. En d'autres termes, les intentions communicatives régissant la production des deux textes diffèrent selon le public cible : la version adressée à un public étranger est conçue différemment de celle ayant pour cible un lecteur marocain, voire arabe. Les éléments focalisés dans chaque version prennent en compte les paramètres du 'proche et du lointain' (*Le proche et le lointain : Enseigner, apprendre et partager des cultures étrangères*).

Il est à remarquer que, lorsqu'un texte est destiné à un récepteur étranger, les éléments qui y sont accentués se trouvent réduits, voire absents parfois, quand le même texte change de destinataire. Ceci témoigne du flair de Choukri, fin connaisseur des deux publics ! À titre d'illustration, dans le fragment [30], le segment adressé à un récepteur anglophone recourt à plusieurs moyens et procédés linguistiques (e.g. l'emploi du verbe « to sob », la répétition d'adverbes d'intensité comme « over » et du mot « bread », l'usage de prédicats connotant la violence physique : « to slap, to kick… »), l'objectif étant d'influer sur l'Autre et de susciter l'empathie à propos d'un thème clé du roman, « la famine » qui sévit dans le Maroc oriental quand l'auteur avait sept ans.

Dans la version arabe en revanche, parue après la version anglaise, tout ce travail linguistique argumentatif et persuasif est (quasiment) absent ! ([29]). Il y a même lieu de constater une révision 'à la baisse' de la misère, une diminution par l'emploi du verbe */abkî/* (pleurer) au lieu de « to sob » (sangloter). Le travail du 'tradapteur' (selon Delisle) varie en fonction de son but communicatif vis-à-vis du public cible (de l'amplification à l'entropie).

[29] (Choukri 5). دخل أبي، وجدني أبكي على الخبز. أخد يركلني ويلكمني
[Mon père entra et me trouva en train de *pleurer* sur le pain. Il commença à me donner des coups de pied et de poing.]

[30] (Choukri 10) *When my father came in, I was sobbing, and repeating the word Bread over and over. Bread. Bread. Bread. Bread. Then he began to slap and kick me.*
[Quand mon père entra, je *sanglotais* et répétais le mot pain encore et encore. Pain. Pain. Pain. Pain. Puis, il commença à me gifler et me rouer de coups de pied.]

En outre, force est de constater que, dans la traduction de l'une des scènes les plus violentes du roman [31–32], et dont le narrateur a été témoin (celle de l'assassinat de son frère par son père qui lui a tordu le cou dans un accès de colère), on conserve les verbes « to kill » (onze reprises dans le texte anglais contre sept occurrences dans le texte arabe) et « to see » (avec une fréquence d'occurrence identique dans les deux textes : quatre fois). Quant à la malédiction (*/qâtalaħu Allaħ/* [Que Dieu le tue !]), qui a une connotation religieuse, elle sera réservée uniquement au public arabe. Il en va de même pour l'expression */yastaġfiruħu/* [Lui demander pardon] en [33], qui est absente dans la version anglaise [34]. Après son péché, 'mortel et actuel', le père passe au pardon, à la rémission et à l'absolution. Ce type d'adjonction, juge Choukri, semble n'avoir pas d'impact sur un public étranger réputé, dans l'imaginaire arabe, libéré de « l'opium des peuples » et risquerait d'atténuer l'image du père tyran impitoyable dont il ne cesse d'accentuer et d'accroître exagérément les traits.

[31] (Choukri, 1973, 9)
تذكرت كيف لوى عنق أخي. كدت أصرخ : أبي لم يكن يحبه. هو الذي قتله .نعم، قتله، قتله، قتله.
رأيته يقتله هو هو قتله. قتله. رأيته يقتله. لوى عنقه. تدفق الدم من فمه رأيته رأيته يقتله. أبي قتله قاتله الله.
[Je me rappelai comment il avait tordu le cou de mon frère. J'ai failli crier : mon père ne l'aimait pas. C'est lui qui l'a tué. Oui, il l'a tué, il l'a tué, il l'a tué. Je l'ai vu en train de le tuer. C'est lui, c'est lui qui l'a tué. Il l'a tué. Je l'ai vu tuer mon frère. Il lui a tordu le cou. Le sang a giclé de sa bouche. Je l'ai vu, je l'ai vu, je l'ai vu en train de le tuer. Mon père l'a tué. *Que Dieu le tue.*]

[32] (Choukri, 9) *I thought of how my father had twisted my Abdelqader's neck. I wanted to cry out: He killed him! Yes. He killed him. I saw him kill him. He did. He killed him! I saw him. He twisted his neck around, and the blood ran out of his mouth. I saw it. I saw him kill him! He killed him.*
[Je me rappelai comment il avait tordu le cou de mon frère Abdelkader. J'ai voulu crier : Il l'a tué ! Oui. Il l'a tué. Je l'ai vu en train de le tuer. Il l'a tué ! Il l'a tué ! Je l'ai vu. Il lui a tordu le cou. Le sang a giclé de sa bouche. Je l'ai vu. Je l'ai vu en train de le tuer. Il l'a tué.]

[33] (Choukri, 1982, 8). يسب العالم دائما ويجدف على الله أحيانا ثم يستغفره
[Il injuriait le monde et maudissait Dieu, puis *il se repentait.*]

[34] (Choukri, 1973, 9) *He abuses everyone with his word, sometimes even Allah.*
[Il injuriait tout le monde, y compris Allah parfois.]

Tout porte à croire que le texte de Choukri est à classer parmi les textes les plus hétérogènes en raison de son plurilinguisme qui se manifeste dans le recours, quoique restreint, à certaines langues étrangères, surtout l'espagnol, et à certains dialectes tels que le rifain et la darija. La contribution prégnante de ce dernier parler vernaculaire dans l'hétérogénéité du récit est évidente. Outre le lexique marocain cru qui a fait l'objet, plus haut, de notre analyse et tout le travail du romancier pour 'assouplir' le dialecte marocain afin de le rendre compréhensible à l'échelle du monde arabe, il est question aussi des expressions idiomatiques, des proverbes, etc. qui accomplissent une fonction identitaire, puisqu'ils balisent les origines géographiques des personnages et servent de paramètre d'indication de leurs statuts socio-culturels.

Il faut signaler que la stratégie traductive suivie par Bowles a pu conserver, autant que faire se peut, l'aspect hétérogène et 'hybride' du manuscrit sur lequel il a travaillé aussi bien sur le plan linguistique que sur le plan culturel. Rappelons qu'au lieu de procéder à une homogénéisation des 'culturèmes', intraduisibles semble-t-il, via une domestication (Venuti), il a procédé à l'élaboration d'un glossaire bilingue expliquant les termes relevant de la langue-culture source au public cible, ce qui lui a permis de sauvegarder les expressions à charge culturelle profonde dans sa traduction et de réactiver les formes d'expression source dans la langue d'accueil.

En d'autres termes, la stratégie traduisante suivie par Bowles consiste à ne pas sacrifier les traces de la richesse hétérolinguistique qui structurent le texte original de Choukri. Le traducteur n'a pas, non plus, opéré un effacement des caractéristiques identitaires de l'Autre dans la traduction, bien que le processus n'ait pas manqué de créer un effet d'exotisation (Venuti). En ne procédant pas à une traduction non domestiquante, non ethnocentrique, Bowles offre à la langue de Shakespeare la latitude d'être 'hospitalière', d'être une langue d'accueil de l'Étranger et des marqueurs (linguistique et culturel) de l'étrangeté de l'œuvre étrangère.

Pour prendre un exemple, la traduction anglaise [36]–[37] quasi littérale des expressions figurant dans les passages [6]–[7] infra, que Choukri n'a pas manqué de retravailler en 'soignant' leur niveau de langue, poussera le lecteur étranger à sortir de son ethnocentricité pour accéder à l'univers de la culture marocaine. Le contexte textuel et narratif permettra d'éclairer le récepteur sur le sens idiomatique de ces expressions. La traduction de [5] a porté sur le sens figuré de l'expression [35]. Il en va de même pour l'injonction à connotation religieuse en [8] « cheat the devil », visant à calmer les esprits, que Bowles a introduite moyennant son sens figuré « That's enough » ([38]).

[35] (Choukri 161) *I feel better just looking at you.*
[Je me sens bien rien qu'en te voyant !]
[36] (Choukri 162) *I haven't got seven faces. Just the same face for everyone.*
[Je n'ai pas sept visages. Le même visage avec tout le monde.]
[37] (Choukri 167) *Allah's days are long.*
[Les jours d'Allah sont longs.]
[38] (Choukri 207) *That's enough… cheat the devil.*
[*Ça suffit…* maudis le diable.]

Par ailleurs, certaines expressions que Bowles considère comme étant connues de tous telles que « L'Aid el kebir », « Bismillah », « Allahouakbar », parmi d'autres, se voient conservées par le co-auteur sans qu'il prenne la peine de les traduire afin qu'elles gardent leur pleine signification connotative dans la culture cible :

[39] (Choukri 7) أولي وجهي قبلة المشرق، حيث أرى أمي تولي وجهها وتصلي : باسم الله الله أكبر.
[J'orientai mon visage vers le Machreq/la Mecque où ma mère orientait son visage en priant : « Au nom de Dieu, Dieu est le plus grand. »]
[40] (Choukri 11) *I turned towards the east, as my mother always does when she is about to pray. I said: Bismillah, Allahouakbar.*
[Je m'orientai vers l'Est comme faisait ma mère quand elle priait : « *Bismillah, Allahouakbar.* »]

[41] (Choukri 37) بعد أيام من عيد الأضحى صحبت أمي إلى النهر.
[Après quelques jours de la fête du mouton, j'ai accompagné ma mère à la rivière.]
[42] (Choukri 39) *About a week after Aid El kebir I went with my mother to the stream.*
[Après quelques jours de la fête de l'*Aid el kebir* j'accompagnai ma mère à la rivière.]

2.3 'Bricolage créatif'

Considérons le passage suivant tiré de *Un enfant du pays*, la traduction française de *Native Son* :

[43] Bigger gagna la fenêtre et contempla la rue d'un air morne. Sa mère lui jetait des regards furieux. « Bigger, des fois j'me demande pourquoi j't'ai mis au monde », fit-elle avec amertume.
Bigger la regarda, puis il se détourna.
« P't'être bien qu't'aurais pas dû. P't'être bien qu't'aurais mieux fait d'me laisser où qu'j'étais », dit-il.
« Ferme ton sale bec. »
« Oh ! la barbe », fit Bigger en allumant une cigarette.
« Buddy, ramasse les poêlons et pose-les dans l'évier », dit la mère.

« Oui, M'man. »
Bigger traversa la pièce et s'assit sur le lit. Sa mère le suivait des yeux.
« On s'rait pas obligé d'vivre dans c'dépôt d'ordures si t'étais un homme » fit-elle.
« Ah ! ne r'commence pas. »
« Comment tu t'sens, Véra ? » demanda la mère.
Véra leva la tête et parcourut la chambre des yeux, comme si elle s'attendait à voir surgir un autre rat.
« Oh ! maman. »
« Ma pauv'tiote ! »
« C'est pas d'ma faute. Bigger m'a fait peur. »
« Tu t'es fait mal ? »
« Je m'suis cogné la tête. »
« Du calme, ne t'énerve pas. Ça va s'passer. »
« Pourquoi qu'y fait ça ? Bigger ? » demanda Véra… « Pa'c'qu'il est fou », répondit la mère. « Fou à lier, comme un sale cochon de nègre qu'il est. » (15)

Mylne (153) formule le point de vue suivant concernant la traduction du dialogue en discours direct :

> [44] Pour le traducteur d'un roman, c'est souvent le dialogue en discours direct qui pose les problèmes les plus aigus, en particulier les effets de connotation : le rythme des phrases, le niveau de langue, les idiotismes, les interjections…

Il semble que tout praticien du métier (et traductologue) ne peut que partager ce point de vue. Mais *l'expérience de traduire* des textes comme ceux de Zola, Flaubert ou encore Céline, parmi d'autres, permet d'enrichir ce procédé par d'autres formes d'interaction verbale tels que le discours indirect libre, le discours indirect libre narrativisé, pour ne citer que ceux-ci.

Dans ce contexte, c'est le DD qui nous intéresse. L'examen de sa traduction dans toute l'œuvre de Wright (*Un enfant du pays*), le fragment [43] n'en est qu'une instanciation, donne l'impression que le traducteur a réussi, dans une large mesure, à en rendre les spécificités dans la cible. Il a eu recours aux mêmes habituelles astuces et techniques pour traduire aussi bien l'effet réel recherché que le parti pris idéologique du romancier. Le traducteur, conscient, autant que l'est l'auteur, que « chaque homme est prisonnier de son langage » (Barthes), a tenté de bricoler une parlure analogue à celle du jeune noir issu du quartier South Side à Chicago dans l'État de l'Illinois.

La stratégie de 'bricolage', ou disons la 'traduction créative' qu'il a adoptée pour imiter la source et refléter son réalisme linguistique, consiste principalement en bon nombre de changements traduisant le langage oral du noir analphabète américain et sa communauté, et défiant la norme de la langue standard. Le relevé suivant illustre quelques exemples de modifications qu'a subies le langage de Bigger, de sa mère et de sa sœur :

[45] « Bigger, des fois j'me demande pourquoi j't'ai mis au monde » (élision vocalique de *e* dans *j'*),
« P't'être bien (élision des deux voyelles *e* et *u* dans *peut* et le tiret séparant *peut* de *être* (*peut-être*)) qu't'aurais pas dû (élision de *e* dans *qu'* et de *u* dans *t'* et suppression de *ne* dans *aurais pas*). P't'être (déjà) bien qu't'aurais (élision vocalique de *e* dans *qu'* et de *u* dans *t'*) mieux fait d'me (élision de *e* dans *d'*) laisser où qu'j'étais (élision vocalique de *e* dans *qu'*) »,
« Oui, M'man. » (élision vocalique de *a* dans *M'man*)
« On s'rait (élision vocalique de *e* dans *s'rait*) pas obligé d'vivre (élision vocalique de *e* dans *d'*) dans c'dépôt (élision vocalique de *e* dans *c'*) d'ordures si t'étais (élision vocalique de *u* dans *t'*) un homme »
« Ah ! ne r'commence (élision vocalique de *e* dans *r'commence*) pas. »
« Comment tu t'sens (élision vocalique de *e* dans *t'*), Véra ? »
« Ma pauv'tiote ! » (élision vocalique de e dans *pauvr'*)
« C'est pas d'ma faute. » (suppression de *ne* dans *c'est* et élision vocalique de *e* dans *d'*)
« Je m'suis cogné la tête. » (élision vocalique de *e* dans *m'*)
« Du calme, ne t'énerve pas. Ça va s'passer. » (pronom démonstratif *ça* élision vocalique de *e* dans *s'*)
« Pourquoi qu'y fait ça ('mauvaise' articulation du pronom *il* en *qu'y* + pronom démonstratif *ça*) ? Bigger ? »... « Pa'c'qu'il est fou (suppression de *r* dans *Pa'* et élision vocalique de *e* dans *c'*) ».

D'une part, le traducteur a eu recours à cette technique linguistique (phonétique et syntaxique) visant à créer l'effet de réel recherché par l'auteur source en vue de contester les conditions de vie de la communauté noire à travers cette famille vivant dans un logement vétuste infesté de rats, en donnant la parole à ses membres pour s'exprimer librement en usant de leur variété taxée de 'basse'. D'autre part, il a mis en œuvre d'autres moyens pour compléter l'harmonie, voire la 'représentation' linguistique et culturelle du tableau : le recours au pronom démonstratif « ça », la variation des interjections « oh ! », « ah ! », le choix d'équivalents pour le lexique évaluatif des personnages (« sale bec », « la barbe », « pauv'tiote », « fou », etc.) qui semble de plus en plus sombrer dans l''ultraciblisme' et la domestication exagérée (« Just plain dumb black crazy » qui se transforme en « Fou à lier, comme un sale cochon de nègre qu'il est. »).

Conclusion

L'analyse a porté, en premier lieu, sur le traitement fonctionnel du phénomène de la diglossie à travers l'examen des propriétés linguistiques d'extraits tirés de trois romans cultes de la littérature mondiale (*L'Assommoir* de Zola, *Native Son* de Wright et *Al xubz al hâfî* de Choukri). La violence et la subversion subies par les productions romanesques ont été dictées par des intentions culturelles et politiques propres à chacun des écrivains : par la recherche d'une langue médiane, par la quête d'une langue du peuple transitant par un défi de la norme. En second lieu, l'examen desdits extraits a révélé que les traducteurs ont procédé soit par *hétérogénéisation* (Bowles), ce qui a permis à l'anglais de révéler son hospitalité langagière et d'accueillir l'étranger arabe, soit par *homogénéisation* (Bahige), substrat ethnocentrique de l'effacement quasi systématique de tous les traits de l'hybridité caractérisant les inserts diglossiques du français dans l'arabe cible, soit encore par un *'bricolage créatif'* qui, tout en veillant à forger un français reflétant les propriétés du parler afro-américain, a sombré dans l''ultra-ciblisme' et dans une domestication radicale.

Par ailleurs, un survol de l'histoire de la traduction montre que celle-ci est scandée par une dichotomie, constamment rebaptisée, opposant la traduction littérale à la traduction libre, la fidélité à l'élégance, les « verres colorés » renvoyant à la lettre du texte original aux « verres transparents » ayant trait à l'esprit du texte-source (Mounin), « l'équivalence formelle » à « l'équivalence dynamique » (Nida) et les « sourciers » aux « ciblistes » (Ladmiral). Il me semble que de telles dichotomies sont radicalement strictes, ce qui ne reflète nullement la réalité de l'acte de traduire, l'opération traduisante. Toute traduction est à concevoir, à mon sens, comme le résultat d'une scalarité, voire d'un *continuum* entre les deux options de toute opposition avec une tendance, à des degrés divers, à l'une ou à l'autre option. Tout littéraliste sourcier ne peut pratiquer le métier sans partager des affinités avec les traducteurs qui se réclament du courant cibliste, et inversement ; l'esprit et la lettre semblent intimement liés et les verres ne peuvent jamais être complètement opaques. Une certaine coloration s'impose !

Bibliographie

Aguadé, Jordi, « Writing dialect in Morocco ». *Estudios de dialectología norteafricana yandalusí*, n° 10, 2006, p. 253–274.

Barthes, Roland. *Le bruissement de la langue*. Seuil, 1984.

Berman, Antoine. *L'épreuve de l'étranger*. Gallimard, 1984.

Berman, Antoine. *La traduction et la lettre ou l'auberge du lointain*. Seuil, 1999.

Choukri, Mohamed. *Al xubz al hâfî*. Le Fennec, 2020 [1982].

Choukri, Mohamed. *For Bread Alone*, Paul Bowles [trad.], Peter Owen, 1973.

Delisle, Jean. « Dans les coulisses de l'adaptation théâtrale ». *Circuit*, n° 12, 1986, p. 3–8.

Dik, Simon. *The Theory of Functional Grammar*. Mouton de Gruyter, 1997.

Ducrot, Oswald ; Todorov, Tzvetan. *Dictionnaire encyclopédique des sciences du langage*. Seuil, 1972.

Ducrot, Oswald. *Le dire et le dit*. Seuil, 1984.

Ferguson, Charles A. « Diglossia ». *Word*, vol. 15, n° 2, 1959, p. 325–340.

Fishman, Joshua A. « Bilingualism with and without diglossia, diglossia with and without bilingualism ». *Journal of Social Issues*, vol. 23, n° 2, 1967, p. 29–38.

Hjelmslev, Louis. « Langue et parole ». *Cahiers de Ferdinand de Saussure*, n° 2, 1959, p. 29–44.

Houdebine-Gravaud, Anne-Marie. « De l'intégration de l'imaginaire linguistique à l'imaginaire culturel ». *Figement et imaginaire linguistique – De la langue à la traduction*, Sonia Berbinski (dir.), 2015, p. 137–154.

Jadir, Abdelaziz. *Paul Bowles/Mohamed Choukri, Alliqâu alaxîr.* AlJadawil, 1997.

Jadir, Mohammed ; Ladmiral, Jean-René (dir.). *L'expérience de traduire*. Honoré Champion, 2015.

Jadir, Mohammed. « La traduction du non-dit : Incrémentialisation ou entropie ? ». *Le Dit et le Non-Dit*, Sonia Berbinski (dir.), Peter Lang, 2016, p. 195–224.

Jadir, Mohammed. « *L'expérience de traduire* : Le jeu du proche et du lointain ». *Le proche et le lointain : Enseigner, apprendre et partager des cultures étrangères*, Evelyne Argaud *et al.* (dir.), Gallimard, 2017, p. 57–82.

Jadir, Mohammed. « Grammaire Fonctionnelle (de Discours) : Évaluation et perspectives ». *Hermes Journal of Language and Communication Studies*, n° 43, 2009, p. 163–201.

Labov, William. *Le parler ordinaire*. Minuit, 1978.

Ladmiral, Jean-René. « Sourciers et ciblistes ». *Revue d'esthétique*, n° 12, 1987, p. 33–42.

Ladmiral, Jean-René. *Traduire, théorèmes pour la traduction*. Gallimard, 1979/2004.

Lefevere, André. *Translation, Rewriting, and the Manipulation of Literary Fame*. Routledge, 1992.

Mounin, Georges. *Les Belles infidèles*. Cahiers du Sud, 1955.

Mounin, Georges. *Les problèmes théoriques de la traduction*. Gallimard, 1963.

Mylne, Vivienne. *Le dialogue dans le roman français de Sorel à Sarraute*. Universitas, 1994.

Nida, Eugene. *Towards a Science of Translating*. Brill, 1964.

Schwerter, Stephanie. « Tout est dans la taille des carreaux. Les erreurs culturelles : un défi en traducion littéraire ». *L'erreur culturelle en traduction, lectures littéraires*, Stephanie Schwerter *et al.* (dir.), Septentrion, 2019, p. 35–50.

Searle, John. *Expression and Meaning*. Cambridge University Press, 1979.

Sells, Peter. « Aspects of logophoricity ». *Linguistic Inquiry*, n° 18, 1987, p. 455–479.

Venuti, Lawrence, *The Translator's Invisibility. A History of Translation*. Routledge, 2008.

Wright, Richard. *Native Son*. Folio, 1940.

Wright, Richard. *Un enfant du pays*. Hélène Bolanowski et Marcel Duhamel (trad.), Harper Colins e-books, 1947.

Zola, Émile. *L'Assommoir*. Folio, [1877] 1993.

Zola, Émile. *Al-hâna*. Bahige Chaaban [trad.], Éditions Ouedat, 1969.

Site internet

Koch, Peter ; Oesterreicher, Wulf. « Langage parlé et langage écrit », http://nbn-resolving.de/urn:nbn:de:bsz:21-dspace-790144, consulté le 10 novembre 2021.

Laurence Chamlou

Salman Rushdie le jongleur. Plurilinguisme et plurivocalité dans un monde globalisé

Si Bombay est le lieu de naissance de Salman Rushdie, Londres est également sa ville pour y avoir vécu vingt ans, en passant par l'université de Cambridge, et y avoir été reconnu par un Booker Prize qui lança sa carrière littéraire en 1981 avec la parution de *Midnight's Children.* Il inscrivit l'hybridité au cœur de son œuvre en mettant en avant le point de vue des migrants, ces *mohadjers*, dont il fit résonner le nom d'une langue à l'autre dans *Shame.* Les êtres translatés (*Imaginary Homelands* 16) devinrent le prisme par lequel il explora le monde. Les angoisses des êtres déplacés, les meurtrissures provoquées par la migration devinrent paradoxalement l'expression d'une liberté linguistique que l'auteur fit sienne.

Depuis le pluralisme peint dans *The Moor's Last Sigh* en examinant l'Inde par le biais de l'Espagne mauresque jusqu'à l'identité hybride analysée dans *The Satanic Verses*, Salman Rushdie est devenu la voix du postcolonialisme dont il représente aujourd'hui une vieille génération et qui suit avec attention les cheminements nouveaux. Sa ville natale, Bombay, est chaque fois le miroir d'une Inde éclectique et plurilingue qui fusionne des courants contraires mais qui en elle-même représente la multiplicité, l'impureté, les réalités contradictoires dans un concept qu'il nomme *Bombayness.* Par le biais de la satire et de l'humour, sans oublier le grotesque et le carnavalesque, les romans de Salman Rushdie illustrent une stratégie dialogique et combinatoire dans un « mouvement de va-et-vient constant entre l'auteur et son langage » (Bakhtine 123) qui illustre les réflexions de Mikhaïl Bakhtine sur le genre du roman.

La langue de Salman Rushdie est associée à l'exil forcé, puis choisi. Poussé par les forces de l'Histoire, son histoire personnelle s'est à jamais liée à son pays et aux événements qui le secouent : « I had been mysteriously handcuffed to history, my destinies indissolubly chained to those of my country » [j'avais été mystérieusement menotté à l'histoire, mon destin indissolublement enchaîné à celui de mon pays] (*Midnight's Children* 9). Elle est le produit d'une éducation ballottée entre deux cultures, intégrant les œuvres classiques de l'Inde et de l'Angleterre, mais aussi un parler populaire qui sera la marque de sa liberté et qui fera vibrer la musique de l'étrangeté. Le traumatisme de l'exil se définit aussi par l'arrachement à une langue et les mots trouvent bientôt une existence nouvelle dans un entre-deux peu confortable qui se définit par un état de vacillement constant. Précisément, la langue de l'entre-deux accueille Salman Rushdie qui y choisira son habitat. Et la puissance de la littérature – cette fois, une littérature au-delà des frontières linguistiques – sera ses patries, ses patries imaginaires comme l'indique le titre d'un de ses essais.

Le jeu est une référence constante dans l'œuvre de Salman Rushdie : jeu de cartes, jeu d'échelles et serpents, jeu avec le postmodernisme et également le jeu linguistique avec la grammaire de sa langue d'adoption, l'anglais. Le flux narratif des romans vogue sur des eaux variées allant de l'Inde au Pakistan, en passant par l'Espagne, Florence et l'Amérique. Depuis à présent vingt ans, l'auteur s'est installé à New York, à Manhattan, et c'est de l'Amérique qu'il porte son regard sur l'étrangeté du monde. Après *The Golden House* où les conflits de l'identité sont transposés dans l'ère de la présidence de Barack Obama et les tragédies personnelles sont narrées au sein de la plus grande tragédie portée par l'Amérique, et l'émergence d'un joker diabolique, écho de Donald Trump, qui parvient à atteindre la présidence, la géopolitique et la littérature s'entremêlent pour explorer la société globalisée de ce XXIe siècle et ses versants monstrueux.

Le dix-septième roman de Salman Rushdie, *Quichotte*, appartient à cette phase américaine. L'auteur s'est plongé dans les séries télévisées et les extravagances du monde américain qui accumule les richesses et les crises. Le jeu, les images, la réalité virtuelle ont remplacé les mots et l'histoire contemporaine s'emballe. Dans un entretien donné le 20 septembre 2019 à Marlon James, Salman Rushdie répondait en ces termes lorsqu'il était interrogé sur sa relation avec la langue anglaise :

> Intimate, but you know, not my mother tongue. That's to say. I grew up in a kind of environment in India where everybody's kind of multilingual because you have to be. But basically the language we spoke at home was mostly not English, mostly Urdu. But I went to what they call an English medium school. So when I went to school, I was being taught in English. So I grew up more or less bilingual. (Salman Rushdie and Marlon James)

> [Intime. Mais vous savez, ce n'est pas ma langue maternelle. C'est-à-dire. J'ai grandi en Inde dans un environnement où tout le monde est multilingue parce qu'il le faut. Mais en fait, la langue que nous parlions à la maison n'était pas l'anglais, mais l'urdu. Mais je suis allé dans ce qu'on appelle une école anglophone. Donc quand j'allais à l'école, on m'enseignait l'anglais. J'ai donc grandi en étant plus ou moins bilingue[1].]

1 Toutes les traductions sans références sont miennes.

La réalité multilingue de l'Inde est une première étape pour comprendre le jeu dans lequel le romancier se lance – une jonglerie à partir d'une langue mère qui a subi les assauts de l'histoire et qui rejaillit régulièrement (en refrains, en annonces, en plats cuisinés, en parfums qui rappellent l'enfance à Bombay). Salman Rushdie n'est guidé ni par la colère ni par la revanche postcoloniale, mais par un jeu qui met en scène la sonorité des langues qui l'habitent. Le jeu linguistique s'est inscrit dès les premiers romans de Salman Rushdie, comme s'il voulait jouer des tours à la langue anglaise, la bousculer, la remodeler et lui faire subir des métamorphoses sonores et syntaxiques.

Son dernier roman est une démonstration explosive de la capacité de l'auteur à jouer avec les mots, à les tordre, à les retourner, à les répéter, dans une danse visuelle et sonore. La page blanche se transforme en une arène où les mots acrobates virevoltent et tournoient. Dans un contexte mondialisé et interconnecté, l'auteur ose revisiter l'œuvre de Cervantès dans laquelle Don Quichotte se montre incapable de faire face à la réalité de son existence et se lance dans une quête folle pour trouver un idéal en l'amour, en la beauté et en la vérité dans un contexte désenchanté. L'univers du *Quichotte* de Salman Rushdie est confus et dépourvu d'harmonie ; c'est en célébrant la plurivocalité, pour reprendre le concept de Mikhaïl Bakhtine, et le plurilinguisme que l'auteur le réenchante, créant un tourbillon de strates littéraires où s'entremêlent le picaresque, la satire, le pastiche, la comédie, le roman d'espionnage, la science-fiction, la digression ponctués de références multiculturelles témoignant d'une imagination débordante, parsemés de références foisonnantes, notamment Franz Kafka, Dante Alighieri, *Rhinocéros* de Ionesco, *Candide* de Voltaire, *Les Aventures de Huckleberry Finn* de *Mark Twain*, *Sur la route* de Jack Kerouac, *La Conférence des oiseaux* de Farid al-Din Attâr, *Les Mille et une Nuits*, *Les Aventures d'Alice au pays des merveilles* de Lewis Carroll, *Moby Dick* de Herman Melville, *Pinocchio* de Carlo Collodi, *Lolita* de Vladimir Nabokov, mais aussi des œuvres musicales comme *Don Quichotte*, l'opéra de Jules Massenet, ou filmiques, notamment *Easy Rider*, *Thelma et Louise* ou encore la culture de la téléréalité américaine et des séries comme *Candy Crush Saga*, *The Real Housewives of Atlanta* ou enfin *Men in Black*.

Dans une société folle qui ne distingue plus entre réalité et fiction, deux Indiens installés en Amérique, un écrivain, Brother, au nom de plume Sam DuChamp, et un représentant en produit pharmaceutique, Ismail Smile (qui se fera passer pour Quichotte en compagnie de son compagnon Sancho), ouvrent deux narrations qui s'entrecroisent et se confondent sur le territoire américain dans un temps de racisme et de violence. Un milliardaire du nom de R. K. Smile, à l'origine d'un médicament opiacé, a corrompu le monde et réussi à créer une dépendance totale. Il défend la corruption comme une politique efficace. Quichotte est son pauvre employé et il est confronté à la folie d'une époque paranoïaque dans laquelle il va sombrer en s'exposant à la culture télévisuelle de nos jours et en tombant amoureux d'une étrangère, Miss Salma R, vue à la télévision. Salman Rushdie joue avec les noms et les prénoms à la manière d'une tradition indienne et pakistanaise où les noms propres ont une signification. Par exemple, le prénom Salman signifie paisible. Salman Rushdie prend une nouvelle direction en se centrant sur l'accélération d'un monde violent qui se désintègre. La folie de notre siècle mais également celle de l'amour – moins charmante que la passion de Don Quichotte pour sa Dulcinée – ouvre la voie vers une satire acerbe de la culture globalisée de notre temps. Salman Rushdie ne perd jamais de vue que nous sommes des animaux qui savent raconter des histoires et il tisse son roman avec des récits et des langues enchâssés qui forment une étoffe bigarrée.

Quichotte est un roman pluridirectionnel et plurilingue où résonnent les bruissements des langues dans un débordement linguistique. Dans un vertige multiculturel, Salman Rushdie expérimente la langue anglaise à travers des jongleries grammaticales, syntaxiques, sonores et rythmiques. Puis, à travers les soubresauts de l'histoire en Inde, au Pakistan, en Grande-Bretagne et en Amérique, une parole débordante met en relief des collages et des fragmentations à l'image d'une identité morcelée. Enfin, l'auteur célèbre l'hybridité dans un texte mosaïque où les langues explosent.

1. Les bruissements des langues

Le roman débute par une note sur la prononciation :

> *Quichotte*, pronounced 'key- SHOT' in French and 'key- SHOT- uh' in German, and *Chisciotte*, pronounced 'key-SHO-tay' in Italian, are alternative spellings/pronunciations of the Spanish *Quixote* or *Quijote*, pronounced 'key-HO-tay'. Portuguese also uses a 'sh' sound rather than a 'h' sound for x or j in the middle of Don Quixote/Quijote's illustrious name. Cervantes himself would probably have said 'key-SHO-tay' in the Spanish of his time. For the purpose of this text, the recommended pronunciation is the elegant French 'key-SHOT', for reasons which the text itself well make clear; but, gentle reader, suit yourself. To each his/her/their own articulation of the universal Don. (Quichotte xiii)

> [Quichotte, prononcé « ki-CHOTTE » en français et « ki-CHOTTEU » en allemand et Chisciotte prononcé « ki-CHOTTE-É » en italien sont des orthographes/prononciations alternatives du Quixote ou Quijote espagnol prononcé « ki-KHO-TÉ ». Le portugais utilise aussi le son « ch » plutôt que « h » pour le x ou j au milieu de l'illustre nom de Don Quixote/Quijote. Cervantès lui-même aurait probablement dit

> « ki-CHOTTÉ » dans l'espagnol de son époque. Dans le cadre de ce texte, la prononciation recommandée est l'élégant français « ki-CHOTTE », pour des raisons que le texte lui-même rendra claires ; mais cher lecteur, fais comme bon te semble. À chacun sa propre articulation du Don universel.]

Le texte se place dès le début dans une perspective orale : le lecteur se trouve dans la position d'un auditeur, prêt à entendre un conte. Le récit cadre qui correspond à l'œuvre du XIIe siècle de Cervantès et aux pérégrinations de son héros est donné à être écouté, et interrompu par un narrateur omniprésent qui ne manquera pas de se définir comme « the garrulous narrator » (le narrateur bavard). Le lecteur s'installe donc pour entendre un récit et se laisser transporter par un monde de magie, de digressions et de rebondissements, sous l'œil d'un maître, Cervantès, et de son héros, Don Quichotte, qui traverse les frontières ; le lecteur devra accepter les extraordinaires aventures qui l'attendent.

La résonance du nom Quichotte dans une multitude de pays européens est le point de départ de la narration. Salman Rushdie joue avec le chuintement des langues ; les majuscules rendent compte des syllabes accentuées, les barres obliques font apparaître une double réalité linguistique, les tirets font se détacher chaque syllabe et les guillemets mettent en relief des sons européens. Les langues sont donc mouvantes, et entrent en scène avec leur faculté à se métamorphoser.

Le texte se situe donc d'emblée au carrefour des langues. À l'intérieur des frontières linguistiques, des interstices se créent et donnent lieu à des visions de l'entre-deux. Le plurilinguisme est une présence textuelle qui se reflète dans un miroir pluriel à travers un entrecroisement illustrant les réflexions d'Édouard Glissant qui constatait « la présence des langues du monde dans la pratique de la sienne » (41). Les langues sont en gestation, accompagnées d'un cortège de sons, d'images et de rites, et elles s'articulent dans un dédale de mondes intercalés. L'*incipit* du roman révèle un autre jeu linguistique :

> There once lived, at a series of temporary addresses across the United States of America, a travelling man of Indian origin, advancing years and retreating mental powers, who, on account of his love for mindless television, had spent far too much of his life in the yellow light of tawdry motel rooms watching an excess of it, and had suffered a peculiar form of brain damage as a result. He devoured morning shows, daytime shows, late-night talk shows, soaps, situation comedies, lifetime Movies, hospital dramas, police series, vampire and zombie serials, the dramas of housewives from Atlanta, New Jersey, Beverly Hills and New York, the romances and quarrels of hotel-fortune princesses and self-styled shahs, the cavorting of individuals made famous by happy nudities, the fifteen minutes of fame accorded to young persons with large social media followings on account of their plastic-surgery acquisitions of a third breast or their post-rib-removal figures that mimicked the impossible shape of the

Mattel company's Barbie doll, or even more simply, their ability to catch giant carp in picturesque settings while wearing only the tiniest of string bikinis; as singing competitions, cooking competitions, competitions for business propositions, competitions for business apprenticeships, competition between remote-controlled monster vehicles, fashion competitions, competitions for the affections of both bachelors and bachelorettes, baseball games, basketball games, football games, wrestling bouts, kickboxing bouts, extreme sports programming and, of course, beauty contest. (He did not watch 'hockey'. For people of his ethnic persuasion and tropical youth, hockey, which in the USA was renamed 'field hockey', was a game played on grass. To place field hockey on ice was, in his opinion, the absurd equivalent of ice-skating on a lawn). (Quichotte 3–4)

[Jadis vécut, à de nombreuses adresses temporaires sur le territoire des États-Unis, un voyageur d'origine indienne prenant de l'âge tandis que reculaient ses facultés mentales et qui, du fait de son amour pour les programmes télévisés ineptes, n'avait, durant sa vie, passé que trop de temps à s'en gaver à l'excès à la lumière jaunâtre de chambres de motels sordides, ce qui avait engendré chez lui une forme particulière de troubles cérébraux. Il dévorait les émissions du matin, celles de la journée, les talk-shows nocturnes, les soaps, les sitcoms, les films diffusés sur Lifetime Movies, les séries médicales, policières, les séries à base de vampires et de zombies, les aventures de ménagères d'Atlanta, du New Jersey, de Berverly Hills et de New-York, les idylles et les brouilles de princesses de pacotilles et de shahs autoproclamés, les ébats d'individus ayant acquis la renommée par la seule exhibition des charmes de leur nudité, le quart d'heure de célébrité accordé à de jeunes personnes largement suivies sur les réseaux sociaux en raison d'opérations de chirurgie esthétique leur ayant permis d'acquérir un troisième sein ou de se faire retirer une côte de façon à pouvoir imiter les formes impossibles de leur poupée Barbie de Chez Mattel ou même plus simplement, en raison de leur aptitude à capturer une carpe géante dans un endroit pittoresque vêtues d'un simple string quasi inexistant, et aussi les concours offrant des postes dans les affaires, les compétitions entre apprentis businessmen, entre de titanesques véhicules télécommandés, les concours de mode, les compétitions visant à gagner l'affection de célibataires, hommes et femmes, les matches de baseball, les matches de basket, les matches de football, les combats de lutte, de kick-boxing, les émissions consacrées aux sports de l'extrême et, bien sûr, les concours de beauté. (Il ne regardait pas le « hockey ». Pour les gens de son appartenance ethnique ayant passé leur jeunesse sous les tropiques, le hockey, rebaptisé aux Etats-Unis « hockey sur gazon », était un jeu qui se jouait sur l'herbe. Jouer au hockey sur gazon sur de la glace était selon lui exactement aussi absurde que de faire du patin à glace sur du gazon). (Quichotte 15–16)]

Dans un mouvement de vagues contraires – un temps qui avance et une faculté mentale qui recule –, le personnage principal est présenté : un émigré indien en Amérique noyé dans une culture télévisuelle effrénée. Le rythme s'accélère, et le jeu linguistique se focalise sur les programmes proposés aux téléspectateurs sous l'effet d'une cascade. Un monstre sonore émerge du petit écran. Une

Amérique ogresse se révèle, engloutissant du matin au soir ses habitants dans un monde artificiel. La langue se bouscule, se répète et se cogne contre elle-même. Elle tourne en rond, telle une folle toupie qui s'emballe.

Le héros est un migrant qui vit dans un espace-temps décalé, confronté à l'absurde. Il est témoin de la collision entre deux mondes, indien et américain. Dès la première page, le lecteur entre dans un ensemble mondialisé déboussolé qui, abruti par la langue du petit écran, tourne à vide. Le monde de *Quichotte* est régi par le temps de l'image. La magie a cédé la place à la bêtise, les princesses sont purs artifices et les rois orientaux sont relégués à de simples divertissements.

Les bruissements de la langue sont désormais remplacés par le grésillement du petit écran et la seule multitude est celle de programmes qui se répètent à l'infini. La plongée dans le monde virtuel d'aujourd'hui est une entrée dans le temps obscur qu'est le nôtre et l'occasion d'y associer les caractéristiques de l'étrangeté. C'est à partir de cette expérience du monde que le tourbillon existentiel apparaît. Le roman crée des associations linguistiques à partir de cette découverte :

> Beautiful from beautiful was *Khoobsoorat sé Khoobsoorat*, which could also mean 'more beautiful than beautiful', which was a good meaning too. That was in the proper language, but in Bhambaiyya she was also *rawas*, 'fantastic', and *raapchick*, 'hot'. These words could also be used to describe the beauty of America, but there were also many other words of praise available for that. The Mississippi River at St Louis was *baap*, which literally meant 'father', but in Bambaiyya it meant 'great', 'best of the best', or something like, but way cooler than, the now uncool 'rad': 'That's one *baap* river, Dad ». 'Chicago, and the great lake by which it stood, were both *majboot*: literally 'strong', but used to mean 'fabulous', 'amazing', 'terrific'. 'Chicago: totally *majboot* city, *yaar*! And Lake Michigan – *bilkul majboot pani*!' (Completely amazing water). (Quichotte 151)

> [Beautiful de Beautiful était *Khoobsoorat sé Khoobsoorat*, ce qui pouvait aussi vouloir dire « plus belle que belle », une signification intéressante, elle aussi. Cela, dans la langue correcte, mais, en bambayiyya, elle était aussi *rawas*, « fantastique », et *raapchick*, « sexy ». Ces mots pouvaient aussi servir à décrire la beauté de l'Amérique, mais il existait beaucoup d'autres termes louangeurs à cette fin. Le Mississipi à Saint Louis était *baap*, ce qui voulait dire littéralement « père », mais en bambaiyya cela signifiait « grand », « le meilleur des meilleurs » ou quelque chose du genre, mais nettement plus cool qu'un « super génial » plus cool du tout ; « C'est un fleuve *baap*, papa ». Chicago et le grand lac auprès duquel il se dresse étaient tous les deux *majboot* : littéralement « forts » mais voulant dire « fabuleux », « extraordinaire », « formidable ». Chicago est une ville totalement *majboot, yaar*! Et le lac Michigan, « *bilkul majboot pani*! » (Un plan d'eau tout à fait extraordinaire.) (Quichotte 176–177)]

L'étoffe du texte est tissée à partir de l'anglais et du pidgin hindustani parlé à Bombay. Ce dialecte est largement connu en Inde pour être fréquemment utilisé dans les grosses productions filmographiques de Bollywood. Il a tout d'abord servi à représenter des personnages escrocs et malfaisants – les films indiens employant diverses variétés de hindi pour désigner les différentes classes sociales, castes, professions ou communautés. Mais depuis, le dialecte de Bombay est devenu populaire, surtout avec l'apparition de personnages fictifs comme Munna Bhai notamment dans la série *Munna Bhai* où il s'exprime en bambaiya. Le vocabulaire du bambaiya s'est aujourd'hui propagé avec une grande rapidité et certains réclament qu'il soit reconnu nationalement au même titre que les 22 langues officielles. Ce dialecte non conventionnel, vivant et coloré, est compris aujourd'hui dans toute l'Inde et il est un mélange de hindi, marathi, gujarati, konkani, urdu, anglais indien et bien d'autres.

Salman Rushdie introduit les expressions en italique, les faisant se détacher du corps du texte, accompagnées de leur traduction entre guillemets. Dans une écriture indianisée, contaminée par le monde de l'industrie cinématographique, les bruissements de la langue se métamorphosent en des exagérations lexicales où le superlatif est de mise.

2. Collages et fragmentations

Quichotte est émaillé de références télévisuelles qui donnent lieu à des créations linguistiques à partir des failles des personnages. L'origine marginale donne une capacité de vision, de compréhension et, en dernière instance, une sensibilité qui est le propre des personnages rushdiens. La narration prend sa source dans les zones interstitielles qui s'ouvrent sur une configuration mosaïque du texte, à la lisière des cultures. C'est dans une zone entre-deux que le lecteur évolue, et le travail de lecture s'apparente au collage d'un puzzle infini :

> On the one hand, it has to be my nature, right?, because there has hardly been any time for nurture. I couldn't have been turned into a delinquent at this speed, it must have been there inside from the start. Some fault in the program when Daddy Q dreamt me up, or some bug that got into the system when the Italian cricket turned me into a real, live boy. Some streak of aggression, selfishness, don't-give-a-fuck-who-gets-in-my-way-I-just-want-what-I-want-when-I-want-it. Some ruthlessness. If there's a baby in the road when I need to drive down that road, when hard luck, baby, because I'm driving on. That's my programming. It's in the Gattaca, the DNA. In which case it's not my fault, is it? See, if I'm bad – to quote the great Jessica Rabbit – it's because I'm drawn that way. (Quichotte 338)

[D'un côté ça devait être ma nature, non ? Parce que je n'ai pratiquement pas eu le temps de recevoir une éducation. Je n'aurais pas pu me transformer en délinquant aussi vite, il fallait que ce soit en moi dès le départ. Un défaut quelconque dans le programme lorsque Daddy Q m'a rêvé ou un dysfonctionnement qui s'est produit dans le système lorsque le criquet italien m'a transformé en véritable garçon vivant. Une trace d'agressivité, d'égoïsme, je me fiche de ce qui se met au travers de mon chemin, je veux ce que je veux quand je veux, une sorte de cruauté. S'il y a un bébé au milieu de votre route quand je dois y passer en voiture, alors pas de chance, bébé, parce que moi je fonce. C'est dans mon patrimoine génétique comme dans Gattaca, dans mon ADN. Auquel cas, ce n'est pas ma faute, n'est-ce pas ? Vous voyez, si je suis mauvais, pour citer la grande Jessica Rabbit, c'est parce qu'on m'a dessiné comme ça. (Quichotte 371)]

La voix de Sancho dans *Quichotte* plonge dans des questions d'origine. L'image du migrant est désormais celle d'un être programmé à l'errance et à la frustration. Dans une langue qui fait appel à des productions cinématographiques dystopiques comme *Bienvenue à Gattaca*, les phrases s'articulent autour de mots collés les uns aux autres à travers l'utilisation ludique des tirets dans la ponctuation (don't-give-a-fuck-who-gets-in-my-way-I-just-want-what-I-want-when-I-want-it). Jouant avec l'oralité et le texte écrit, les jongleries linguistiques se multiplient, dans le portrait d'une identité éclatée. La fêlure se fait visible sur la page et elle se recompose encore une fois à partir d'un autre personnage de fiction, cette fois, Jessica Rabbit, puisé dans l'univers Disney. Au terme de cette entrée dans la conscience de Sancho, l'éclatement des idéologies est transposé dans un texte pluridirectionnel.

Le jeu de collage persiste, tant dans l'intrigue que dans les nombreux moments de digression dans le roman. Le personnage de Quichotte est aussi façonné par un jeu de dominos qui se dérobe, un Arlequin qui voit ses couleurs prendre le dessus :

Just as King Arthur had needed his Merlin, so also Quichotte had come to the park today to meet the wizard who would work the magic he needed. He hadn't enjoyed the TV series about the youth of Merlin a few years ago. He was looking for an adult sorcerer today, not a callow boy who needed to grow up. Everyone wanted youth now. How tedious that was! Young Indiana Jones. Young Han Solo. Young Sherlock Holmes. Young Dumbledore. Any minute now there would be a mini-series about the young Methuselah. As an older person he wanted the trend to be reversed. How about *Old Sex in the City?* Old *Girls?* Old *Gossip Girl? Old Housewives?* Old *Bachelors*? How about old models on the runway? (Victoria, after all, had loved to be a very old queen, and no doubt still, in her age, had her secrets.) (Quichotte 313)

[Tout comme le roi Arthur avait besoin de son Merlin, Quichotte s'était rendu ce jour-là au parc pour rencontrer le magicien qui devait mettre en œuvre le sortilège dont il avait besoin. Il n'avait pas aimé la série télévisée sur la jeunesse de Merlin, quelques années auparavant. Ce qu'il cherchait, c'était un sorcier adulte, pas un gamin inexpérimenté qui avait besoin de grandir. Aujourd'hui, tout le monde voulait la jeunesse. Quel ennui ! La jeunesse d'Indiana Jones, la jeunesse de Han Solo, la jeunesse de Sherlock Holmes. La jeunesse de Dumbledore. On pouvait, d'un instant à l'autre, s'attendre à voir surgir une mini-série sur la jeunesse de Mathusalem. En tant que personne âgée, il avait envie d'inverser la tendance. Pourquoi pas *Sex in the City*, version seniors ? ou *Friends*? ou *Girls*? ou *Gossip Girl*? *Housewives*? *Bachelors*? Pourquoi pas de vieux mannequins dans les défilés de mode ? (Victoria après tout a vécu assez longtemps pour devenir une reine très âgée et sans doute avait-elle encore des secrets dans ses vieux jours.) (Quichotte 345)]

Le temps est celui d'une jeunesse célébrée à tue-tête dans un siècle gouverné par l'image, celle des films à succès et des séries télévisées. Le vieux sage qui conseillait le disciple est remplacé par une nouvelle manière d'être dans le monde régi par le culte de la jeunesse. Une schizophrénie culturelle est décrite à travers le télescopage de diverses voix : celles des séries à succès et celles des niveaux de conscience des personnages que sont Quichotte et Sancho. Plongés dans des temporalités décalées, ils observent un monde déboussolé. Dans cet univers, le texte renvoie l'image d'un homme puzzle, un homme patchwork qui, à partir de sa position périphérique, déjoue la culture dominante et crée une langue nouvelle plongeant ses racines dans son identité bigarrée. Il en résulte une langue bricolée à partir de divers instants de conscience.

Salman Rushdie rend la fragmentation visible au cœur de son texte, à l'image de la faille qui définit les identités de ses héros. Sa langue est l'écho d'un métissage et d'une hybridité, fruits d'un exil fécond, qui traduit une vision pluraliste :

Time to be strict with myself. Get real, Sancho. There's probably nothing slash nobody *behind the story*. It's just some kind of illusion. Double vision. Echo chamber. Déjà vu. I don't know what to call it. It's just him, *Dad*, becoming an echo of himself. That's it. I'm going with that. Beyond that, there's only madness, aka getting religion. I have no intention of going crazy or getting religion. One nutty old coot is more than enough in this car.

However: I'm reserving the right to think about this some more. (Quichotte 85)

[Il est temps de me montrer rigoureux avec moi-même. Deviens réel, Sancho. Il n'y a probablement rien, virgule, personne derrière l'histoire. C'est juste une sorte d'illusion. Double vision. Chambre d'échos. Déjà vu. Je ne sais pas comment je dois appeler cela. C'est simplement lui, papa, qui se dédouble en un écho de lui-même. C'est tout. Je vais me contenter de cela. Au-delà, on ne peut pas sombrer dans la folie, autrement dit devenir croyant. Et je n'ai nullement l'intention ni de devenir fou ni d'embrasser une religion. Un seul vieux cinglé est plus qu'il n'en faut dans cette voiture.

Quoi qu'il en soit je me réserve le droit de réfléchir plus avant à toutes ces choses. (Quichotte 104)]

Les moments de conscience renvoient à une blessure première : un miroir brisé qui crée un état schizophrénique. Les personnages rushdiens s'emploient à apprivoiser une schizophrénie identitaire provoquée par l'exil. La langue se fragmente alors en petits morceaux, le rythme s'accélère, dans un jeu persistant qui se bouscule entre les diverses strates du langage, entremêlant le niveau familier et soutenu, les expressions d'une langue à l'autre, comme autant d'échos d'une identité morcelée. Les digressions de la narration éclairent ces variations infinies – les hésitations et les métamorphoses jalonnant chaque étape des identités frontalières.

3. L'explosion des langues

Quichotte prend fin avec un monde qui explose et, avec lui, les langues qui le composent. La conscience hybride a intégré les césures et les syncopes et il en émerge un arc-en-ciel avec toutes les strates de la conscience qui se télescopent. Salman Rushdie reproduit un monde conceptualisé par le philosophe Daryush Shayegan comme un monde « polyphrénique » :

> La polyphrénie est devenue, qu'on le veuille ou non, notre manière d'être dans le monde. Parce que la boîte de Pandore s'est ouverte, parce que tous les djinns sont sortis de la fiole magique, des plus anciens aux plus récents, aux plus criards ; il nous faut les exorciser, avec nos moyens fort réduits. Nous sommes condamnés à enrichir sans cesse notre planète de connaissances, à nous abreuver d'autres visions du monde, à multiplier les clefs qui nous ouvriront des coffrets cachés. Et c'est ainsi seulement que nous pourrions apprivoiser tous les djinns fraîchement éclos de leur sommeil immémorial. (115)

Salman Rushdie crée une œuvre polyphonique, frénétique et schizophrénique à partir de la folie du monde et des identités brisées, terrassées par les errances multiples que l'histoire a imposées. La manière d'être des personnages est un état paradoxal de flottement et d'enchaînement à l'histoire mondiale. Notre époque, régulièrement désignée dans le roman comme « the Age of Anything-can-Happen » [le temps où tout-peut-arriver] (Quichotte 7), est en crise et les extravagances de Quichotte et de Sancho nous rappellent que le voyage symbolique des oiseaux en quête de Simorgh dans *Le Cantique des oiseaux* d'Attâr au XIIe siècle est un écho de Don Quichotte de Cervantès et qu'il conserve tout son sens aujourd'hui. Si la huppe y raconte des histoires et leur montre le chemin vers la sagesse, la puissance imaginative est célébrée dans *Quichotte*. La langue insuffle une conscience métisse :

> Remember where we are from. *Prima in Indis*, gateway to India, star of the East with its face to the West! Queen's Necklace, Hornby Vellard, Pali Hill, Juhu. Remember

> our *bhel puri*, our pomfret fish, our Bambaiyya slang, our movies. Did you like my mother's pictures? My grandmamma's? Of course! Everybody your age loved those flicks. *Zara hat ké, zara bach ké, yé hai Bombay meri jaan.* Remember who we are, *bhai.* We don't belong on opposite sides of a gun. You are not my enemy, I am not yours. The enemy is elsewhere, with a different skin tone. We are a couple of hometown kids. Bombay, men! Totally *majboot* city. Great god Ganesh, *Ganpati bappa*, watches over us all – Hindu, Muslim, Christian, all. (Quichotte 376)

> [Rappelez-vous d'où nous venons. *Prima in Indis*, la porte de l'Inde. L'étoile de l'Est tournée vers l'Ouest ! Le Collier de la Reine, Hornby Vellard, Pali Hill, Juhu. Rappelez-vous nos *bhel puri*, notre poisson pomfret, notre argot bambaiyya, nos films. Est-ce que vous aimez les films de ma mère ? Bien sûr, tous les gens de votre âge adorent ces films. *Zara hat ké, zara bach ké, yé hai Bombay meri jaan.* Rappelez-vous qui nous sommes, *bhai.* Nous ne sommes pas d'un côté et de l'autre d'un pistolet. Vous n'êtes pas mon ennemi, je ne suis pas le vôtre. L'ennemi est ailleurs et il a une autre couleur de peau. Nous sommes deux enfants de la même patrie. Des gens de Bombay ! Une ville complètement *majboot.* Le grand dieu Ganesh, *Ganpati bappa*, veille sur nous tous, hindous, musulmans, chrétiens, tous. (Quichotte 411)]

La plaque posée à Bombay, « Urbs prima in Indis », la déclara première ville de l'Inde, mais aujourd'hui, elle est devenue « Urbs prima in Mundis », avec sa concentration d'habitants et ses facettes multiples. Cette ville-monde déteint sur la langue de Salman Rushdie qui explose sous l'effet de visions disparates : historique, géographique, culinaire, linguistique, musicale et cinématographique. Elle défie les temps et les religions grâce à la diversité qui la compose. Le texte s'anime sous le rythme du refrain de *Hey Hai Bombay Meri Jaan* et, ce faisant, fraternise avec le monde. « Zara hat ké, zara bach ké, yé hai Bombay meri jaan » signifie « Sois prudent, sois intelligent, c'est Bombay, mon amour », et le vers est précédé dans la chanson par : « Oh mon cœur, c'est difficile de vivre ici. » Le dieu Ganesh devient le père des religions dans une langue mouvante qui offre des possibilités infinies de création.

Conclusion

Les soubresauts de l'histoire ont jalonné le parcours de Salman Rushdie qui a connu plusieurs exils et bannissements. La violence de son temps s'est imposée tant en Angleterre qu'en Inde et aussi à présent en Amérique. Le nationalisme et la célébration de la pureté accompagnent une culture de l'image qui a remplacé progressivement celle des mots. Cependant, c'est l'image de la foule dans sa ville natale, Bombay, qui continue à s'exprimer dans ses romans comme si elle portait en elle les identités morcelées de son être. Erri de Luca déclarait dans *Rez-de-Chaussée* : « Chacun de nous est une foule, même si, avec le temps, on préfère le simplifier jusqu'à la pauvreté d'une singularité. L'obligation d'être des individus, de répondre à un nom et un seul, habitue la variété des personnes qui s'entassent en chacun de nous à rester silencieuse. Écrire aide à les retrouver. » (96) La langue de Salman Rushdie célèbre cette variété et, sans jamais sombrer dans le didactisme, elle joue avec les tremblements de l'histoire. Salman Rushdie entre dans la langue anglaise pour y insérer les révélations visionnaires des migrants qui, en jouant avec le rythme et la sonorité des mots, font découvrir les profondeurs qui sommeillaient en elle. En suivant les pérégrinations de ses héros, *Quichotte* nous invite à bousculer la langue et à nous réapproprier une grammaire nouvelle plurilingue. Loin de tout pessimisme et de tout déterminisme tragique, il met en avant la solitude existentielle exacerbée par les réalités virtuelles, et le ton toujours ludique nous rappelle que le jeu de l'amour est ce qui nous porte vers l'avant.

Bibliographie

Bakhtine, Mikhaïl. *Esthétique et théorie du roman* [1975]. Gallimard, 1978.

De Luca, Erri. *Rez-de-chaussée*. Rivages, 1996.

Glissant, Édouard. *Introduction à la poétique du divers*. Gallimard, 1996.

Rushdie, Salman. *Midnight's Children*. Picador, 1981.

Rushdie, Salman. *Shame*. Picador, 1983.

Rushdie, Salman. *The Satanic Verses*. The Consortium, 1988.

Rushdie, Salman. *Imaginary Homelands*. Granta Books, 1991.

Rushdie, Salman. *The Moor's Last Sigh*. Vintage, 1995.

Rushdie, Salman. *The Golden House*. Vintage, 2017.

Rushdie, Salman. *Quichotte*. Jonathan Cape, 2019.

Rushdie, Salman. *Quichotte*. Traduit par Gérard Meudal. Actes Sud, 2020.

Shayegan, Daryush. *La Lumière vient de l'Occident*. Éditions de l'Aube, 2001.

Sources internet

PEN.org/salman-rushdie-marlon-james-pen-out-loud-transcript/

Auteur.e.s

Line Amselem est maître de conférences à l'Université Polytechnique Hauts-de-France en littérature et histoire culturelle de l'Espagne (Siècle d'Or et XXe siècle). Elle est en outre traductrice de littérature espagnole, principalement pour le compte des éditions Allia (Thérèse d'Avila, Lope de Vega, Federico García Lorca et autres), elle œuvre pour la connaissance et la préservation de la langue judéo-espagnole du Maroc (recherche scientifique et animation culturelle), et elle est par ailleurs l'auteure de plusieurs récits publiés.

Silvia Aulagnon est responsable de la Médiathèque du Centre International de Langue et Civilisation de Saint-Étienne et professeure de Français Langue Étrangère au sein du même établissement. Titulaire d'une maîtrise de langue et littérature française et d'un Master de Didactique des langues et des cultures, elle entreprend une thèse de sociolinguistique portant sur les Lorrains émigrés au Banat au XVIIIe siècle. Ses centres d'intérêt sont le plurilinguisme, l'analyse du discours, les phénomènes d'interculturalité.

Mercedes Banegas Saorín est maître de conférences en linguistique hispanique à l'Université Polytechnique Hauts-de-France. Ses recherches se situent dans le domaine de la morphosyntaxe et de la sémantique du discours, ainsi que de la sociolinguistique. Membre du Conseil de rédaction de la revue *Estudios Románicos* de l'Université de Murcie, elle travaille aussi bien sur l'espagnol que sur le français et le picard. Elle est membre de l'Unité de Recherche *DeScripto* de l'UPHF et membre associé au Laboratoire d'Études Romanes de l'Université Paris VIII.

Laurence Chamlou est maître de conférences-HDR à l'université de Reims où elle enseigne la littérature britannique et la traduction. Elle a publié *Lettres persanes de Gertrude Bell* (Épure, 2013) et *Orientalisme et féminisme* (Épure, 2017). Elle travaille actuellement sur les récits de voyageuses britanniques en Orient et la traduction de la poésie persane en anglais.

Philippe Desse est professeur agrégé de musique au Collège Landowski de Boulogne. Compositeur, il a écrit la musique de plusieurs spectacles musicaux, dont un opéra pour enfants traitant du mythe de Faust intitulé *Le Calliurge.* Également linguiste de formation (DEA d'études germaniques), sa recherche l'a amené à être intervenant régulier auprès de l'EHESS lors de séminaires et de colloques pour réfléchir sur les rapports entre langues et musique, notamment dans les problématiques interculturelles.

Juan Miguel Dothas est doctorant en Littérature comparée et traductologie à l'Université Polytechnique Hauts-de-France, en cotutelle avec l'Université de Mons. Auteur d'une thèse en analyse du discours sur l'œuvre de Marguerite Yourcenar (Université de Buenos Aires, 2014), il a pour domaines de recherche la sémiotique textuelle, l'analyse du discours littéraire, la traductologie, la littérature française et la littérature belge francophone. Il est membre de la Société internationale d'études yourcenariennes et de l'Association française de sémiotique.

Brigitte Friant-Kessler est maître de conférences à l'Université Polytechnique Hauts-de-France où elle dispense des cours sur les cultures visuelles. Ses recherches portent sur les processus d'adaptation, l'inter- et la transmédialité dans les arts graphiques (caricature, roman graphique, tatouage), ainsi que sur les formes d'humour. Elle a publié des articles sur l'illustration littéraire et la satire politique, et co-publié des travaux sur le tatouage. Elle contribue également à des catalogues d'exposition et développe aussi une pratique amateur du dessin (expositions collectives).

Catherine Gravet enseigne la langue française (orale et écrite), l'histoire de la traduction, la traductologie, l'histoire de la littérature française de Belgique, les littératures francophones, la méthodologie de l'enseignement du français langue étrangère à la Faculté de Traduction et d'Interprétation de l'Université de Mons. Ses recherches se concentrent sur l'histoire de la littérature belge francophone ainsi que sur l'histoire de la traduction, parfois sous l'angle d'études de genre.

Paul Grundy est maître de conférences en études anglaises à l'Université Polytechnique Hauts-de-France, auteur-compositeur et traducteur. Il enseigne la traduction, la littérature et la critique des médias anglo-saxons. Ses recherches portent sur les dialogues interethniques et l'utopie de la communication dans la fiction américaine des XXe et XXIe siècles, ainsi que sur le pouvoir des médias britanniques et américains et la récupération des valeurs morales dans le discours politique.

Mohammed Jadir est professeur à l'Université Hassan II de Casablanca où il enseigne la linguistique, la traduction et la traductologie. Directeur du laboratoire LALITRA (Langues, Littératures et Traduction), il consacre ses travaux de recherche au fonctionnalisme et à l'interface sémantico-pragmatique, à la cohérence du discours, à l'analyse traductologique et à la communication interculturelle.

Nada Kfouri Khoury est professeur associé et coordinatrice de la section de français du Centre des langues vivantes de la Faculté de langues et de traduction de l'Université Saint-Joseph de Beyrouth (Liban). Elle possède une formation de juriste et de linguiste. Titulaire d'un doctorat en droit et d'un master en lettres françaises, elle a soutenu une thèse interdisciplinaire à la lisière du droit et de la linguistique. Elle donne des cours de perfectionnement en langue française, ainsi que des cours de droit privé et de linguistique juridique.

Marc Lacheny est professeur en études germaniques à l'Université de Lorraine (site de Metz), où il enseigne essentiellement la traduction (allemand-français) et la traductologie. Ses recherches portent sur la littérature autrichienne du XVIIIe au XXe siècle, sur les transferts culturels entre la France, l'Allemagne et l'Autriche du XVIIIe siècle à nos jours, ainsi que sur la traduction et la traductologie.

Jean-René Ladmiral est germaniste, philosophe et linguiste, mais il est aussi traducteur et traductologue. Parmi ses publications, on retiendra notamment *Traduire : théorèmes pour la traduction* (2016, 5e édition), *La communication interculturelle* (2015, 4e édition) et *Sourcier ou cibliste* (2016, 2e édition).

Véronique Lagae est professeure à l'Université Polytechnique Hauts-de-France (Valenciennes) et mène ses recherches en linguistique française au sein du Laboratoire de Recherche Sociétés & Humanités, Département *DeScripto*. Ses principaux domaines de recherche sont la syntaxe et la sémantique du français moderne, mais elle s'intéresse également à l'interface syntaxe – discours et a entrepris récemment, en collaboration, des études contrastives français – néerlandais et français – coréen.

Camille Noël a rédigé une thèse en cotutelle internationale sur l'adaptation des spectacles d'humour québécois en Europe. Elle est à ce titre docteure en langues, lettres et traductologie de l'Université de Mons (Belgique) et docteure en littérature comparée de l'Université Polytechnique Hauts-de-France, où elle enseigne la traduction. Ses travaux portent sur la traduction et l'adaptation de l'humour, notamment sur l'humour comme variable culturelle en traduction, ainsi que sur la traduction audiovisuelle.

Nadine Rentel est professeure de langues romanes à l'Université de Sciences Appliquées de Zwickau. Avant de rejoindre Zwickau, elle a travaillé comme lectrice du DAAD en France (aux universités de Besançon et de Paris IV-Sorbonne), puis fut assistante post-doc à l'Université de Sciences Commerciales et Économiques de Vienne. Ses recherches portent sur le discours économique et sur la communication sur les réseaux sociaux. Elle s'intéresse également à la comparaison du français avec l'allemand et avec d'autres langues romanes.

Stephanie Schwerter est professeure de littérature britannique et de traductologie à l'Université Polytechnique Hauts-de-France. Précédemment, elle a enseigné à l'EHESS à Paris et a travaillé en Irlande du Nord comme enseignante à l'University of Ulster et à la Queen's University de Belfast. Ses publications portent sur la traductologie ainsi que sur le conflit de l'Irlande du Nord au cinéma et dans le roman contemporain.

Gaël Vidal est doctorant en linguistique romane à l'Université de Vienne. Ses travaux de recherche portent sur le paysage linguistique du tourisme en Corse. Parallèlement, il enseigne l'allemand dans un établissement scolaire de l'Est de la France.

Vincent Vivès est professeur de littérature française à l'Université Polytechnique Hauts-de-France. Travaillant sur la poésie française du XIXe siècle, il s'intéresse tout particulièrement aux relations qu'entretiennent poésie et musique. Il a écrit sur Verlaine, Leconte de Lisle, Rimbaud et Mallarmé. Ses travaux actuels l'amènent sur le terrain de la poésie française contemporaine.

Studien zur Translation und Interkulturellen Kommunikation in der Romania

Herausgegeben von Nadine Rentel und Ramona Schröpf

Band 1 Anne-Catherine Gonnot / Nadine Rentel / Stephanie Schwerter (dir.): Dialogues entre langues et cultures. 2013.

Band 2 Nadine Rentel / Ursula Reutner / Ramona Schröpf (eds.): Lingüística mediática y traducción audiovisual. Estudios comparativos español-alemán. 2015.

Band 3 Nadine Rentel / Tilman Schröder / Ramona Schröpf (Hrsg./eds.): Kommunikative Handlungsmuster im Wandel? / ¿Convenciones comunicativas en proceso de transformación? Chats, Foren und Dienste des Web 2.0 im deutsch-spanischen Vergleich / Estudios hispano-alemanes de chats, foros y redes sociales. 2015.

Band 4 Nadine Rentel / Tilman Schröder (Hrsg.): Sprache und digitale Medien: Aktuelle Tendenzen kommunikativer Praktiken im Französischen. 2018.

Band 5 Debora Gay: Die Vermittlung der italienischen Fachsprache der Kunstgeschichte und der Archäologie. 2018.

Band 6 Marc Lacheny / Nadine Rentel / Stephanie Schwerter (dir.): Errances, discordances, divergences ? Approches interdisciplinaires de l'erreur culturelle en traduction. 2019.

Band 7 Nadine Rentel / Patricia von Münchow (dir./Hrsg.): Enjeux et défis du numérique pour l'enseignement universitaire / Chancen und Herausforderungen der Digitalisierung in der Hochschullehre. 2020.

Band 8 Marc Lacheny / Nadine Rentel / Stephanie Schwerter (dir.): Langues et cultures en contact. Réflexions linguistiques et traductologiques. 2022.

www.peterlang.com

www.ingramcontent.com/pod-product-compliance
Ingram Content Group UK Ltd.
Pitfield, Milton Keynes, MK11 3LW, UK
UKHW021822290926
8980IPUK00004B/213

9 783631 830765